LECTURE	
1	循環器系および腎臓の構造と機能
2	心電図と心臓超音波検査の診かた
3	エネルギー代謝と栄養
4	運動耐容能とその評価 ―運動時のエネルギー代謝と循環器の応答
5	循環器疾患（1） ―心不全
6	循環器疾患（2） ―虚血性心疾患
7	循環器疾患（3） ―心臓弁膜症，心筋症
8	循環器疾患（4） ―大動脈疾患，末梢動脈疾患
9	循環器疾患（5） ―その他の心不全と基礎疾患
10	糖尿病 ―病態，検査，治療，合併症
11	心臓と多臓器連関
12	循環器理学療法の実際（1） ―総論
13	循環器理学療法の実際（2） ―早期・急性期
14	循環器理学療法の実際（3） ―回復期
15	循環器理学療法の実際（4） ―維持期（生活期）

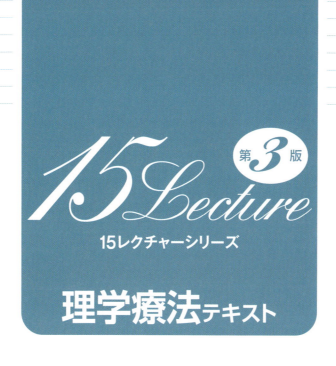

内部障害理学療法学
循環・代謝

第3版

総編集
石川 朗

責任編集
木村雅彦

中山書店

総編集	―――――	石川　朗	神戸大学生命・医学系保健学域
編集委員（五十音順）	―――	木村　雅彦	杏林大学保健学部リハビリテーション学科理学療法学専攻
		小林　麻衣	晴陵リハビリテーション学院理学療法学科
		仙石　泰仁	札幌医科大学保健医療学部作業療法学科
		玉木　彰	兵庫医科大学リハビリテーション学部理学療法学科
責任編集	―――――	木村　雅彦	杏林大学保健学部リハビリテーション学科理学療法学専攻
執筆（五十音順）	―――	小倉　太一	医療法人社団のう救会脳神経外科東横浜病院リハビリテーション科
		小倉　彩	北里大学医療衛生学部リハビリテーション学科理学療法学専攻
		木村　雅彦	杏林大学保健学部リハビリテーション学科理学療法学専攻
		近藤　和夫	日本医療大学保健医療学部リハビリテーション学科理学療法学専攻
		田畑　稔	東京保健医療専門職大学リハビリテーション学部理学療法学科

15レクチャーシリーズ
理学療法テキスト

刊行のことば

　本 15 レクチャーシリーズは，医療専門職を目指す学生と，その学生に教授する教員に向けて企画された教科書である．

　理学療法士，作業療法士，言語聴覚士，看護師などの医療専門職となるための教育システムには，養成期間として 4 年制と 3 年制課程，養成形態として大学，短期大学，専門学校が存在しており，混合型となっている．どのような教育システムにおいても，卒業時に一定水準の知識と技術を修得していることは不可欠であるが，それを実現するための環境や条件は必ずしも十分に整備されているとはいえない．

　これらの現状をふまえて 15 レクチャーシリーズでは，医療専門職を目指す学生が授業で使用する本を，医学書ではなく教科書として明確に位置づけた．

　学生諸君に対しては，各教科の基礎的な知識が，後に教授される応用的な知識へとのように関わっているのか理解しやすいよう，また臨床実習や医療専門職に就いた暁には，それらの知識と技術を活用し，さらに発展させていくことができるよう内容・構成を吟味した．一方，教員に対しては，オムニバスによる講義でも重複と漏れがないよう，さらに専門外の講義を担当する場合においても，一定水準以上の内容を教授できるように工夫を重ねた．

　具体的に本書の特徴として，以下の点をあげる．

- 各教科の冒頭に，「学習主題」「学習目標」「学習項目」を明記したシラバスを掲載する．
- 1 科目を 90 分 15 コマと想定し，90 分の授業で効率的に質の高い学習ができるよう1 コマの情報量を吟味する．
- 各レクチャーの冒頭に，「到達目標」「講義を理解するためのチェック項目とポイント」「講義終了後の確認事項」を記載する．
- 各教科の最後には定期試験にも応用できる，模擬試験問題を掲載する．試験問題は国家試験に対応でき，さらに応用力も確認できる内容としている．

　15 レクチャーシリーズが，医療専門職を目指す学生とその学生たちに教授する教員に活用され，わが国における理学療法の一層の発展にわずかながらでも寄与することができたら，このうえない喜びである．

2010 年 9 月

総編集　石川　朗

15レクチャーシリーズ
理学療法テキスト
内部障害理学療法学　循環・代謝

序　文（第3版）

　本書は 2010 年に初版，そして 2017 年に第 2 版を上梓し，その後も目まぐるしく進歩するこの領域の情報をアップデートして臨床・研究・教育に活かしていただくために，初学者にも十分な知識基盤と最新の情報を共有することを意図して参りました．今回の第 3 版も基礎知識から今日のトレンドと，これから展望される科学としての理学療法を捉えるための一冊として活用いただければ幸いです．

　世界中に猛威をふるった新型コロナウイルス感染症もある程度沈静化し，一方で，自然災害や戦禍の絶えない社会が日常となってしまうことに対する畏怖の念を抱かざるを得ませんが，良くも悪くもさまざまなことを乗り越えて時間は流れ続けますし，理学療法の臨床と教育と研究も日々さらに進歩と変化を繰り返しています．特に，循環器や集中治療の領域における黎明期から理学療法士の信条とされていたことでありますが，フレイルやサルコペニアあるいは入院関連能力低下（HAD）や集中治療獲得性筋力低下（ICU-AW）などの身体機能や認知機能を含めた全人的な評価に基づく治療計画や目標の設定を重視する考え方が今日の医療チームの認識に汎化されつつあることや，心臓リハビリテーション指導士，糖尿病療養指導士，心不全療養指導士，集中治療理学療法士などの臨床における卒後学習制度が整備され，それらが理学療法の専門性を求めているという責任を自覚する必要があります．

　編者は 2023 年に日本呼吸・循環器合同理学療法学会学術大会 2023（第 9 回日本呼吸理学療法学会・第 7 回日本循環器理学療法学会合同開催，略称 RCVPT2023）を合同大会長として開催いたしました．多くの優秀な研究者と臨床家と教育者とが集まり，討論し，お互いに敬意を共有することができましたことに感謝するとともに，学会が目指す新たな理学療法学の発展に本書をお役立ていただけるよう祈念しております．

2024 年 11 月

責任編集　木村雅彦

15レクチャーシリーズ
理学療法テキスト
内部障害理学療法学　循環・代謝

序　文（第2版）

　おかげさまで本書『内部障害理学療法学　循環・代謝』第1版は多くの学生をはじめとする初学者や臨床家，教員の皆様の手に取っていただく機会に恵まれ，ご指導をいただきながら増刷を重ねて参りました．

　この間にも世界の人口高齢化はますます加速しており，そしてわが国では東日本大震災をはじめとする多くの災害も発生しました．医療・保健・福祉のすべての領域にまたがって活躍する理学療法士には人類が経験したことのない社会への対応が求められているのです．科学的根拠に基づくさまざまな診療ガイドラインを整備し，新たなデータをもとに改定し，臨床診療の標準化を目指しているのが今日の医療の姿ですが，臨床には高齢であることに加えてさまざまな合併症を有し，さらに重症な人々が圧倒的に多くなりました．つまり現代の医学と医療においては，主たる疾患のある心臓だけが治療対象ではなく，腎や脳といった関連臓器に対しても評価と治療が必要となりました．また，動脈硬化や神経障害を生じる糖尿病はもちろんのこと，フレイルやサルコペニアがクローズアップされるにつれて運動器と運動機能にも着目した内部障害者に対するリハビリテーションがますます重要視されています．そして，治療の目標が生存退院だけではなく，入院前や病前の身体機能や生活の質を損なわずに回復することや，さらにその状態を維持・継続する二次予防が強く求められる時代になりました．あらためて考えてみると，そもそも理学療法の創生期からの理念とされてきた全人的な価値観が，今こそ再評価されているのかもしれません．

　今回の改訂では，このような社会の変化を背景として，心血管疾患と腎疾患といった相互に関連する病態や管理方法の概念と内容とを整理し，ガイドライン等もアップデートいたしました．

　理学療法士も他の職種と同様に，卒前教育は生涯学習の入り口であり，卒後研修や臨床経験と研究に専門理学療法教育の多くを委ねる形に移行しつつあります．本書はこれからも引き続き，理学療法士がすべての対象者に対して共通の基盤としなければならない内部障害の知識と，その意義を理学療法の臨床・教育・研究に活かすこと，つまり時代の要求に対応できる，そして時代を牽引する理学療法士を育成するための一歩目を支援する役割を担っていきたいと考えております．

2017 年 7 月

責任編集　木村雅彦

15レクチャーシリーズ
理学療法テキスト
内部障害理学療法学　循環・代謝

序　文（初版）

　初めて聞く方にとって，「内部障害」とは，不思議な言葉かもしれません．
日本理学療法士協会は内部障害を専門領域の一つに位置づけ，呼吸・循環・代謝をその主要な構成部分としています．そして，これらの機能は，生命を維持し，身体を動かすために必要な機能であることは言うまでもありません．

　学生諸君は，身体の内部に障害があるということは，「外見からはわかりにくいのでは？」と思うかもしれませんが，運動を主な介入手段とする理学療法を行うためには，内部障害を判断できる目をもつことが必須の要件になります．運動ができる状態か否かを判断し，適切な運動を選択できることが，理学療法士に求められるためです．

　内部障害に対する理学療法を学ぶうえでは，医学的知識を理解すること，障害発生の生理学的機序を理解すること，内部障害者に対する理学療法評価としてどのような情報が重要なのかを理解すること，そして内部障害者に対する理学療法の構築を理解すること，が大きな学習目標となります．しかし，卒前教育では，基礎科目で呼吸・循環・代謝機能に触れることがあっても，知識を統合して内部障害者の身体状況や障害像をイメージしたり，さらに理学療法の展開を考えたりすることは，決して容易ではありません．内部障害が主たる障害像の患者さんに触れる機会も，臨床実習では極めて少ないことでしょう．

　本15レクチャーシリーズでは，理学療法学の卒前教育科目ごとに，基本的な内容を15回の講義で網羅できるように構成しております．そして，本書『内部障害理学療法学　循環・代謝』では，臨床・教育・研究の経験が豊富で第一線で活躍されている先生方に執筆をお願いし，難解だと敬遠されがちながらも必要となる知識とその情報の用い方，すなわち患者評価において重要な情報を整理し，学生諸君に情報への着眼点が伝わることを目指して編集を進めて参りました．

　一方で，本書初版はまだ未成熟なものでしょうし，今回引用した各種のガイドラインも改編されてくることでしょう．ぜひとも，教員，臨床家，学生諸兄によるご指導ご鞭撻を賜りたいと思います．

　本書が循環・代謝機能障害を学ぶ多くの学生諸君の出発点となり，どのような対象者に接する際にも理学療法の礎として活かしていただければ幸いです．

2010 年 9 月

責任編集　木村雅彦

**15レクチャーシリーズ
理学療法テキスト／内部障害理学療法学　循環・代謝　第3版**

目次

執筆者一覧　ii
刊行のことば　iii
序文（第3版）　iv
序文（第2版）　v
序文（初版）　vi

LECTURE 1　循環器系および腎臓の構造と機能　小倉　彩　1

1. 循環器系の役割　2
2. 心臓の構造と機能　2
　1）心臓の外観　2
　2）心臓の構造と機能　2
　3）心筋組織　2
　4）刺激伝導系　2
3. 血管の構造と機能　4
　1）動脈系　4
　2）静脈系　4
　3）毛細血管　4
4. 心臓の血管　5
　1）冠〔状〕動脈　5
　2）冠〔状〕静脈　5
5. 心ポンプ機能と心拍出量　5
　1）心周期　5
　2）心拍出量　5
　3）1回拍出量　6
　　　前負荷／後負荷／左室の収縮特性および拡張特性
　4）左室駆出率（LVEF）　6
6. 血圧と血流　7
　1）血圧　7
　2）血管抵抗　7
　3）血流　7
7. 循環器系の調節機構　7
　1）神経性調節　7
　2）液性調節　9
　3）局所性調節　9
8. 腎臓の構造と機能　9
　1）腎臓の外観　9

vii

2）腎臓の構造と尿の生成　10
　　　糸球体濾過／再吸収と分泌／ネフロン（腎単位）

3）腎臓による血圧調節　11
　　　腎臓の自己調節機能／レニン・アンジオテンシン・アルドステロン系（RAAS）／抗利尿ホルモン／
　　　心房性ナトリウム利尿ペプチド（ANP）

Step up　**1. 血管内皮細胞とその役割** 13

　　　　　2. 血管内皮機能障害と動脈硬化 13
　　　　　　1）一酸化窒素（NO）　14
　　　　　　2）炎症と酸化ストレス　14
　　　　　　3）ずり応力　14
　　　　　　4）血管内皮のグリコカリックス　14

　　　　　3. 血管内皮機能の測定方法 14
　　　　　　1）FMD　14
　　　　　　2）RH-PAT　14

LECTURE 2 心電図と心臓超音波検査の診かた
木村雅彦　15

1. 心電図のしくみ：測定方法と波形の意味 16
　1）心電図とは　16
　2）標準12誘導心電図とモニター心電図　16

2. 心電図の基本波形 16

3. 心電図記録のルール 17

4. 不整脈とは 17
　1）正常洞調律と洞徐拍，洞頻拍　17
　2）調律の異常　17
　　　心房細動（AF）／心房粗動（AFL）
　3）期外収縮　18
　　　上室期外収縮（SVPC）／心室期外収縮（VPC）
　4）致死性不整脈　20
　　　心室頻拍（VT）／心室細動（VF）
　5）伝導障害と補充調律　20
　　　房室ブロック／脚ブロック

5. 心筋虚血（狭心症，心筋梗塞）の心電図変化 22
　1）心筋虚血の判読　22
　2）虚血部位の判読　22
　3）急性心筋梗塞の心電図所見における時間経過　22

6. 心臓超音波（心エコー） 23
　1）心エコーとは　23
　2）心エコーによる評価の目的　23
　　　心臓の大きさ／壁運動の評価／収縮能と拡張能の評価による心不全の分類／心臓弁膜症の評価／右心系の評価／
　　　冠動脈の動脈硬化度の評価／血栓，疣贅の評価

Step up　心電図の判読 26

エネルギー代謝と栄養

小倉 彩

1. 生命活動とエネルギー
1) 代謝とエネルギー　28
2) ATP の役割　28

2. 炭水化物（糖質）の代謝
1) グルコースの輸送　29
2) グルコースの利用　29
  解糖系／有酸素系
3) グルコース代謝の調節　31

3. 脂質の代謝
1) 脂質の輸送　32
2) 脂質の貯蔵　32
3) 脂質の利用　32
  遊離脂肪酸／グリセロール

4. 蛋白質の代謝
1) 蛋白質の輸送と代謝　33
2) 蛋白質の利用　33

5. 運動とエネルギー供給
1) 運動と ATP 需要の変化　33
2) ATP-PCr 系　34
3) エネルギー供給系と運動種目　34

6. 栄養摂取と食事療法
1) エネルギー代謝と食事　35
  エネルギー代謝量の測定方法／基礎代謝量／推定エネルギー必要量／栄養素のエネルギー量
2) 栄養素と食事（栄養素の摂取割合）　37
  蛋白質／脂質／炭水化物／その他の栄養素

Step up | **1. 炭水化物（糖質）以外の栄養素のはたらき** ... 38
1) 脂質　38
  アポ蛋白質の役割／リポ蛋白質の役割／善玉コレステロールと悪玉コレステロールの違い／必須脂肪酸
2) 蛋白質　38
  必須アミノ酸（不可欠アミノ酸）／必須アミノ酸を含む食物

2. 日本食品標準成分表 ... 38

運動耐容能とその評価
運動時のエネルギー代謝と循環器の応答

木村雅彦　39

1. 運動耐容能とは ... 40

2. 運動時のエネルギー代謝 ... 40
1) 運動時の糖質代謝　40
  運動時のエネルギー補給／運動による糖質代謝への影響／グリコーゲンの貯蔵量と運動持続能力
2) 運動時の脂質代謝　40
3) 運動時の蛋白質代謝　40

3. エネルギー供給のための酸素運搬 ... 40

1）酸素摂取量（$\dot{V}O_2$）と心機能　41
　　　2）運動時の循環系の応答　41
　　　　心拍出量の変化／血圧の変化

4. 酸素摂取量（$\dot{V}O_2$）を尺度とした運動耐容能の評価 42
　　　1）運動強度とエネルギー消費量　42
　　　　エネルギー代謝率（RMR）／METs（代謝当量）
　　　2）心機能の分類と酸素摂取量（$\dot{V}O_2$）　43
　　　3）酸素摂取量（$\dot{V}O_2$）の計算式　43

5. 運動耐容能の評価方法 43
　　　1）心肺運動負荷試験　43
　　　　運動負荷試験中の反応と終了基準／心肺運動負荷試験における代表的な評価指標
　　　2）その他の運動耐容能の評価方法　45
　　　　6分間歩行試験

6. 酸素摂取量（$\dot{V}O_2$）を用いた運動処方 45
　　　1）心拍数と酸素摂取量（$\dot{V}O_2$）の関係　46
　　　2）目標心拍数（THR）法　46

Step up ｜ **1. 心肺運動負荷試験における呼気ガス分析とランプ負荷** 47
　　　　　 2. 心肺運動負荷試験によって得られる指標の意義 47
　　　1）酸素摂取量（$\dot{V}O_2$）　47
　　　2）嫌気性代謝閾値（AT）　47
　　　3）呼吸性代償（RC）　48
　　　4）$\dot{V}_E/\dot{V}CO_2$ slope　48
　　　5）$\varDelta\dot{V}O_2$（酸素摂取量）/ $\varDelta$WR（work rate）　48

循環器疾患（1）
心不全
近藤和夫　49

1. 定義 50

2. 基礎疾患 50
　　　1）虚血性心疾患（心筋梗塞，狭心症）　50
　　　2）心臓弁膜症　50
　　　3）不整脈　50
　　　4）高血圧症　50
　　　5）心筋症　50
　　　6）アミロイドーシス　50
　　　7）サルコイドーシス　50

3. 分類 50
　　　1）急性心不全，慢性心不全　50
　　　2）左心不全，右心不全　51
　　　3）HFrEF，HFpEF　51

4. 症状，徴候 52

5. 心不全の代償機序 52

6. 重症度分類 52

7. 検査，診断 53

1）身体所見　53
　　2）血液検査　54
　　3）心電図　54
　　4）胸部単純X線検査　54
　　5）心臓超音波（心エコー）検査　54
　　6）心臓カテーテル検査　54
　　7）CT　54
　　8）運動耐容能検査　54

8. 治療 55
　　1）薬物療法　55
　　　　β遮断薬／アンジオテンシン変換酵素阻害薬（ACE阻害薬）／アンジオテンシンⅡ受容体拮抗薬（ARB）／
　　　　ミネラルコルチコイド受容体拮抗薬（MRA）／SGLT2阻害薬／強心薬
　　2）非薬物治療　55
　　　　人工呼吸管理／ペーシングによる管理
　　3）手術　56
　　　　虚血性心疾患／タンポナーデ／心臓弁膜症
　　4）運動療法　56
　　5）栄養療法　56

9. 心不全の経過と進展ステージ 56

Step up ｜ **デバイス治療** 58
　　　　1）心不全のペーシングによる管理　58
　　　　2）植込み型除細動器（ICD）　58
　　　　3）両室ペースメーカ　58

循環器疾患（2）
虚血性心疾患
LECTURE 6
田畑 稔　59

1. 疫学 60

2. 病態 60
　　1）虚血性心疾患とは　60
　　　　冠動脈狭窄とは／プラーク破綻と血栓形成／心筋壊死の進展
　　2）冠動脈と冠血流　61
　　3）冠動脈疾患の危険因子　61
　　4）虚血性心疾患の分類　62
　　　　狭心症の分類／不安定狭心症の分類／急性冠症候群（ACS）／急性心筋梗塞／不安定狭心症／無症候性心筋虚血／
　　　　冠動脈閉塞を伴わない心筋虚血（INOCA）
　　5）予後　64
　　6）合併症　64

3. 診断 64
　　1）症状　64
　　2）身体所見　64
　　3）キリップ分類　64
　　4）検査，機能評価　65
　　　　心電図／血液生化学検査／画像診断／自律神経機能の評価／血管機能の評価／血管内皮機能の評価

4. 治療 68
　　1）初期治療　68
　　2）薬物療法　68

3）血行再建術（再灌流療法） 69
経皮的冠動脈形成術（PCI）／冠動脈バイパス術（CABG）

4）補助循環 69
大動脈内バルーンパンピング（IABP）／経皮的心肺補助装置（PCPS）／循環補助用心内留置型ポンプ（カテーテル型人工心臓）

Step up | **1. 循環器病対策推進基本計画（第 2 期）の現状と課題** 71

1）概要 71
循環器病の予防や正しい知識の普及啓発／保健，医療及び福祉に係るサービスの提供体制の充実／循環器病の研究推進

2）現状と課題 71

3）取り組むべき施策 72

2. その他の施策：脳卒中と循環器病克服 5 か年計画（第 2 次） 72

循環器疾患（3）
心臓弁膜症，心筋症

田畑 稔 73

1. 心臓弁膜症 74

1）僧帽弁狭窄症 74
病態／症状／検査／治療

2）僧帽弁閉鎖不全症 75
病態／症状／検査，重症度判定／治療

3）大動脈弁狭窄症 76
病態／経過と予後／症状／検査／治療

4）大動脈弁閉鎖不全症 77
病態／症状／検査／治療

5）三尖弁狭窄症 78
病態／症状／検査／治療

6）三尖弁閉鎖不全症 79
病態／症状／検査／治療

7）肺動脈弁閉鎖不全症，肺動脈弁狭窄症 79
病態／症状／検査／治療

2. 心筋症 80

1）肥大型心筋症 80
分類／病態／症状／検査／治療

2）拡張型心筋症 82
病態／症状／検査／治療

3）不整脈源性右室心筋症 83
病態／症状／検査／治療

4）拘束型心筋症 84
病態／症状／検査／治療

Step up | **1. 機械弁と生体弁の選択** 85

2. 機械的補助循環の種類と適応 85

1）機械的補助循環の目的と急性重症心不全への適応 85

2）機械的補助循環の種類と適応 85
大動脈内バルーンパンピング（IABP）／心肺補助装置（PCPS，V-A バイパス，ECMO）／補助人工心臓

循環器疾患（4）
大動脈疾患，末梢動脈疾患

田畑 稔　87

1. 大動脈疾患　88
1）大動脈瘤　88
病態／病型分類／症状／検査／治療
2）大動脈解離　90
病態／病型分類／偽腔の血流状態による分類／症状／検査／治療

2. 末梢動脈疾患　92
1）発症時期による分類　92
急性虚血／慢性虚血
2）動脈病変の成因による分類　93
器質的病変／機能的病変
3）慢性下肢動脈閉塞　93
無症候性下肢閉塞性動脈疾患（無症候性 LEAD）／間欠性跛行を呈する下肢閉塞性動脈疾患（有症候性 LEAD）／包括的高度慢性下肢虚血（CLTI）
4）急性下肢動脈閉塞　96
急性下肢虚血（ALI）の病因／症状（身体所見）／検査／重症度分類／治療
5）末梢動脈疾患に対する理学療法評価　97
6）末梢動脈疾患に対する理学療法プログラム　97
運動療法／物理療法／装具療法／患者教育
7）末梢動脈疾患に対する理学療法におけるリスク管理　98
末梢動脈疾患の増悪の有無／末梢動脈疾患に起こりうる合併症／合併症の重症度とリスクの評価
8）静脈血栓塞栓症（VTE）　98
危険因子／症状／検査／治療

Step up｜静脈血栓塞栓症（VTE）の理学療法と予防　100
1）安静度と静脈血栓塞栓症（VTE）のリスク因子　100
2）静脈血栓塞栓症（VTE）の予防方法　100
早期歩行，積極的な運動／圧迫療法／弾性ストッキング／間欠的空気圧迫法

循環器疾患（5）
その他の心不全と基礎疾患

木村雅彦　101

1. 高血圧症と動脈硬化　102
1）病理と疫学的な特徴　102
2）心不全の進展因子に対する管理　102
3）運動療法の効果　102

2. 不整脈性心不全と心房細動　103
1）病理と疫学的な特徴　103
不整脈／不整脈による心拍出量の減少とショック／不整脈誘発性心筋症（AIC）と頻脈誘発性心筋症（TIC）
2）心不全の進展因子に対する管理　103

3. 肺高血圧症　103
1）病理と疫学的な特徴　103
2）心不全の進展因子に対する管理　106
3）運動療法の効果　106

4. たこつぼ心筋症（心理的ストレス）　106

5. 悪性新生物（悪性腫瘍）———————————————————— 106
1）循環器とがん 107
2）がん関連血栓症（CAT） 108
3）運動療法の効果 108

6. 終末期の緩和ケアとアドバンス・ケア・プランニング（ACP）———— 108

Step up | **1. 睡眠呼吸障害**———————————————————————— 110
1）睡眠呼吸障害（SDB）の疾患背景と診断 110
2）睡眠呼吸障害（SDB）に対する治療 111

2. 多様な背景を有する心不全患者————————————— 111
1）性差 111
2）フレイル 111
3）認知機能の低下 112
4）多職種連携 112
5）健康の社会的決定要因（SDOH） 112

10 LECTURE 糖尿病
病態，検査，治療，合併症
小倉 彩, 小倉太一 113

1. 日本における糖尿病の疫学 ———————————————————— 114

2. 糖尿病とは ————————————————————————————— 114
1）正常なインスリン分泌 114
2）インスリン分泌低下 114
3）インスリン抵抗性 114

3. 糖尿病の症状 ————————————————————————————— 115

4. 糖尿病の分類 ————————————————————————————— 115
1）成因による分類 115
　1型糖尿病／2型糖尿病
2）病態による分類 116
　インスリン依存状態／インスリン非依存状態

5. 糖尿病の検査と診断 ————————————————————————— 117
1）主な検査 117
　血糖値／経口ブドウ糖負荷試験（OGTT）／糖化ヘモグロビン（HbA1c）／
　インスリン分泌能の指標（インスリン分泌指数）／インスリン抵抗性の指標（HOMA-R）
2）日本糖尿病学会による糖尿病診断の指針 117
　糖代謝異常の判定区分／糖尿病の診断／過去に糖尿病の既往がある場合

6. 糖尿病の治療 ————————————————————————————— 119
1）コントロールの指標 119
　HbA1c値，血糖値／糖化アルブミン（GA）／1,5-アンヒドログルシトール（1,5-AG）／血圧／血清脂質／体重
2）治療方針の立て方 120
　1型糖尿病（インスリン依存状態）／2型糖尿病（インスリン非依存状態）
3）食事療法 120
　エネルギー摂取量／栄養素の構成／食事療法の進め方
4）運動療法 121
　適応と禁忌／運動療法の進め方
5）薬物療法 121
　経口薬と注射薬／インスリン療法

7. 糖尿病合併症 ——— 122
1）高血糖による急性合併症　122
　　糖尿病性ケトアシドーシス／高血糖高浸透圧症候群／治療，対処法
2）低血糖による急性合併症　123
　　交感神経刺激症状／中枢神経症状／治療，対処法
3）易感染性　123
4）慢性合併症　123
　　細小血管症／大血管症／糖尿病性足病変

Step up｜高齢者糖尿病 ——————————————————————————————————————— 125
1）高齢化と糖尿病　125
2）高齢者糖尿病とは　125
3）特徴　125
4）治療の考え方　126
5）血糖コントロール目標値　126
6）治療のポイント　126

11 心臓と多臓器連関
近藤和夫　127

1. 血流の再配分 —— 128
2. 心臓と多臓器連関 ——— 128
1）心脳連関　128
　　認知症との関連／うつとの関連
2）心腎連関　129
3）心肺連関　130
　　心不全による息切れ／心不全患者における COPD（慢性閉塞性肺疾患）の有病率／肺高血圧症／心−骨格筋連関

3. 循環器病対策推進基本計画 —————————————————————————————————————— 132
Step up｜1. total vascular care ——————————————————————————————— 135
　　　　　　2. 循環器疾患と便秘 ———————————————————————————————————— 135

12 循環器理学療法の実際（1）
総論
木村雅彦　137

1. 循環器理学療法の歴史的変遷 ————————————————————————————————————— 138
1）リハビリテーションと理学療法の歴史的変遷　138
　　心臓リハビリテーション／腎臓リハビリテーション／集中治療におけるリハビリテーション
2）集中治療における早期リハビリテーションと早期離床　139
3）心臓リハビリテーションと理学療法　140
　　心臓リハビリテーションの定義と対象者の特性／病期に応じた介入方法と標準プログラム／
　　アドバンス・ケア・プランニング（ACP）
4）腎臓リハビリテーションと理学療法　143
　　CKD（慢性腎臓病）／急性腎不全と慢性腎不全／末期腎不全（ESKD）

2. 急変時の対応 —— 145
1）循環障害，腎障害，意識障害　145
2）意識障害発生時の対応　145
3）電気的除細動（一次救命処置における AED）　145

XV

4）低血糖　146

3. 循環器病に対するリハビリテーションの構築 ―――――――――――――――――――――― 146
1）診療報酬体系における心臓リハビリテーションと腎臓リハビリテーション　146
2）「循環器対策基本法」（ストップ CVD）　147

Step up | **1. チーム医療と学会認定資格制度** ―――――――――――――――――――――――― 149
| **2. 早期一次救命処置（BLS）の意義** ―――――――――――――――――――――― 149
1）心停止後の早期の電気的除細動　149
2）電気的除細動までの時間に何をするべきか　149

13 循環器理学療法の実際（2）
早期・急性期
木村雅彦　151

1. 早期・急性期における循環器理学療法の概要 ―――――――――――――――――――― 152

2. 病態とその管理状況の評価 ――――――――――――――――――――――――――――― 154

3. 急性期（phase I）の介入方法と標準プログラム ――――――――――――――――――― 155
関節可動域運動，ストレッチ，レジスタンストレーニング／ティルトアップから端座位／
立位バランス練習，起居動作練習／病棟歩行距離の漸増

Step up | **急変時の基本的対応** ――――――――――――――――――――――――――――― 160
1）循環障害，腎障害，意識障害　160
2）ショック　160
3）意識障害発生時の対応：一次救命処置（BLS）と自動体外式除細動器
（AED）による除細動　160
意識障害を起こした患者（転倒している）を発見した場合／閉胸式心臓マッサージ
4）低血糖　160

14 循環器理学療法の実際（3）
回復期
田畑　稔　161

1. 回復期における循環器理学療法の概要 ―――――――――――――――――――――――― 162
1）回復期の特徴　162
2）回復期における到達目標　162

2. 運動の適否判断 ―――――――――――――――――――――――――――――――――― 163

3. 介入方法 ――――――――――――――――――――――――――――――――――――― 163
1）離床プログラム後の内容と監視（モニタリング）　163
2）リハビリテーション室で行うプログラム（積極的な理学療法）　163
有酸素運動／レジスタンストレーニング
3）運動療法機器の特徴　165
自転車エルゴメータ／トレッドミル
4）有酸素運動における監視（モニタリング）の要点と中止基準　165
5）歩行機能を目安にした離床プログラム後の内容と監視（モニタリング）　166
身体機能の評価：膝伸展筋力（下肢筋力）／握力／下肢機能／歩行速度／
Cardiovascular Health Study（CHS）によるフレイルの診断基準
6）歩行機能を目安として実施する循環器理学療法の内容　167
7）運動療法実施中の中止基準　168

Step up
1. 入院関連能力低下（HAD）を呈する高齢心不全患者の割合と特徴 ... 169
2. インターバルトレーニング（間欠的トレーニング） ... 169
3. 遠隔心臓リハビリテーション ... 169

15 循環器理学療法の実際（4）
維持期（生活期）
近藤和夫 171

1. 維持期（生活期）の心臓リハビリテーションの概要 ... 172
1) 内容 172
2) 効果 172
3) 長期的リハビリテーションの重要性と困難さ 173
4) 実施率と課題 173

2. 介護保険下でのリハビリテーション ... 174

3. 在宅医療 ... 174
在宅医療における多職種のかかわりと理学療法士の役割 175

4. 地域包括ケアシステム ... 175

5. 終末期医療（ターミナルケア） ... 176
終末期医療における理学療法士の役割 178

Step up 災害時における循環器理学療法 ... 179
木村雅彦
1) 災害の特徴 179
2) 災害サイクルと災害リハビリテーションのフェーズ 179
3) 循環器領域の災害医療 180

巻末資料 181

試験
木村雅彦 196

索引 203

15レクチャーシリーズ　理学療法テキスト
内部障害理学療法学　循環・代謝　第3版
シラバス

一般目標	循環・代謝機能の障害に対する理学療法を展開するためには病態や治療に対する知識が必要であり，また，運動強度を設定するための所見や運動中の監視項目，治療効果の判定に用いる指標についても他職種と共有する必要がある．今日の心臓リハビリテーション，腎臓リハビリテーションの対象は広く網羅的に発展しており，理学療法士の果たす役割が一段と求められている．本講座では，循環・代謝の解剖学や生理学をふまえて病態と病期に応じた診断や評価，治療を系統的に学び，介入の中心となる運動療法についても要点とその理論的背景や安全管理の実践方法について学習する

回数	学習主題	学習目標	学習項目
1	循環器系および腎臓の構造と機能	心臓，血管など循環器系と腎臓の構造と機能を理解する 心拍出量とその規定因子，調節機構を理解する	心臓の構造と機能，血管の構造と機能，心臓の血管，心ポンプ機能と心拍出量，血圧と血流，循環器系の調節機構，腎臓の構造と機能
2	心電図と心臓超音波検査の診かた	心電図の基本波形と心筋虚血の心電図変化，心電図モニター監視の要点を理解する 不整脈の重症度を理解する 心臓超音波（心エコー）の基本情報を理解する	心電図のしくみ（測定方法と波形の意味），心電図の基本波形，不整脈，心筋虚血（狭心症，心筋梗塞）の心電図変化，心臓超音波（心エコー）の目的と評価
3	エネルギー代謝と栄養	内呼吸とエネルギー基質の代謝を理解する 栄養素の代謝過程を理解する	生命活動とエネルギー，炭水化物（糖質）の代謝，脂質の代謝，蛋白質の代謝，運動とエネルギー供給，栄養摂取と食事療法
4	運動耐容能とその評価 ―運動時のエネルギー代謝と循環器の応答	運動中の生体反応（循環・代謝応答）を理解する 運動耐容能の評価方法を理解する	運動耐容能，運動時のエネルギー代謝，エネルギー供給のための酸素運搬，運動耐容能の評価方法，酸素摂取量（$\dot{V}O_2$）を用いた運動処方
5	循環器疾患（1） ―心不全	心不全の病態，検査・診断・治療の流れを理解する 急性心不全と慢性心不全の違いを理解する	心不全の定義，基礎疾患，分類，症状・徴候，心不全の代償機序，重症度分類，検査，診断，治療，心不全の経過と進展ステージ
6	循環器疾患（2） ―虚血性心疾患	虚血性心疾患の病態，検査・診断・治療の流れを理解する	虚血性心疾患の疫学，病態，分類，診断，治療
7	循環器疾患（3） ―心臓弁膜症，心筋症	心臓弁膜症と心筋症の病態，検査・診断・治療の流れを理解する	心臓弁膜症と心筋症の病態，分類，症状，検査，重症度判定，治療
8	循環器疾患（4） ―大動脈疾患，末梢動脈疾患	大動脈疾患と末梢動脈疾患の病態，検査・診断・治療の流れを理解する	大動脈疾患と末梢動脈疾患の病態，分類，症状，検査，重症度判定，治療，末梢動脈疾患に対する理学療法評価とプログラム，リスク管理
9	循環器疾患（5） ―その他の心不全と基礎疾患	心不全の基礎疾患（高血圧症，不整脈，肺高血圧症，悪性腫瘍など）と治療，管理について理解する 終末期の心不全患者への対応を理解する	高血圧症と動脈硬化，不整脈性心不全と心房細動，肺高血圧症，たこつぼ心筋症，腫瘍循環器学，終末期の緩和ケアとACP
10	糖尿病 ―病態，検査，治療，合併症	糖尿病の病態と分類，検査・診断・治療の流れを理解する 糖尿病合併症とその対処方法を理解する	糖尿病の疫学，病態，症状，分類，検査，診断，治療，糖尿病合併症
11	心臓と多臓器連関	心臓と相互に影響し合う臓器の関連性（臓器連関）を理解する	血流の再配分，心臓と多臓器連関（心脳連関，心腎連関，心肺連関），循環器病対策推進基本計画
12	循環器理学療法の実際（1） ―総論	循環器理学療法を実践するうえで必要な基本的知識を理解する	循環器理学療法の歴史的変遷，急変時の対応，集中治療と循環器病に対するリハビリテーションの構築
13	循環器理学療法の実際（2） ―早期・急性期	早期・急性期における循環器理学療法を理解する	概要，病態とその管理状況の評価，介入方法と標準プログラム，中止基準
14	循環器理学療法の実際（3） ―回復期	回復期における循環器理学療法を理解する	概要，運動の適否判断，介入方法と標準プログラム，中止基準
15	循環器理学療法の実際（4） ―維持期（生活期）	維持期（生活期）における循環器理学療法を理解する	概要，介護保険下でのリハビリテーション，在宅医療，地域包括ケアシステム，終末期医療（ターミナルケア）

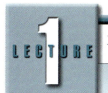

循環器系および腎臓の構造と機能

到達目標

- 循環器系の役割を理解する.
- 心臓および血管の構造と特徴を理解する.
- 心拍出量とその規定因子を理解する.
- 循環動態の調節機構を理解する.
- 腎臓の構造を理解する.
- 腎臓の循環動態調節へのかかわりを理解する.

この講義を理解するために

　循環器系は, 血液を循環させるための臓器と器官系で, 生命維持のうえで最も重要な系の一つです. 理学療法では, 循環機能に対する生理学的な効果を期待して介入するだけでなく, 運動の禁忌やリスク管理の観点から循環動態を考慮しなければならないこともあります. したがって, 理学療法士は循環の調節にかかわる機構の基礎知識をもっておくことが大切です.

　この講義では, 循環器疾患の理学療法について学ぶために必要な基礎知識の習得を目標としています. 具体的には, 心臓と血管の構造および機能を理解し, 循環調節機構や運動耐容能の学習につなげます. また, 循環動態の調節に深くかかわる腎臓の構造と機能についても併せて学習します.

　この講義を学ぶにあたり, 以下の項目を学習しておきましょう.

- □ 循環器系の役割を学習しておく.
- □ 循環器を構成する臓器を学習しておく.
- □ 心筋の生理学的特徴を学習しておく.
- □ 自律神経の構造と機能について学習しておく.
- □ 生体における反射の概念について学習しておく.

講義を終えて確認すること

- □ 心臓の構造 (心臓の位置, 部屋の数と名称, 弁の名称と役割, 心筋の特徴, 刺激伝導系) が理解できた.
- □ 血管について, 動脈と静脈の構造と機能の違い, 主要な動脈の走行が理解できた.
- □ 心臓の機能 (心拍出量を規定する因子と計算式, 左室駆出率の意味と正常値, 血圧を規定する因子と計算式) が理解できた.
- □ 循環動態 (心拍数, 血圧, 心拍出量) を調節する機構が理解できた.
- □ 腎臓の構造が理解できた.
- □ 循環調節に対する腎臓のかかわりが理解できた.

1. 循環器系の役割

　循環器系の役割は，血液を介して全身の臓器や組織が活動するために必要な酸素や栄養を供給することと，不要になった二酸化炭素や老廃物を回収することである．局所の血液需要と供給のバランスが崩れると，組織や臓器は機能不全に陥ってしまう．その他に，体温調整と液性の伝達物質の輸送の役割も担っている．心臓は常に収縮と拡張を繰り返して必要な血液を送り出し，血管は必要に応じて血流を配分する機能をもっている．全身へ血液を送る体循環と，肺を通る肺循環とに分けられる．

MEMO
循環器系 (circulatory system)
心臓，血管系（動脈，静脈，毛細血管），リンパ系から成る体液を循環するシステム．

覚えよう！
循環器系は，ポンプである心臓と，パイプである血管，組織との物質交換を行う毛細血管床で構成される．

2. 心臓の構造と機能

1）心臓の外観

　心臓の大きさは握りこぶし大で，重量は成人で約 250〜300 g である．胸骨の背面で第 2〜6 肋骨の高さのほぼ中央にあり，心尖が左を向いている（図 1，2）．

2）心臓の構造と機能

　ヒトの心臓は左〔心〕房，右〔心〕房，左〔心〕室，右〔心〕室の 4 心腔から成る．左右の心房は心房中隔，心室は心室中隔によって隔てられている．

　血液を駆出するために心室では肉柱が発達し，また，左室は右室に比べて内圧が高いため，右室壁の厚さは 2〜3 mm であるのに対し，左室壁と心室中隔の厚さは約 7〜12 mm と数倍厚くなっている．

　左の心房・心室間には僧帽弁，右の心房・心室間には三尖弁，左室と大動脈の間には大動脈弁，右室と肺動脈の間には肺動脈弁がある．僧帽弁と三尖弁を房室弁，大動脈弁と肺動脈弁を半月弁とよぶ．僧帽弁のみ 2 つの弁尖から成り，大動脈弁，肺動脈弁，三尖弁は 3 つの弁尖から成る．これらの弁は血液の逆流を防いでおり，特に房室弁は腱索によって乳頭筋および肉柱と連結され，心房内に反転しないように支えられている（図 3）．

　心臓の外壁には漿膜性の心外膜が密着している．心外膜は上行大動脈で折り返して心膜となり，心外膜の上に重なって，心膜腔とよばれる閉鎖空間が形成される．心膜腔内には潤滑油となるごく少量の心膜液が貯留し，さらに，心膜の外層を線維性の心嚢が覆っている．一方，血液に接する心臓の内壁は，心内膜に内張りされている．

ここがポイント！
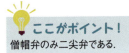
- ヒトの心臓は 2 房，2 室の 4 腔構造．
- 右室より左室の壁のほうが厚い．

ここがポイント！
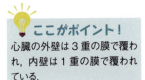
僧帽弁のみ二尖弁である．

ここがポイント！
心臓の外壁は 3 重の膜で覆われ，内壁は 1 重の膜で覆われている．

3）心筋組織

　心筋は骨格筋と同様に横紋筋の一種であるが，不随意筋である．心筋には心臓の収縮（弛緩）を担う固有心筋（作業心筋）と，自らが電気刺激を生成し伝導する特殊心筋の 2 種類がある．心筋の構造を図 4 に示す．

4）刺激伝導系

　刺激伝導系は特殊心筋で構築された連絡路である．右房にある洞〔房〕結節に始まり，前・中・後 3 本の結節間伝導路を介して，心房中隔基部にある房室結節から心室に入り，ヒス束へ，さらにヒス束から左脚と右脚に分かれ，それぞれ心内膜下で分岐を繰り返して作業心筋に接続するプルキンエ線維となる（図 5）．

　刺激伝導系の特殊心筋細胞は，外部からの刺激がなくても自発的に活動電位を反復して発生させる自動能をもつ．通常，洞結節が最初に約 70 回/分と最も高い頻度で発火するため，それ以外の部位の自動能が発揮されることはない．この自律的な脱分極を歩調どり電位とよぶ．これに対して房室結節の発火頻度は約 40 回/分であり，上位からの刺激が伝導してこない場合のバックアップ用ペースメーカとなる．

ヒス (His) 束
プルキンエ (Purkinje) 線維

MEMO
自動能
神経支配や外部からの刺激がなくても自発的に活動し続ける性質のこと．

1 循環器系および腎臓の構造と機能

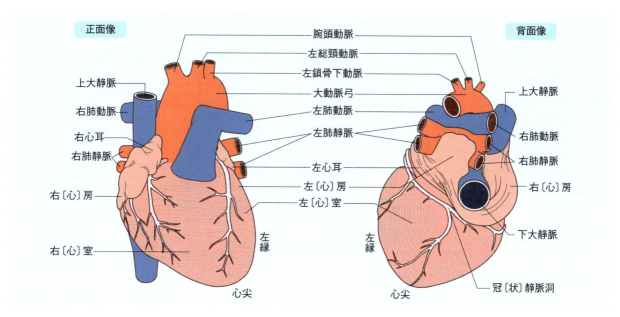

図1 心臓の外観

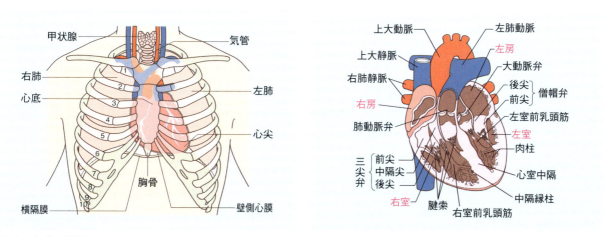

図2 心臓の位置

図3 心臓の内腔

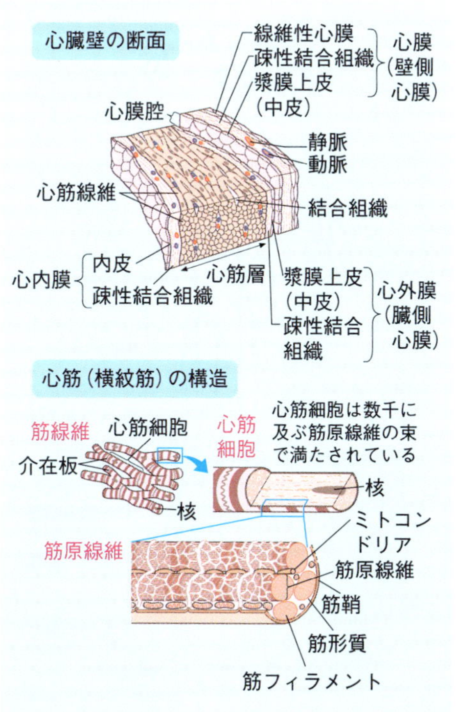

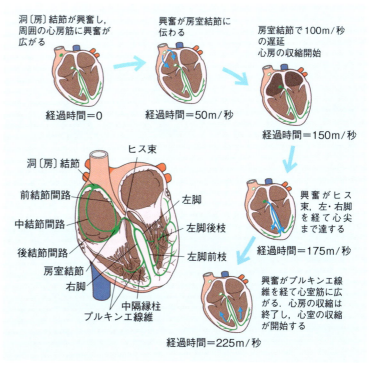

図4 心筋の構造

図5 刺激伝導系

3. 血管の構造と機能

血管系は動脈，静脈，毛細血管から成る（**図6**）．動脈と静脈の血管壁は，内膜，中膜，外膜の3層構造をしている（**図7**）．内膜は毛細血管を含むすべての血管に存在し，その内側は内皮で覆われている．中膜は平滑筋細胞と弾性板で構成され，外膜はほぼ膠原線維でできている．

1）動脈系

動脈は心臓から出る血管を指し，体循環では左室から大動脈，中・小・細動脈へと分岐し，最終的に毛細血管となる．大動脈とそこから分岐してすぐの弾性動脈には，収縮期に受けた圧力をためて拡張期にも血流を維持する役割がある．中・小動脈は筋性動脈で，平滑筋の収縮および弛緩（拡張）によって血管径を変え，組織への血液配分を調節している．細動脈は血圧に影響を与えるため抵抗血管とよばれる．肺循環では，全身から右房に戻ってきた血液を肺に送り，ガス交換によって酸素化する．

2）静脈系

静脈は全身から還（かえ）ってきた血液を集めて心臓に戻す血管であり，毛細血管から細・小・中静脈と合流し，最終的に上下の大静脈から右房に戻る．多くの静脈は動脈と並走する．静脈壁は動脈よりも薄く伸縮性に富み，循環血液量の約70％をプールする容量血管とよばれる．全身から静脈を通り心臓に戻る血流を静脈還流といい，四肢の静脈にある2枚の静脈弁は，逆流を防いで静脈還流を助ける役割を担っている．

3）毛細血管

毛細血管には平滑筋細胞はなく，毛細血管床を形成し，動脈系と静脈系をつないでいる．血液がゆっくりと流れる間に，組織との間のガス交換や物質交換がなされる．

> **ここがポイント！**
> - 血管は3層構造から成る．
> - 内膜の内側は内皮に覆われている．
> - 静脈には静脈弁があり，静脈還流を助けている．
> - 細動脈は抵抗血管，静脈は容量血管である．

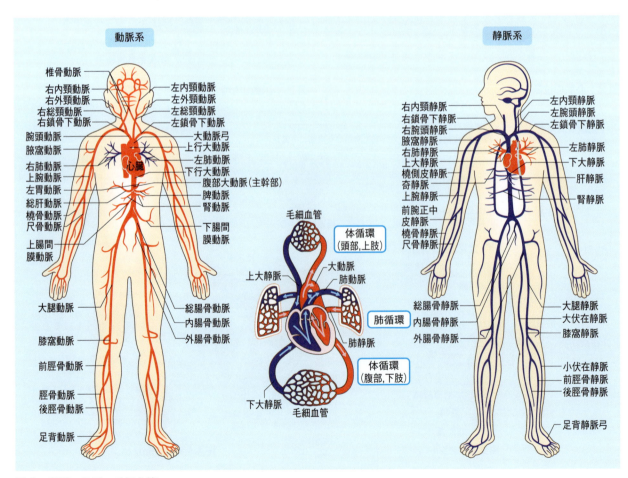

図6 動脈，静脈，毛細血管

4. 心臓の血管

1）冠〔状〕動脈

　心臓の大部分に血液を供給するのは冠動脈である．冠動脈は右冠動脈と左冠動脈の2本あり，それぞれ心臓から出てすぐの大動脈起始部のバルサルバ洞から分岐する．左冠動脈は左冠動脈主幹部（LMT）から，左前下行枝（LAD）と左回旋枝（LCX）の2枝に分かれるため，臨床的には3枝として扱うことも多い．AHA（アメリカ心臓協会）は，冠動脈造影において病変部位を表記するために，冠動脈の各部位に1〜15までの番号を割り振っている（図8）．

2）冠〔状〕静脈

　心筋を栄養した血液のほとんどは，冠動脈と並走する冠静脈から心臓後面の冠静脈洞に集められ，右房へと戻る．一部の静脈は直接，右房へと流入する．

5. 心ポンプ機能と心拍出量

1）心周期

　心臓は収縮と拡張を繰り返すことで血液循環を行う．1回の心拍において行われる一連の収縮期と拡張期およびその間隔を含む完全な1周期を心周期とよぶ．心室の収縮を起点とすると，心周期は表1のようになる．

2）心拍出量

　心ポンプ機能とは，心臓が動脈系に血液を送り出す能力をいい，1分間に心臓が拍

冠動脈（coronary artery）
右冠動脈
（right coronary artery：RCA）
左冠動脈
（left coronary artery：LCA）
バルサルバ（Valsalva）洞
左冠動脈主幹部
（left main coronary trunk：LMT）
左前下行枝（left anterior descending artery：LAD）
左回旋枝（left circumflex artery branch：LCX）
冠静脈（coronary vein）
AHA（American Heart Association：アメリカ心臓協会）

💡 **ここがポイント！**
3本の冠動脈が栄養する範囲（支配領域）には個人差があるが，おおよそ以下のようになっている．
- 右冠動脈：右房，洞結節，右室の自由壁，房室結節，心室中隔の後ろ1/3，左室の下壁と後壁の一部→心拍の歩調どりを担う部位への血管を分岐．
- 左前下行枝：心室中隔側の右室前壁，心室中隔の前2/3，左室前壁，心尖部→左室の大部分の栄養を担う血管．
- 左回旋枝：左房，左室の側壁と後下壁の一部．

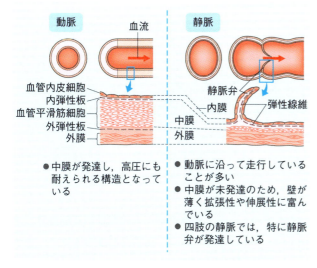

図7　血管の構造

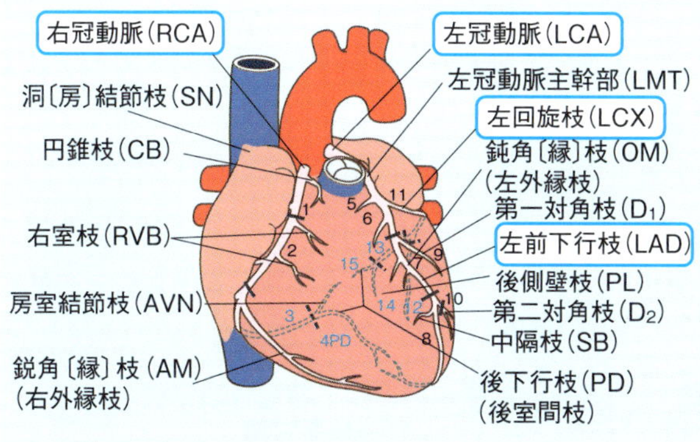

図8　冠動脈の名称とAHAによる冠動脈造影の区分

		#	部位
右冠動脈		1	右冠動脈起始部から心臓鋭角〔縁〕部までを2等分した近位部（通常は右冠動脈起始部から右室枝分岐まで）
		2	右冠動脈起始部から心臓鋭角〔縁〕部までを2等分した遠位部（通常は右室枝起始部から鋭角〔縁〕枝分岐部まで）
		3	鋭角〔縁〕枝分岐部から後下行枝起始部まで
		4PD	後下行枝
		4AV	房室結節枝
左冠動脈	左主幹部	5	左冠動脈主幹部
	前下行枝	6	左主幹部〜左前下行枝の第一中隔枝まで
		7	第一中隔枝〜第二対角枝まで
		8	第二対角枝〜末梢の左前下行枝
		9	第一対角枝（D₁）
		10	第二対角枝（D₂）
	回旋枝	11	左回旋枝起始部〜鈍角〔縁〕枝起始部まで
		12	鈍角〔縁〕枝
		13	鈍角〔縁〕枝分岐部以降，後房室間溝を走行する部分
		14	後側壁枝
		15	後下行枝

LECTURE 1

💡 ここがポイント！

- 2本の左冠動脈が左室のほとんどを栄養している.
- 常に拍動し続ける心臓は十分な酸素と栄養素を必要とするため, 冠動脈を流れる血流量は心拍出量の5%と, 他の臓器より割合が大きい.
- 通常の動脈では心臓の収縮期に血流量が増加するが, 冠動脈の血流量は左室の収縮期には圧迫されることで低下し, 拡張期に増加する.
- 左室壁の内側数mmの部分では, 冠動脈を介さず心室内の血液から直接栄養を受けている.

心周期 (cardiac cycle)
心拍出量 (cardiac output：CO)
1回拍出量 (stroke volume：SV)
心拍数 (heart rate：HR)
フランク-スターリング (Frank-Starling) の法則

📝 MEMO

心拍出量は, 1回拍出量と心拍数の変化によって調節されている. 健常成人 (男性) では, 安静時の1回拍出量は70 mL/回, 心拍数は70回/分である. その際の心拍出量は以下のように計算する.
70 (回/分) ×70 (mL/回) /
1,000 (mL → Lに変換)
＝4.9≒5 (L/分)

💡 ここがポイント！

健常成人の安静時心拍出量は約5L/分であるが, これは成人の血液量5Lとほぼ等しい. したがって, 安静時に血液は1分間で全身をめぐることになる.

💡 ここがポイント！

血液は心ポンプ作用で全身に送られるが, 静脈での圧力低下を補うために, 筋ポンプ作用と呼吸ポンプ作用が加わる.
- 筋ポンプ作用：骨格筋の収縮によって静脈が圧迫されることで血液が心臓へと押し戻される.
- 呼吸ポンプ作用：吸気時に胸腔内圧が低下して肺静脈が拡張する一方で腹腔内圧が上昇することで血液が吸い上げられ, 右房への流入 (静脈還流) が増加する.

表1　心周期

収縮期	心室圧が心房圧を超え, 房室弁 (三尖弁, 僧帽弁) が閉鎖する
	心室は収縮を開始しているが, 心室圧が動脈圧より低いために大動脈弁と肺動脈弁は閉鎖しており, 心室容量が不変である
	心室圧が動脈圧を超えたことにより動脈弁 (大動脈弁, 肺動脈弁) が開放し血液が急速に流出する
	心室の収縮力が弱まり, 血液の流出がゆっくりとなる
拡張期	心室圧が下がり, 動脈弁が閉鎖する
	心房に血液が流入する
	心室は弛緩を開始しているが, 心室圧よりも心房圧が低いため房室弁は閉鎖しており心室容量が不変である
	心房圧が心室圧を超え, 房室弁が開放する
	心房, 心室とも拡張し, 心室内に急速に血液が流入する
	心室の拡張が完了し, 血液流入が緩徐となる
	心房が収縮して少量の血液が心室へ流入し, 心室の血液充満が完了する

出する血液量である心拍出量で評価する. 心拍出量は以下の式で表され, 1回拍出量と心拍数の両者によって調節されている.

$$心拍出量 ＝ 1回拍出量 × 心拍数$$

3) 1回拍出量

1回の心収縮で駆出される血液量をいう. 拡張末期 (拡張終期) で最も多く心室内に充満した血液はすべて駆出されるわけではなく, 収縮末期 (収縮終期) にも血液は残留している. 1回拍出量は拡張末期容積と収縮末期容積との差から求められ, 健常成人では約70 mLである.

$$1回拍出量 ＝ 拡張末期容積 － 収縮末期容積$$

1回拍出量は, ①前負荷, ②後負荷, ③左室の収縮特性および拡張特性の三要素で規定される.

(1) 前負荷

拡張末期に心室内に充満している血液によって心筋にかかる圧 (張力) のことで, 拡張末期容積に比例するため容量負荷ともよばれる. 前負荷は静脈から流入する血液量であり, 静脈還流量や循環血液量の増加で増大する. 心筋はより大きな力で引き伸ばされるほど収縮力が大きくなるため, 前負荷が増えるにしたがって1回拍出量が増加する. これをフランク-スターリングの法則という (図9A → B).

(2) 後負荷

心臓からの血液の駆出に抵抗する圧のことで, 動脈系の血管抵抗による圧負荷である. 左室では大動脈圧, 右室では肺動脈圧が指標となる. 後負荷は血管収縮時, 動脈の弾性低下や狭窄などで増大し, 後負荷が増加するほど1回拍出量が減少する.

(3) 左室の収縮特性および拡張特性

前負荷や後負荷の程度に影響を受けない, 心筋そのものがもつ収縮能および拡張能を指す. 収縮性を増強する因子による作用を陽性変力作用, 収縮性を減ずる因子による作用を陰性変力作用という. 前負荷が一定のとき, 左室の心筋収縮性が増すと1回拍出量は増加し (図9A → C), 収縮性が低下すると1回拍出量は減少する.

4) 左室駆出率 (LVEF)

心室内に充満した血液 (＝拡張末期容積) に占める1回の収縮で駆出される血液量 (＝1回拍出量) の割合で, 心ポンプ機能の指標の一つである. 正常値は約60%である.

$$左室駆出率 ＝ \frac{1回拍出量}{拡張末期容積} × 100 ＝ \frac{拡張末期容積 － 収縮末期容積}{拡張末期容積} × 100$$

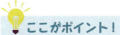

1 循環器系および腎臓の構造と機能

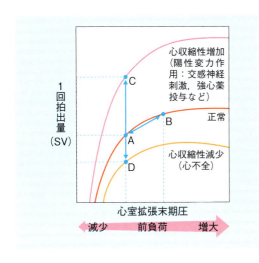

図9 フランク-スターリングの法則
（心室機能曲線と心室収縮性）
心室拡張末期圧（前負荷）が増大すればSVも増大する（A→B）．これをスターリングの心臓の法則という．また，心筋の収縮性が増大すれば機能曲線は上方へシフトし，同じ前負荷でもSVは増加する（A→C）．

拡張末期容積（end-diastolic volume：EDV）
収縮末期容積（end-systolic volume：ESV）

ここがポイント！
- 前負荷：拡張期に流入する血液による心室壁への圧力．
- 後負荷：心臓が血液を駆出する際に受ける抵抗．

MEMO
前負荷，後負荷の増大が持続すると心筋のリモデリング（構造変化）が起こり心機能は低下する．
- 前負荷増大：心拡大（心内腔の拡大）→収縮能の低下．
- 後負荷増大：心肥大（心重量の増大）→拡張能の低下．

MEMO
心機能の要素を変化させる作用
- 陽性変力作用：心収縮力を増加させる因子による作用．
- 陰性変力作用：心収縮力を減少させる因子による作用．
- 陽性変時作用：心拍数を増加させる因子による作用．
- 陰性変時作用：心拍数を減少させる因子による作用．

6. 血圧と血流

1）血圧

血液によって血管壁にかかる圧のことで，一般には大動脈の内圧を指す．血圧測定の方法には間接法と直接法がある．間接法は，一般的な血圧計を用いて測定する．直接法は，動脈内に圧力計を挿入して測定する．心拍出量と末梢血管抵抗の積で表され，通常，水銀柱ミリメートル（mmHg）を単位として用いる．

血圧＝心拍出量×末梢血管抵抗＝1回拍出量×心拍数×末梢血管抵抗

心臓の収縮期における血圧を収縮期血圧（最高血圧），拡張期における血圧を拡張期血圧（最低血圧），収縮期血圧と拡張期血圧の差を脈圧とよぶ．また，平均血圧とは，1心周期中に変化する血圧の平均を意味しており，間接法で測定した血圧から以下の式によって求めることができる．

$$平均血圧 = \frac{脈圧}{3} + 拡張期血圧 = \frac{収縮期血圧 - 拡張期血圧}{3} + 拡張期血圧$$

正常な状態では，心拍出量と末梢血管抵抗を相反的に調節することで，血圧が適切に維持される．部位別にみると，血圧は，左室からの距離に伴って徐々に低下し，毛細血管で約15～30 mmHg，大静脈で約10 mmHg，右室で0 mmHgとなる．

2）血管抵抗

血流に対する抵抗のことで，①血管腔の大きさ（血管径），②血液の粘性，③総血管長が影響する．血管径が細いほど，血液粘性が高いほど，総血管長が長いほど，血管抵抗は高くなる．

3）血流

血流は圧が高いほうから低いほうへと向かうが，その圧力の差（圧較差）が大きいほど多くなり，血管抵抗が大きいほど少なくなる．

7. 循環器系の調節機構

循環動態の調節には，①自律神経系が関与する神経性調節，②ホルモンなどの液性因子が関与する液性調節，③血管や心筋自体に備わった内因性の局所性調節がある．これらの調節機構によって心臓のポンプ機能や血管抵抗，循環する血液量が綿密に調整され，適切な循環が保たれる（図10）．

1）神経性調節

延髄の循環（心臓血管）中枢が担っている．全身の循環動態を検知する種々の感覚受容器の他，大脳皮質や辺縁系など上位中枢からの入力も受けるため，精神的ストレ

ここがポイント！
陽性変力作用をもつのは①交感神経系の刺激，②アドレナリン，ノルアドレナリン，③間質液内Ca^{2+}の上昇，④ジギタリスなどである．
陰性変力作用をもつのは①交感神経系の抑制，②無酸素，③アシドーシス，④間質液内K^+の上昇，⑤麻酔薬の一部，⑥カルシウムチャネル阻害薬などである．

ここがポイント！
左室駆出率（left ventricular ejection fraction：LVEF）
心室に流入した血液量に対する駆出できた血液の割合で，心機能の主要な指標の一つである．正常では60％以上であるが，心筋梗塞や心不全の患者では40％以下が予後不良といわれており，30％以下の重症例もみられる．

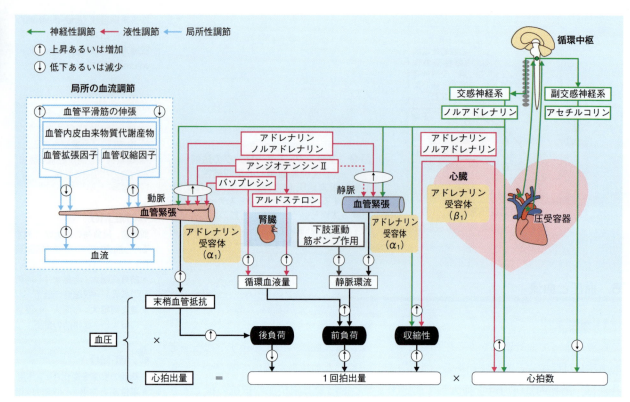

図10 循環器系の調節機構

表2 心臓・血管の神経性調節

	交感神経系	副交感神経系
洞結節	心拍数増加	心拍数減少
房室結節伝導時間	短縮	延長
興奮伝導速度	増加	減少
心筋収縮力（心拍出量）	増加	軽度減少[*1]
血管	収縮	拡張[*2]
冠動脈	拡張	収縮

[*1] 心室への副交感神経の分布はきわめて少なく、影響はわずかである。
[*2] 副交感神経の分布は唾液腺の血管など、ごく一部のみである。

表3 反射性調節

	圧受容器反射		化学受容器反射	
刺激	血管壁の圧と伸展性		血中 O_2 濃度：低酸素 血中 CO_2 濃度：高二酸化炭素 血液 pH（H^+濃度）：アシドーシス	
受容器	頸動脈洞	大動脈弓	頸動脈小体	大動脈小体
求心路	舌咽神経	迷走神経	舌咽神経	迷走神経
中枢	循環中枢（延髄）			
特徴	脳の血圧調節	全身の血圧調節	呼吸中枢にも作用する	
	瞬時の血圧変動に対して最も強い調節作用		血圧制御としては圧受容器反射よりも弱い	

> **MEMO**
> 循環器系の調節機構の作用には時間的な差異がある。
> **神経性調節**
> ● 数秒〜数分単位：急速調節
> ● 数分〜数時間単位：中間型調節
> **液性調節**
> ● 数分〜数時間単位：中間型調節
> ● 数時間〜日単位：長時間型調節

スや情動も循環動態に影響する。循環中枢は種々の情報を統合し、心臓や血管に分布する交感神経と副交感神経の二重支配によって循環動態を調節している（**表2**）。

交感神経は、洞結節、房室結節と心筋全体に分布して心拍数と収縮力を増加させる。副交感神経は、迷走神経を経由して洞結節、房室結節と心房に分布して心拍数を低下させるが、心室への分布はきわめて少ないため、心室の収縮性への影響は少ない。

一方、血管はごく一部を除いて副交感神経は分布せず、主に交感神経の支配を受けており、交感神経刺激が増加すると収縮し、減少すると弛緩する。交感神経と副交感神経による調節機能は拮抗するため、これを相反神経支配とよぶ。

交感神経はアセチルコリンとノルアドレナリンを、副交感神経はアセチルコリンを放出する。交感神経性の刺激を受けて副腎から放出されるカテコールアミン（アドレナリン、ノルアドレナリン）は、心機能を高める重要なホルモンの一つである。

反射として起こる神経性調節を反射性調節とよび、圧受容器反射と化学受容器反射がある（**表3**）。頸動脈洞と大動脈弓にある圧受容器が血圧の、化学受容器が血中 O_2、CO_2 濃度や pH の変化を感知して循環中枢にインパルスを送り、自律神経を介して心

1 循環器系および腎臓の構造と機能

表4 液性調節

ホルモン	産生	循環器系への作用
アドレナリン（α・β作用）ノルアドレナリン（α₁作用が強い）	副腎髄質	心臓：β_1受容体 ● 心拍数増加（陽性変時作用） ● 心収縮力増加（陽性変力作用） 血管平滑筋（皮膚，腹部，腎など多くの動脈）：α_1受容体 ● 血管収縮 血管平滑筋（骨格筋・心臓の血管）：β_2受容体 ● 血管拡張
アンジオテンシンII	RAAS	血管収縮 アルドステロン放出刺激
アルドステロン	副腎皮質	腎のナトリウム再吸収促進（昇圧）
バソプレシン（抗利尿ホルモン）	下垂体後葉	腎の水分再吸収促進（昇圧） 血管収縮
心房性ナトリウム利尿ペプチド	心房	血管拡張 腎の水・ナトリウム利尿促進（降圧）

RAAS：レニン・アンジオテンシン・アルドステロン系.

表5 局所性調節にかかわる血管拡張因子と血管収縮因子

	血管拡張因子	血管収縮因子
血管内皮由来因子	一酸化窒素（NO） プロスタサイクリン	エンドセリン
代謝性因子	アデノシン K^+（カリウムイオン） H^+（水素イオン） 乳酸 CO_2（二酸化炭素） 低酸素（肺動脈以外）	低酸素（肺動脈）
その他	ヒスタミン ブラジキニン	圧力（筋原性反応）

拍数，心収縮力，血管抵抗を調節して循環を適切に保つ．循環動態の変化に対して最も早く反応する調節機構で，秒，分の単位で作動する．

2）液性調節 （表4）

ホルモンなどの液性因子による，体液循環を介する調節をいう．心血管に直接作用するホルモンの他，循環血液量によって血圧を調節する機構があり，特に，レニン・アンジオテンシン・アルドステロン系（RAAS）が重要である（後述）．血流を介した調節のため神経性調節に比べて時間がかかるが，他の臓器など神経支配の及ばない領域にも影響を与えることができる．

3）局所性調節 （表5）

血管や心臓自体とその周囲で生じる内因性の調節機構であり，限局した範囲の循環を調節する．心臓ではフランク-スターリングの法則による1回拍出量の調節が，血管では自己調節，代謝性調節，傍分泌が局所性調節に該当する．

細動脈の平滑筋は，内圧が上昇して伸展されると収縮し，伸展が弱まると弛緩する．この現象は筋原性反応とよばれ，脳，心臓，腎臓など生命維持に必須な臓器において，血圧の変動があっても血流を一定に保つ自己調節に寄与している．一方，筋や脳など，活動によって酸素需要が変化する組織では，代謝が亢進して代謝性の血管拡張因子が増加した結果，需要に見合った血流増加が起こる．これを代謝性調節とよぶ．傍分泌は，血管内皮細胞で産生・分泌される血管拡張因子および収縮因子が，近接した血管平滑筋に作用して局所の血流を調節することを指す．

8. 腎臓の構造と機能

腎臓は血液を濾過して代謝産物（老廃物）や有害物質，過剰な水分および電解質を尿として排泄することで，血液の浸透圧，電解質平衡，酸塩基平衡（pH），体液量，血圧を調節している．また，糖新生と数種のホルモン分泌も行っている．

1）腎臓の外観 （図11，12）

そら豆のような形状をした左右1対の腎臓は，第12胸椎と第3腰椎の間に並んでいる．腎臓の内側凹部分の腎門に腎動脈が入り，腎静脈および尿管が出る．断面では，尿を生成する実質部分の表層を腎皮質，数個の腎錐体から成る内層を腎髄質，腎錐体間を腎柱とよぶ．中央部には，尿を集めて輸送する腎杯，腎盂，尿管がある．

血管内皮細胞とその役割
▶ Step up 参照.

MEMO
腎臓の大きさ
成人で縦10～12 cm，横5～7 cm，厚さ3 cm，重量135～150 gほどである.

MEMO
泌尿器系（urinary system）
尿を生成する腎臓と，尿の排泄機構である2本の尿管，膀胱，尿道で構成される.

MEMO
腎臓で産生されるホルモン
血中Ca^{2+}濃度を上昇させるカルシトリオールと，赤血球の産生を促すエリスロポエチンである.

MEMO

腎臓は体腔の背側で腹膜と後腹膜の間に位置するため後腹膜臓器とよばれ，上部に肝臓があるため，右腎の位置は左腎よりやや低い．

腎血流量（renal blood flow：RBF）
糸球体濾過量（glomerular filtration rate：GFR）

ここがポイント！

通常，毛細血管からは静脈となるが，腎臓は特殊な構造をしており，毛細血管である糸球体からは輸出細動脈が出て，尿細管周囲で再び毛細血管となった後に静脈となる．このように，2回毛細血管を通過することで水分量や物質濃度が調整されている．

ボウマン（Bowman）嚢
ヘンレ係蹄（Henle loop）

2）腎臓の構造と尿の生成 （図12, 13）

(1) 糸球体濾過

腎動脈は分岐を繰り返し，腎皮質で輸入細動脈となった後，球状の毛細血管網である糸球体を形成する．糸球体は血液を濾過して原尿を作る部位で，輸出細動脈につながる．安静時の腎血流量は約1,000～1,200 mL/分で，心拍出量の約20～25％にあたる．糸球体濾過量（GFR）はおよそ100～120 mL/分で，1日あたり約150～180 Lの原尿が作られ，分子量の大きい蛋白質以外のすべての物質が原尿中に移動する．濾過するために糸球体の血圧は約50～60 mmHgと通常の毛細血管より高い．

(2) 再吸収と分泌

原尿は，糸球体を包むボウマン嚢（糸球体嚢）から出る近位尿細管，腎髄質を経由して腎皮質に戻るヘンレ係蹄（ヘンレループ），集合管につながる遠位尿細管に入る．原尿が尿細管から集合管を通過する間に，水分の約99％と必要な物質の再吸収および不要な物質の分泌がなされる．最終的に集合管を出た液体が尿で，1日あたりの尿量は1～2 Lである．糸球体から出る輸出細動脈は，尿細管周囲毛細血管あるいは直血管を経て，水分や物質を再吸収した後に静脈となり，腎動脈に集まって下大静脈へと至る．

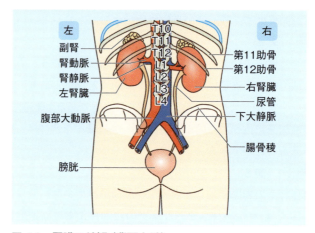

図11　腎臓の外観（背面より）

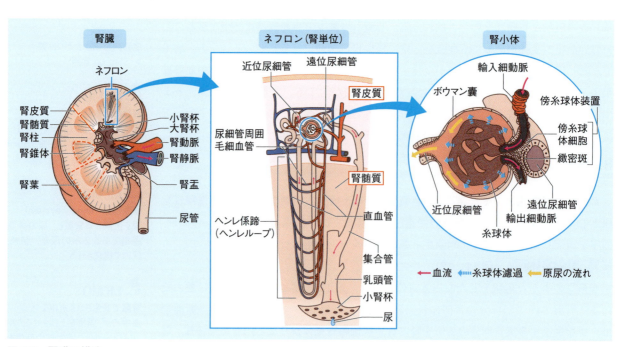

図12　腎臓の構造

遠位尿細管が，もとの糸球体の輸出・輸入細動脈と接する部分を傍糸球体装置とよぶ．これは，遠位尿細管の緻密斑，輸出・輸入細動脈の平滑筋，輸入細動脈の顆粒細胞で構成され，一酸化窒素（NO）やレニンなどを分泌し，GFRの調節に関与する．

（3）ネフロン（腎単位）

糸球体とボウマン嚢で構成される腎小体と尿細管を合わせた機能単位をネフロン（腎単位）とよび，片方の腎臓に約100万個存在する．

ネフロン（nephron；腎単位）

3）腎臓による血圧調節　（図14）

血圧の規定因子のうち，血液量の調節は主に腎臓が担っている．液性調節が中心で，ホルモンの作用によって水分とナトリウムの再吸収を調節して血液量や血圧を維持する．

（1）腎臓の自己調節機能

輸入および輸出細動脈の血管抵抗は，筋原性反応と傍糸球体装置における尿細管糸球体フィードバックによって調節され，平均動脈圧が60～180 mmHgの範囲で変動しても，腎血流量，糸球体内血圧およびGFRは一定に保たれる．

（2）レニン・アンジオテンシン・アルドステロン系（RAAS）

血液量減少や血圧低下によって生じる輸入細動脈の伸展低下や，圧受容体反射を介した交感神経刺激などによって，傍糸球体装置の顆粒細胞から蛋白質分解酵素であるレニンが分泌され，肝臓で合成された蛋白質であるアンジオテンシノーゲンをアンジオテンシンIに変換する．アンジオテンシンIは，特に肺の毛細血管を通過するときに，血管内皮にあるアンジオテンシン変換酵素（ACE）の作用によりアンジオテンシンIIに変換される．アンジオテンシンIIは強力な血管収縮因子であり，全身の血管に作用して急速に血圧を上昇させ，交感神経を刺激する作用もある．また，副腎皮質を

レニン・アンジオテンシン・アルドステロン系（renin-angiotensin-aldosterone system：RAAS）

アンジオテンシン変換酵素（angiotensin converting enzyme：ACE）

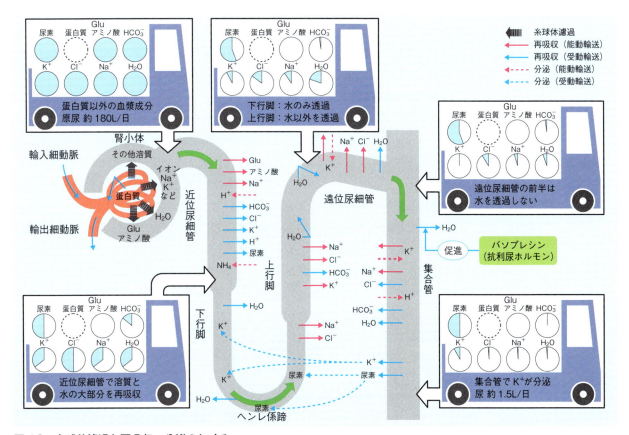

図13　糸球体濾過と再吸収，分泌のしくみ
H$_2$O：水，Na$^+$：ナトリウムイオン，K$^+$：カリウムイオン，Cl$^-$：塩素イオン，HCO$_3^-$：重炭酸イオン，NH$_3$：アンモニア，NH$_4^+$：アンモニウムイオン，Cr：クレアチニン，Glu：グルコース．

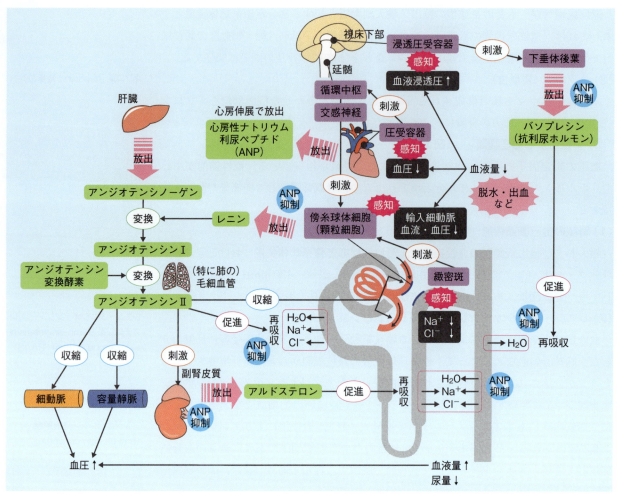

図14 腎臓による血圧調節

刺激してアルドステロンを分泌させる．アルドステロンは集合管におけるナトリウムと水分の再吸収を促進させるため，循環血液量が増加して，結果として血圧が上昇する．RAAS は，糸球体の血圧保持のために全身の血圧を上昇させる機構である．

(3) 抗利尿ホルモン

浸透圧の上昇や血液量の減少を視床下部が感知すると，水分摂取を促す口渇が生じ，下垂体後葉からの抗利尿ホルモンであるバソプレシン分泌が促進される．バソプレシンは，主に集合管での水分の再吸収を増加させる．体内の水分量が過剰となり，浸透圧が低下すると，水分再吸収は抑制される．

(4) 心房性ナトリウム利尿ペプチド (ANP)

心房性ナトリウム利尿ペプチド
(atrial natriuretic peptide：ANP)

血液量が増加して心房筋が伸展されると ANP が分泌される．ANP は近位尿細管と集合管におけるナトリウムと水分の再吸収を抑制し，アルドステロンと抗利尿ホルモンの分泌を抑制することで尿量を増加（利尿）させ，その結果，血液量が減少して血圧が低下する．

■参考文献

1) 桑木共之，黒澤美枝子ほか編訳：トートラ 人体の構造と機能．第5版．丸善出版；2019．
2) 村松 準監訳：一目でわかる心血管系．第2版．メディカル・サイエンス・インターナショナル；2008．
3) 井上貴央監訳：カラー人体解剖学—構造と機能 ミクロからマクロまで．西村書店；2003．
4) 増田 卓，松永篤彦編：循環器リハビリテーションの理論と技術．改訂第2版．メジカルビュー社；2020．
5) 中村隆一，齋藤 宏：基礎運動学．第6版．医歯薬出版；2003．
6) 飯野靖彦訳：一目でわかる腎臓．第2版．メディカル・サイエンス・インターナショナル；2007．

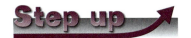

1. 血管内皮細胞とその役割

すべての血管の内腔は1層の血管内皮細胞で隙間なく覆われており，内皮細胞は物理的に血管壁を保護する他に，さまざまな生理活性物質を産生・放出しており，人体最大の内分泌器官でもある（表1）．

特に，一酸化窒素（NO）は，内皮細胞が産生・放出する生理活性物質のなかで最も重要であり，近接した平滑筋や血小板に作用する（傍分泌）．NOはこの講義で学んだとおり血管拡張因子であるが，それ以外にも血管平滑筋増殖抑制，抗酸化，抗炎症などの作用を有し，心血管の保護に貢献することが示されている．

表1　血管内皮細胞が産生・分泌する主な因子とその作用

作用		因子
血流・血圧制御	血管拡張	一酸化窒素（NO） プロスタサイクリン
	血管収縮	エンドセリン
凝固・線溶系制御	抗凝固	一酸化窒素（NO） トロンボモジュリン プロスタサイクリン
	凝固促進	フォンウィルブランド因子（von Willebrand factor：vWF）
炎症制御	抗炎症	一酸化窒素（NO）
	炎症促進	炎症性サイトカイン
酸化ストレス制御	抗酸化	一酸化窒素（NO）
	酸化	活性酸素種（ROS）

2. 血管内皮機能障害と動脈硬化（図1）[1]

血管内皮機能の低下は，動脈硬化の発症と進展の最も上流に位置し，心血管病の発症や死亡の予測因子となることが明らかとなっている．血管内皮機能は運動療法，食事療法，減量，薬物療法などの介入によって比較的短期間

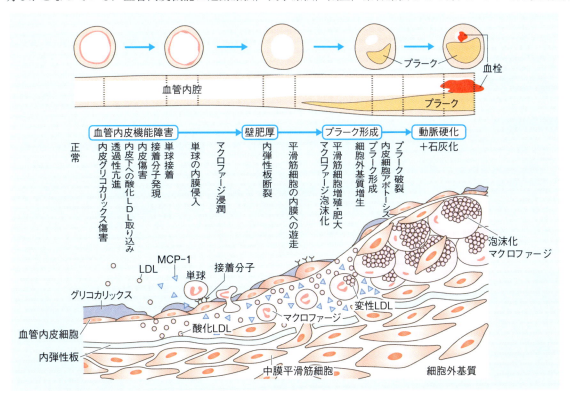

図1　血管内皮機能障害と動脈硬化の進展
（東條美奈子：血管内皮機能を診る―循環器疾病管理に生かす評価と実際．南山堂；2015．p.3, 15[1]をもとに作成）
LDL：低比重リポ蛋白質，MCP-1：単球走化性蛋白質1．

のうちに改善し，予後に影響することも示唆されている．

1) 一酸化窒素（NO）

血管内皮機能障害が生じると内皮細胞からの NO 産生が低下し，血管拡張，抗酸化・抗炎症作用が発揮されなくなり，血管内皮機能はさらに低下する．

2) 炎症と酸化ストレス

炎症と酸化ストレス亢進は，相互に関与して血管内皮機能障害や動脈硬化の発症や進展にかかわっている．過剰な活性酸素は NO に結合して，生理活性を低下させるとともに，より酸化力や毒性の強い活性酸素へと変化させ，さらに酸化ストレスが亢進し，炎症を促進して血管内皮機能障害が促進される．

3) ずり応力

血流によるずり応力（shear stress）は，安定した血流（層流）下で生じ，NO や種々の抗炎症・抗凝固作用をもつ物質を放出させる刺激になっている．一方，血管の狭窄などによって血流とずり応力が低下すると，血栓や動脈硬化が生じやすい状態になる．

4) 血管内皮のグリコカリックス

血管内皮のグリコカリックス（糖鎖の層）は，高血糖や酸化 LDL（低比重リポ蛋白質），炎症，脱水などによって傷害を受けると，血管内皮細胞の結合が弱まって保護機能が低下するとともに，炎症性因子や活性酸素の産生が亢進する．血管内皮機能障害の直接的な原因の一つであると考えられている．

3. 血管内皮機能の測定方法

血管内皮機能は，血管作動性物質や駆血後再環流などの刺激に対する血管の反応性，すなわち血流や血管径，血管容量の変化によって評価される．臨床的に広く用いられているのは，非侵襲的に測定可能な FMD（flow-mediated dilation；血流依存性血管拡張反応）および RH-PAT（reactive hyperemia peripheral arterial tonometry）を用いた RHI（reactive hyperemia index；反応性充血指数）である．前者は上腕の血管径，後者は指尖の脈波容量を用いて，いずれも 5 分間の駆血前後の反応性充血による変化を測定する．

1) FMD

初期段階の動脈硬化を評価する非侵襲的血管内皮機能検査のゴールドスタンダードとして活用されている．

上腕動脈の血管径は，高解像度超音波装置を用いて測定する．安静時の測定後，前腕に巻いたマンシェットを収縮期血圧 ＋30～50 mmHg 以上に加圧して駆血する．5 分後に解除し，安静時と同部位で最大拡張血管径を測定する（解除 45～60 秒後に最大となることが多い）．FMD が，6～7％未満で血管内皮機能の低下があると考えられる．

$$\text{FMD} = \frac{(最大拡張血管径 － 安静時血管径)}{安静時血管径} \times 100$$

2) RH-PAT

左右の示指に専用のカフを装着し，指尖細動脈血管床の容積脈波を左右同時に計測する．安静時に 5 分間測定した後，上腕を片腕のみ 5 分間駆血し，駆血解除後にも 5 分間計測する．RHI は，駆血側の拡張率を非駆血側の拡張率で除して算出することで，反応性充血以外の影響が最小となっている．

カフの装着が容易で，計測と解析は自動で行われるため，検者の熟練度や主観の影響を受けず，測定が簡便で再現性が高いことが特徴である．

■引用文献

1) 東條美奈子：血管内皮機能を診る─循環器疾病管理に生かす評価と実際．南山堂；2015．p.3, 15.

■参考文献

1) 日本循環器学会ほか：血管機能の非侵襲的評価法に関するガイドライン．2013.
http://www.j-circ.or.jp/guideline/pdf/JCS2013_yamashina_h.pdf

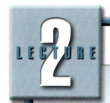

心電図と心臓超音波検査の診かた

到達目標

- 心電図による心臓の電気的活動の情報を理解する.
- 心電図モニターを監視する際の要点を理解する.
- 不整脈の重症度を理解する.
- 心筋虚血と急性心筋梗塞の心電図変化を理解する.
- 心臓超音波（心エコー）から得られる情報を理解する.
- 心エコーによる壁運動と弁機能（左室を中心に）の評価の要点を理解する.
- 心不全評価指標として，心室腔，心房腔，左室駆出率の重症度を理解する.
- 心臓弁膜症の評価指標を理解する.
- 理学療法における血栓症の危険性を理解する.

この講義を理解するために

　心臓の生理機能検査の代表である心電図と心臓超音波（心エコー）検査は，病態と管理状態の把握や運動の可否の判断などに関する情報を与えてくれる，理学療法評価に重要な意味をもつ検査です．この講義では，これらの検査からどのような情報が得られるのか，また理学療法実施の際にどのように監視（モニタリング）をすればよいのかについて学びます．単純に波形を形だけで覚えたり，駆出率だけを見たりするのではなく，これらの検査をとおして理学療法士が必要とする情報を理解しましょう．

　この講義を学ぶにあたり，以下の項目を学習しておきましょう．

- □ 心臓の構造と冠動脈の灌流領域について復習しておく（Lecture 1 参照）.
- □ 弁膜の構造と機能について学習しておく.
- □ 体表心電図のしくみを学習しておく.
- □ 標準 12 誘導心電図の電極配置と誘導を学習しておく.
- □ 心電図が記録できるようにしておく.
- □ 心筋梗塞と心不全について復習しておく（Lecture 5 参照）.

講義を終えて確認すること

- □ 心電図モニターの誘導と基本波形が理解できた.
- □ 正常洞調律と心房細動，心房粗動を区別できた.
- □ 刺激伝導系に従い，不整脈の発生源を区別できた.
- □ ラウン分類が理解できた.
- □ 致死性不整脈と電気的除細動の適応が理解できた.
- □ 標準 12 誘導心電図上の心筋梗塞部位と経時的な波形の変化について理解できた.
- □ 心エコーの撮像方向と部位の対応，観察できる部位の対応が理解できた.
- □ 左室と左房を中心に，代表的な心エコーの評価指標が理解できた.
- □ 僧帽弁と大動脈弁を中心に，代表的な心臓弁膜症の評価指標が理解できた.

講義

心電図
(electrocardiogram：ECG)

1. 心電図のしくみ：測定方法と波形の意味

1) 心電図とは

　心臓の電気的活動を図として記録したものである．しかし，心臓内の刺激伝導そのものはきわめて微弱な電位であり，心臓内に直接電極を設置しないと検出できない．これに対し，体表心電図は，刺激伝導によって得られた心筋収縮（興奮）の電位を，筋電図の原理でとらえている．

　電気的興奮が陽電極（＋）に近づくときには心電計の針は上に振れ，遠ざかるときには下に振れる原理は，すべてに共通である．

2) 標準12誘導心電図とモニター心電図　（表1）

　標準12誘導心電図は，四肢（4か所）と胸部（6か所）の10か所の電極を用いて合計12の方向から電気的興奮を記録するもので，精度が高く，心臓の立体的な部位の診断や虚血の判定に用いられる循環器の基本的な検査である．

　モニター心電図は，3か所の電極から測定して，多くは無線で送信できる，簡便で理学療法中にも用いやすい検査である．

2. 心電図の基本波形

　心電図の基本波形は，基線と，基線から順にP・Q・R・S・T波とよばれる部分から成り，1心拍周期においてそれぞれが心臓の刺激伝導の状態と心筋活動を表している（図1）．また，これら正常波形成分が規則正しく，安静時に60回/分以上，100回/分未満であるものを正常洞調律とよぶ．波形の正常範囲を表2に示す．

表1　標準12誘導心電図 (A) とモニター心電図 (B) の特徴

	リアルタイムの評価	立体的診断
A	×	○
B	○	×

正常洞調律
(normal sinus rhythm：NSR)

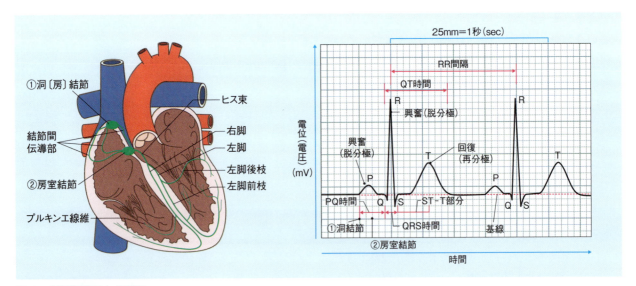

図1　刺激伝導系と心電図

表2　心電図波形の名称と正常範囲

P波（心房筋の興奮過程を示す）	幅2.75 mm未満，高さ2.5 mm未満
QRS波（心室筋の興奮過程を示す）	幅1.5〜2.0 mmが正常 幅2.0〜2.5 mm未満はボーダーライン 幅2.5 mm以上は心室内伝導障害あり
T波（心室の興奮が回復していく過程を示す）	正常ではQRS波と同じ側を主に向き，胸部誘導では上向き 高さは胸部誘導で10 mm以下，肢誘導で5 mm以下，QRS波の1/10以上

2 心電図と心臓超音波検査の診かた

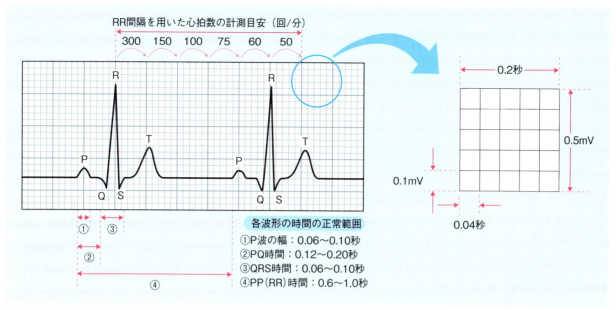

図2 心電図の記録方法
心電図記録紙の横軸は時間情報（25 mm〈太線5マス〉が1秒）であり，RR間隔から心拍数を測定できる．太線と太線の間で示される横軸1マスの5 mmは0.2秒を表すので，5 mmの間隔で次のR波が生じたときの心拍数は300回/分（あくまでも理論上），10 mmのときは150回/分，15 mmのときは100回/分，20 mmのときは75回/分，25 mmのときに60回/分になる．つまり，太線にちょうど乗っているR波から数えて，次のR波が3本目から5本目の間に発生していれば心拍数は100～60回/分の間（正常洞調律における心拍数）であり，3本目よりも前に出現していれば頻拍，5本目よりも後に出現していれば徐拍である．

3．心電図記録のルール

　心電図は方眼紙に記録される（**図2**）．縦軸は電位（電圧）を表し，一般に10 mmが1 mV（較正波形の電位）である．横軸は時間を表し，25 mmが1秒間である．したがって，波形間の距離が25 mmであれば心拍数は60回/分であるとわかる．

4．不整脈とは

　脈拍を測定して不整なもの，正常洞調律以外の心収縮や調律を呈するものを総称して不整脈とよぶ．したがって，不整脈の詳細な診断は，心電図検査でなければ行えない．
　不整脈には軽症（治療不要）なものから緊急治療が必要な重症，さらに救命のために緊急対処が必要な致死性不整脈まで多様なものが存在するが，重症度は左室の収縮機能，すなわち心ポンプへの影響度で判断する．

1）正常洞調律と洞徐拍，洞頻拍

　P波から始まり，それ以降のQRS波も正常で，安静時の心拍数が60回/分未満のものを洞徐拍，100回/分以上のものを洞頻拍とよぶ．正常洞調律の波形を**図3**に示す．

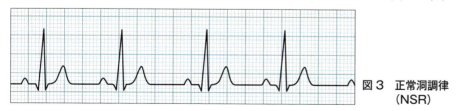

図3 正常洞調律（NSR）

2）調律の異常

　洞調律かどうかは，基線とP波を中心にみれば判読できる．

（1）心房細動（AF）

　心房が異所性の発火（過剰な電気的興奮など）により細かくけいれんしている状態である（**図4**）．異所性の発火であるため通常のP波がなく，代わりに基線の細かい動揺（＝f波）がある．RR間隔は不規則（不整）で，絶対性不整脈とよばれる．

MEMO
較正波形（calibration）
心電波形をプリントする際に計測器が1 mVを10 mmの高さとして示す波形．

MEMO
不整脈は，①期外収縮（周期よりも早期に収縮が現れる），②補充収縮（周期を外れて遅れて収縮が現れる），③伝導障害（刺激伝導路の伝導障害）に大別できる．

致死性不整脈
（lethal arrhythmia）
洞徐拍（洞徐脈）
（sinus bradycardia）
洞頻拍（洞頻脈）
（sinus tachycardia）

心房細動
（atrial fibrillation：AF, Af）

絶対性不整脈
（absolute arrhythmia）

心房粗動
(atrial flutter : AFL, AF)

上室期外収縮
(premature supraventricular contraction, supraventricular premature contraction : SVPC)

📖 **MEMO**
代償性休止期と非代償性休止期
一般に心室で早期発火が生じて期外収縮（心室の早期収縮）が発生した場合，次の洞調律による刺激が心室に伝導しても心室収縮が得られず，ちょうど1拍分の結滞を挟んで次の心室収縮を表す心電波形（QRS波）が発生する．したがって心室期外収縮による幅の広いQRS波を挟んだPP間隔は洞調律のちょうど2倍になり，これを代償性休止期という（間入性心室期外収縮は代償性休止期を満たさない）．
これに対して，心房内で早期発火が生じて上室期外収縮（心房の早期収縮）が発生した場合，この期外収縮は洞結節にも伝達され，洞結節はこれを自己収縮と認識するため，次の発火は早期収縮から測ってまた一定の間隔のところで発生する．早期収縮を境として新たなリズムが始まることを非代償性休止期と表現する．

📖 **MEMO**
連結期
先行する正常周期の心拍から期外収縮までの間隔を連結期といい，心室期外収縮においてこれが短い，先行するT波に期外収縮が乗るもの（R on T）は心室筋が再分極して電気的に不安定な時期にあるため心室頻拍や心室細動に移行する危険性が高くなる．

上室頻拍 (supraventricular tachycardiac : SVT)

心室期外収縮 (ventricular extrasystole, ventricular premature contraction : VPC)

間入性心室期外収縮
(interpolated ventricular premature contraction)

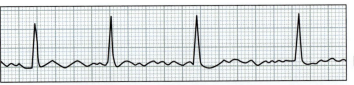

図4　心房細動（AF）

（2）心房粗動（AFL）

心房が異所性の発火により規則正しく200～400回/分の頻拍で興奮している状態である（図5）．規則的ではあるが，異所性の発火であるため正常のP波がなく，代わりに基線に規則正しいノコギリ状の波（F波）を認める．F波の何拍かに1つが心室に伝導され，QRS波と連結する．RR間隔は規則的である．

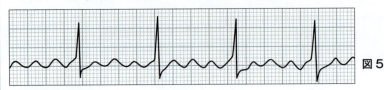

図5　心房粗動（AFL）

3）期外収縮

正常周期よりも主に早期収縮するもので，伝導障害に対する補充収縮も含まれる．波形から発火源を判読して重症度を判別する．

（1）上室期外収縮（SVPC）

心房内の異常発火によって心房の早期収縮から心室の早期収縮が発生する（図6）．

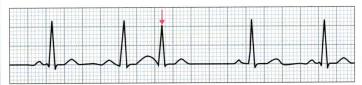

図6　上室期外収縮（SVPC）

a．波形の特徴
①P波が異形，②QRS波は正常幅，③非代償性休止期を呈する．

b．重症度
心ポンプ機能への影響度は心室性に比べて少ないため，単発で治療の対象となることはまれである．上室頻拍の持続は心拍出量の減少をきたし，心不全に進行することが多いため，注意が必要である（図7）．

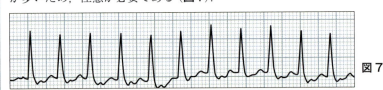

図7　上室頻拍（SVT）

（2）心室期外収縮（VPC）

心室内で異所性に発火した期外収縮であり，心室部分の収縮異常であることから，心ポンプ機能への影響が大きい．

a．波形の特徴
①QRS波に対応するP波がない期外（早期）収縮，②QRS波の幅が広い，③一般に代償性休止期を呈する（間入性心室期外収縮を除く）（図8）．

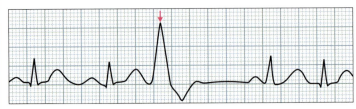

図8　心室期外収縮（VPC）

b. 重症度

さまざまな種類があり（図9），重症度や心ポンプ機能への影響も異なるが，以下のものは警戒を要する．

- **二段脈**：洞調律と心室期外収縮が交互に規則的に現れる．
- **三段脈**：洞調律2拍に対して心室期外収縮1拍で規則的に現れる．
- **多源性**：異所性の発火源が複数存在し，それぞれがもたらすQRS波形が異なるため多波形に現れる．
- **連発**：連発している間は有効な心拍出量を欠くため，要注意である（「心室頻拍」を参照）．
- **R on T型**：先行するT波の受攻期に異所性に発火したQRS波が発生し，心室頻拍，心室細動といった致死性不整脈（後述）に移行しやすい．

二段脈（bigeminy）

三段脈（trigeminy）

多源性心室期外収縮
（multifocal ventricular extrasystole）

R on T型心室期外収縮
（R on T ventricular premature contraction）

📝 **MEMO**
受攻期
T波の頂上前後には心筋の興奮性が高まる時期があり，これを受攻期とよぶ．この間に刺激を受けると心室細動を生じやすくなる．

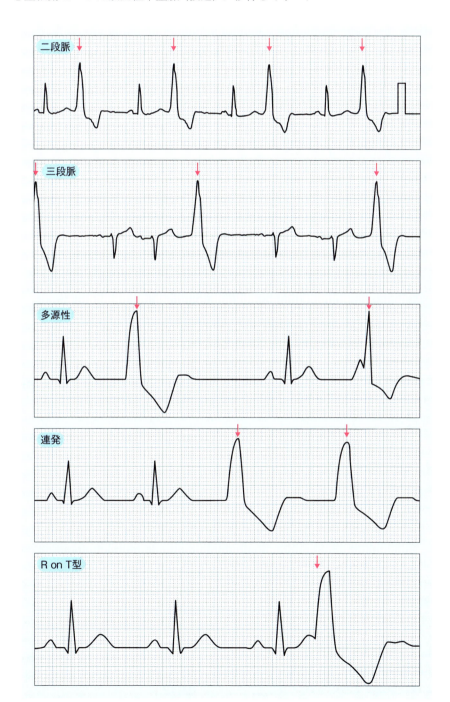

図9 心室期外収縮（VPC）の種類

ラウン (Lown) 分類

表3 心室期外収縮のラウン分類

0	期外収縮なし
Ⅰ	1時間に30発未満の心室期外収縮
Ⅱ	1時間に30発以上の心室期外収縮
Ⅲ	多源性
ⅣA	2連発
ⅣB	3連発以上
Ⅴ	R on T

心室頻拍 (ventricular tachycardia：VT)

持続性心室頻拍 (sustained ventricular tachycardia：SVT)

非持続性心室頻拍 (nonsustained ventricular tachycardia：NSVT)

心室細動 (ventricular fibrillation：VF, Vf)

房室 (atrioventricular：AV)

MEMO
補充調律
正常なペースメーカである洞結節が機能不全に陥った場合や，あるいはブロック（伝導障害）のために刺激が伝導しなくなった際に，受動的に下位の房室接合部や心室筋から興奮を生じて心収縮を維持しようとすること．

房室ブロック (atrioventricular block：AV block)

c. ラウン分類
心室期外収縮の重症度分類に用いられるラウン分類（表3）は，0～Ⅱは出現頻度を，Ⅲ～Ⅴは心ポンプ機能への影響度という異なる質の尺度を組み合わせた，臨床上有用な分類である．

4) 致死性不整脈
心室性の致死性不整脈とは，心電図波形を認めてはいても心拍出力を失った状態であり，緊急治療を要する最重症の不整脈（臨床的心停止）を指すため，緊急対応が必要である．

(1) 心室頻拍 (VT)
心室期外収縮が3連発以上発生するものをいう（図10）．30秒以上持続する持続性と，30秒以内に自然に治まる非持続性に分類される．心室細動（後述）に比べて波形の規則性は保たれているが，心拍出量は著しく低下しており，電気的除細動の適応となる．

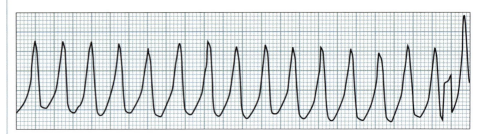

図10 心室頻拍 (VT)

(2) 心室細動 (VF)
心室筋が電気的にけいれんしているだけで，有効な収縮がなく心拍出量は望めない（図11）．完全に不規則な波形となり，ショック状態が急速に出現し意識障害を呈する．救命のためには，直ちに除細動が必要な緊急事態である．

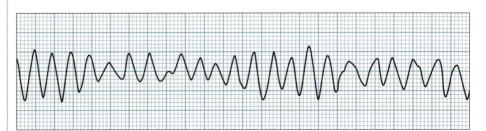

図11 心室細動 (VF)

5) 伝導障害と補充調律
刺激伝導系の途中で刺激伝導が障害されたもの（ブロック）のうち，特に房室部分での障害（房室ブロック〈AVブロック〉）や，心室内の伝導障害（脚ブロック）を波形の特徴から判読する必要がある．補充調律は，徐拍による心拍出量の不足を補うために，より下位の刺激伝導系が活動している．

(1) 房室ブロック
心電図上は，心房部分（P波）と心室部分（QRS波）との連続性，伝導時間に着目する．

a. Ⅰ度房室ブロック
PQ時間が延長するが，PQの接続は保たれる（図12）．

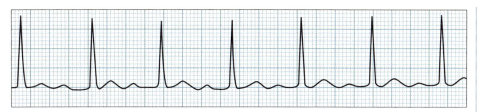

図12 I度房室ブロック

b. II度房室ブロック
P波とQRS波が時々つながらなくなるブロックで，PQ間隔が正常か，延長するかで2つに分けられる．

a) ウェンケバッハII型
PQ時間が延長して，P波に続くQRS波が欠如する（図13）．

ウェンケバッハ（Wenckebach）II型

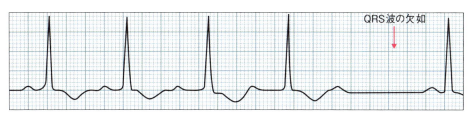

図13 II度房室ブロック（ウェンケバッハII型）

b) モビッツII型
PQ時間は正常であるが，P波に続くQRS波が欠如する（図14）．

モビッツ（Mobitz）II型

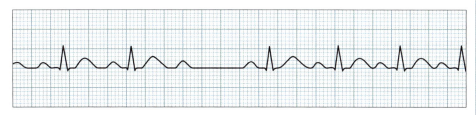

図14 II度房室ブロック（モビッツII型）

c. III度房室ブロック
P波と対応するQRS波（補充収縮）の関係性がまったくない（図15）．心ポンプ機能への影響が大きく，ペースメーカ挿入などの緊急治療が必要になる．

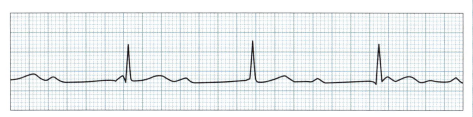

図15 III度房室ブロック

(2) 脚ブロック
心室内の正常な刺激伝導による正常な収縮部位と伝導障害によって収縮が遅延する部位が生じ，心室の収縮時間（QRS波部分）が合成された波形として示される（図16）．

脚ブロック（bundle branch block：BBB）
左脚ブロック（left bundle branch block：LBBB）
不完全左脚ブロック（incomplete left bundle branch block：ILBBB）
完全左脚ブロック（complete left bundle branch block：CLBBB）
右脚ブロック（right bundle branch block：RBBB）

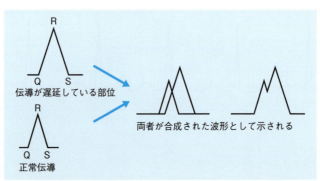

図16 脚ブロック波形の成り立ち

5. 心筋虚血（狭心症，心筋梗塞）の心電図変化

1）心筋虚血の判読

運動負荷時のST下降の形状は，①接合部型（J型），②緩徐上行傾斜型，③水平型，④下降傾斜型の4型に分類される（図17）．心筋虚血の度合いは「④＞③＞②＞①」の順で，ST部分が下向きになるほど虚血性である可能性が高い．虚血性と判定されるのは，④と③の形状である．

2）虚血部位の判読

虚血部位の判読は主に心電図のQRSとSTの接合部（junction）であるJ点から80ミリ秒（2 mm）の部位におけるSTの高さで行われる（図18）．標準12誘導心電図では，異常Q波（図19）が発生した誘導によって非可逆性の虚血である心筋梗塞部位の判読ができる．

3）急性心筋梗塞の心電図所見における時間経過

心筋梗塞部位の心電図変化は，時間経過とともに変化するため，心筋梗塞発生時期の判断が可能となる（図20）．

心筋虚血
(myocardial ischemia)

接合部型（junctional：J型）
緩徐上行傾斜型
(slowly upsloping)
水平型（horizontal）
下降傾斜型（down-sloping）

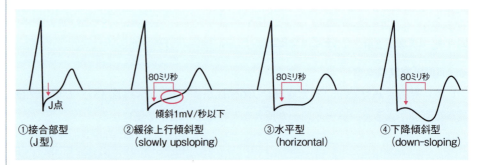

図17 ST下降の形状

💡ここがポイント！
心電図上，ST上昇を認めた場合は，その誘導に対応した部位における心筋梗塞（壊死，心筋傷害）の発生ないしは壁運動異常を，その周辺部位におけるSTの低下は梗塞範囲に近い部位での虚血を疑い，他の検査所見と合わせて梗塞や虚血部位について判定する．

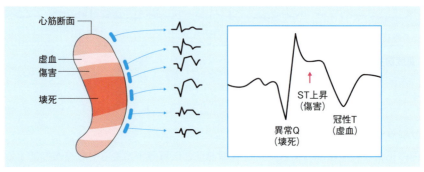

図18 虚血部位の判読
最も虚血の強い部位は壊死（梗塞）を呈し，その周辺では壊死に至らなくても心筋傷害や虚血を呈するため，それぞれの部位で記録された心電図波形から梗塞部位ならびに虚血部位を判断できる．

図 19　異常 Q 波の成り立ち，出現誘導と心筋梗塞部位との関連

正常波形	
発症直後 （梗塞部位に該当する誘導で ST 部分が上昇）	
発症後数時間～12 時間 （異常 Q 波の形成）	
発症後数週間～数か月 （ST 部分は基線に回復，T 波陰転，異常 Q 波）	
発症後数か月～ （異常 Q 波は残存）	

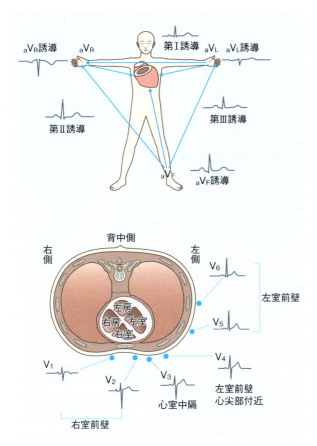

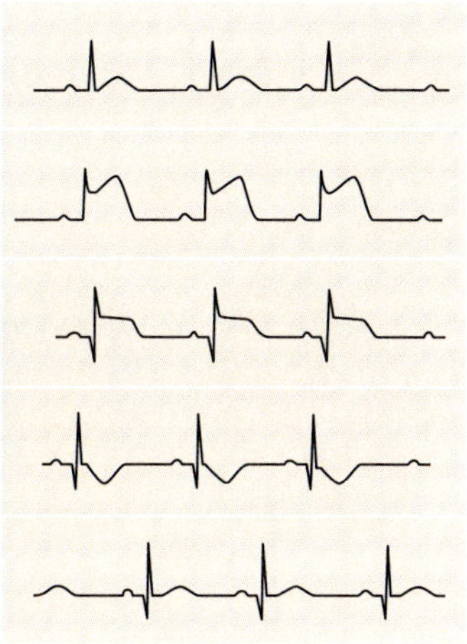

図 20　急性心筋梗塞の心電図波形の経時的変化

ここがポイント！
肢誘導は心臓を前額面上からそれぞれ監視でき，胸部誘導は水平面上の左室の上に配置しており心基部に近いところから心尖部に至るまでのそれぞれの部位の監視に適している．両者を組み合わせることで心電図情報の立体的な判読が可能になる．

ここがポイント！
病理学的に心筋梗塞は発生から梗塞の完成ならびに器質化に至るまで比較的長い経過をたどるが，その間の心電図も経時的に変化する．心電図上の変化が出現するタイミングを知っていると，おおよそ発症からどのくらいの時間が経過しているのかが判断できる．

6. 心臓超音波（心エコー）

1）心エコーとは

超音波を体内に向けて照射し，反射波を体表でとらえて画像化する心エコー検査は，非侵襲的に心臓の形状や大きさ，壁運動，弁膜の機能，心内血栓の有無などをリアルタイムで検査できる．経胸壁心エコーは，左室全体の観察に適しており，簡便に検査可能である．経食道心エコーは，描出が不十分な場合や術中評価に用いられる．B モードや M モード，従来の 2D エコーに加えて，近年では立体画像データの収集が可能なマトリックスプローブを搭載した 3D エコーも用いられる．

心エコーは，目的に応じてさまざまな方法や断層像を選択して検査するが，主に急性期の診療にベッドサイドで迅速な診断を目的として部位を絞って行う超音波検査法を point-of-care ultrasonography（POCUS）とよぶ．

2）心エコーによる評価の目的

心エコー図では，心臓の器質的および機能的異常，心ポンプ機能，代償機転の破綻などが評価できる．撮像方向（**図 21**）と解析方法を組み合わせることで，目的に応じた評価指標を得ることができる．

（1）心臓の大きさ

心房と心室には，基準となる大きさ（**表 4**）[1,2] や形状がある．心室腔や心房腔の拡大や壁の菲薄化が生じている場合は，溢水や心収縮不全に対する長期的な代償機序が作用している結果と考えられる．

（2）壁運動の評価

AHA による左室壁運動の評価（**図 22**）が用いられる．冠動脈の走行に一致した壁運動の障害があれば，責任血管として評価する．また，全周性の壁運動の障害は，三

ここがポイント！
急性心筋梗塞の診断
症状，病歴に加えて，救急外来における心電図，心エコー，血液検査（特に心筋逸脱酵素値〈CK，CK-MB，血清トロポニン値など〉の上昇）を用いて梗塞の有無のみならず梗塞部位と範囲（梗塞サイズと梗塞責任血管部位），発症からの時間を明確にすることで治療方針が決定される．

心エコー（心臓超音波）(echocardiography)

2D（dimension）エコー

心エコー図 (echocardiogram)

AHA（American Heart Association；アメリカ心臓協会）

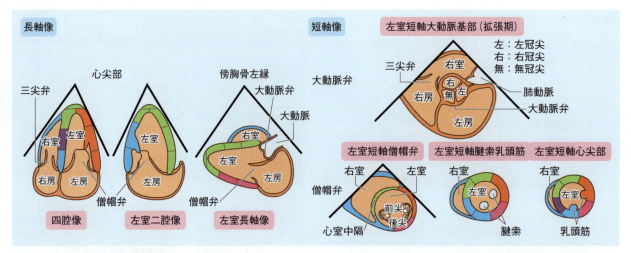

図21　心エコー検査の撮像方向

表4　心機能評価に用いる心エコー図指標の日本人正常値

	男性	女性
左室拡張末期径（mm）	48±4	44±3
左室収縮末期径（mm）	30±4	28±3
左室駆出率（%）*	64±5	66±5
左室重量係数（g/m²）*	76±16	70±14
左房径（mm）	32±4	31±3
右室拡張末期径（心尖部四腔断面基部）（mm）	31±5	28±5
三尖弁輪部移動距離（TAPSE, mm）	24±3.5	
三尖弁輪部s'波（cm/秒）	14.1±2.3	
E/e'（中隔）**	7.4±2.2	7.9±2.2
e'（中隔, cm/秒）**	10.0±2.8	10.8±3.2
E/e'（側壁）**	5.5±1.8	6.2±1.8
e'（側壁, cm/秒）**	13.5±3.9	13.7±4.1

*収縮能の指標．
**拡張能の指標．拡張能の障害のために二次的に生じている左室充満圧・左房圧の上昇や形態変化，あるいは拡張能の障害の原因となる組織学的変化の有無などを評価しているもので，単一の指標としては確立されていない．
（Daimon M, et al.：Circ J 2008；72〈11〉：1859-66[1]，Lang RM, et al.：Eur Heart J Cardiovac Imaging 2015；16〈3〉：233-70[2]）

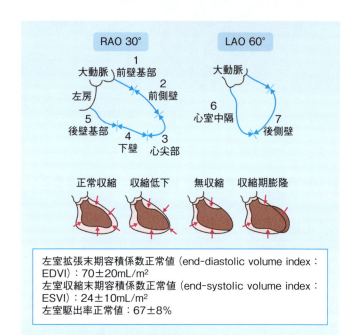

図22　左室壁運動の評価（AHA）
AHA：アメリカ心臓協会，RAO（right anterior oblique）：右前斜位，LAO（left anterior oblique）：左前斜位．

枝病変や心筋症などの原因や，重度の血行動態が生じていると考えられる．

(3) 収縮能と拡張能の評価による心不全の分類

心不全には，病期（ステージ）や原因に応じた分類に加えて，以下のように治療戦略を考慮した左室駆出率（LVEF）による分類がある．

- HFrEF（LVEFの低下した心不全，LVEF 40%未満）
- HFmrEF（LVEFが軽度低下した心不全，LVEF 40%以上50%未満）
- HFpEF（LVEFの保たれた心不全，LVEF 50%以上）

HFpEFは，収縮能の評価としてのLVEFは保たれているものの，左室の複数の拡張能の評価における障害が中心の心不全と考えられ，高齢者に多く，理学療法の有効性が期待される病態である．

また，LVEFは経時的に変化しうるため，治療に対する時系列の反応性によって，以下のように分類される．

左室駆出率（left ventricular ejection fraction：LVEF）による心不全の分類
▶Lecture 5・表2参照．

HFrEF（heart failure with reduced ejection fraction）
HFmrEF（heart failure with mid-range ejection fraction）
HFpEF（heart failure with preserved ejection fraction）

2 心電図と心臓超音波検査の診かた

- HFrecEF（LVEF が改善した心不全）
- HFworEF（LVEF が改善したが悪化した心不全）
- HFuncEF（LVEF が変化しない心不全）

a. 収縮能の指標

心エコー検査による左室収縮能の指標には，LVEF，左室内径短縮率（%FS），心拍出量（CO），左室圧増加（dP/dt）などがある．

LVEF の算出方法には Teichholz 法（ティーショルズ）と disk summation 法（modified-Simpson 法）などがあるが，いずれも左室拡張末期容積と左室収縮末期容積を用いて，以下の式で求める．

$$駆出率（\%）＝\frac{左室拡張末期容積－左室収縮末期容積}{左室拡張末期容積}×100$$

b. 拡張能の評価

心エコー検査では，直接的に心筋の拡張能を評価することはできないが，拡張能の障害によって二次的に生じている左室充満圧（左房圧）の上昇や，形態変化として左室流入血流速波形（E/A），僧帽弁輪部拡張早期波（e'），E/e'，左房容積係数，三尖弁逆流速度，拡張障害の原因となる組織学的変化の有無などを複数組み合わせて判定する．

（4）心臓弁膜症の評価

心臓には僧帽弁，大動脈弁，三尖弁，肺動脈弁があり，弁膜の機能が障害されると，それぞれ閉鎖不全（逆流を生じる）や狭窄（駆出障害を生じる）と称される．心エコーは，弁口面積や圧較差などの弁膜の形態や機能が測定でき，治療効果の判定や低侵襲手術のガイドなどにも用いられる．

（5）右心系の評価

肺高血圧は，右心カテーテル検査において，平均肺動脈圧（mPAP）が 25 mmHg 以上のものを指す．心エコーでは，三尖弁逆流血流速度と三尖弁逆流圧較差ならびに下大静脈径とその呼吸性変動から導かれる推定右房圧を加えることで，推定肺動脈収縮期圧を評価する．推定肺動脈収縮期圧 40 mmHg が，右心カテーテル検査の平均肺動脈圧 25 mmHg に匹敵するとされている．

（6）冠動脈の動脈硬化度の評価

心臓カテーテル検査において，カテーテル先端の超音波プローブを冠動脈内に進め，プラークの安定性や石灰化を評価する．血管内超音波検査とよばれる．

（7）血栓，疣贅の評価

心内血栓の好発部位は，左房（左心耳）や心室の血流が停滞して凝固異常を生じやすい部位である．また，感染症における疣贅（ゆうぜい）は，しばしば弁膜に発生する．部位や大きさ，可動性を評価する．

左心の血栓塞栓症は，体循環側の脳や心臓，腎臓などに生じる．下肢静脈を含めた右心の血栓塞栓症は，主に肺血栓塞栓症を生じるため，下肢静脈のエコー検査によって深部静脈血栓を検索・評価する．

■引用文献

1) Daimon M, Watanabe H, et al.：Normal Values of Echocardiographic Parameters in Relation to Age in a Healthy Japanese Population The JAMP Study. Circ J 2008；72（11）：1859-66.

2) Lang RM, Badano LP, et al.：Recommendations for cardiac chamber quantification by echocardiography in adults：an update from the American Society of Echocardiography and the European Association of Cardiovascular Imaging. Eur Heart J Cardiovac Imaging 2015；16（3）：233-70.

LECTURE 2

HFrecEF（heart failure with recovered ejection fraction）
HFworEF（heart failure with worsened ejection fraction）
HFuncEF（heart failure with unchanged ejection fraction）

左室内径短縮率（% fractional shortening：% FS）
心拍出量（cardiac output：CO）
左室拡張末期容積（left ventricular end-diastolic volume：LVEDV）
左室収縮末期容積（left ventricular end-systolic volume：LVESV）

左房容積係数（left atrial volume index：LAVI）

心臓弁膜症
▶ Lecture 7 参照.

MEMO
平均肺動脈圧（mean pulmonary arterial pressure：mPAP）
国際的には，20 mmHg に変更される可能性がある．

三尖弁逆流血流速度（tricuspid regurgitant velocity：TRV）
三尖弁逆流圧較差（tricuspid regurgitation pressure gradient：TRPG）

血管内超音波検査（intravascular ultrasound：IVUS）

塞栓症，血栓症
▶ Lecture 8 参照.

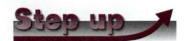

心電図の判読

LECTURE 2

各々の心電図について説明している文章のかっこ内の語句から適切なものを選んでみよう．

判読1

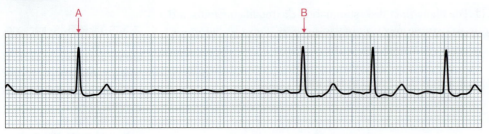

この心電図では，どの波形にも(P・Q・R・S・T)波を認めず，基線に細かな(f波・F波)を認めること，(RR間隔・PQ間隔)が常に一定にならないことから，基本調律は(洞調律・心房細動)である．また，心電図記録上のAからBまでは約62mmであることから，この間の(約2.5・約25)秒間は，心拍が得られず，脈が触れないことになる．

判読2

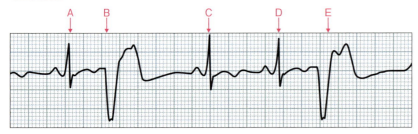

この心電図では，(A・B・C)の波形ではP波とQRS波が対応しており，洞調律であるが，(A・B・C)と(D・E)の波形では，QRS波に先行するP波を認めず，QRS波も形状が異なり，かつ幅が広くなっている．また，間隔を測定してみると(AC間・AD間・CD間)は(AC間・AD間・CD間)のちょうど2倍にあたることから，代償性休止期を満たす．これらのことから，(A・B・C)と(C・D・E)の波形は，(心室期外収縮・上室期外収縮)であることがわかる．この波形がみられたときに，末梢までの循環を確認するために脈拍を触診すると，拍動を(触れる・触れない)ことから，十分な1回拍出量が得られない期外収縮であることがわかる．

判読3

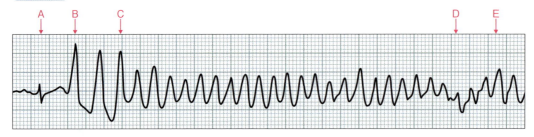

この心電図では，(A・B・C・D・E)の波形ではP波とQRS波が対応した洞調律であるが，(A・B・C)から(A・B・C)の波形では，心室頻拍のような幅の広いQRS波を認め，さらにその後は周期性が不明確な頻拍になっている．これは(心房細動・心室細動)の状態であり，多くは(狭心症状・意識障害)を呈する(致死性不整脈・治療が不要な不整脈)である．この場合の処置として(直ちに電気的除細動・抗凝固療法を行って経過観察)を行う．

◎解答

判読1	P，f波，RR間隔，心房細動，約2.5
判読2	A，B，E，AC間，CD間，B，E，心室期外収縮，触れない
判読3	A，B，C，心室細動，意識障害，致死性不整脈，直ちに電気的除細動

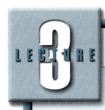

エネルギー代謝と栄養

到達目標

- 生命維持や運動に必要なエネルギー供給系を理解する．
- エネルギー供給に必要な栄養素の代謝を理解する．
- 運動時のエネルギー供給源の利用過程と栄養素の代謝の関係を理解する．
- 疾患管理に必要な食事療法の基礎を理解する．

この講義を理解するために

　生命活動の維持や身体運動を行うためには大量のエネルギーが必要です．私たちの身体は植物の光合成のようにエネルギーをつくることができないので，摂取した食物に含まれる栄養素からエネルギーを取り込んでいます．そのしくみは巧妙で，さまざまな化学反応を経て，エネルギーが産生（利用）されたり貯蔵されたりしています．

　理学療法において最も多く用いる介入方法の一つである運動，すなわち筋活動には多くのエネルギーを要するので，基盤となるエネルギー供給について十分に理解しておく必要があります．また，私たちは食事として食物を摂取して外界から栄養素を取り入れていますが，内部障害を抱える患者にとって，栄養素の摂取量を調節する食事療法は非常に重要な介入の一つです．

　この講義では，内部障害（特に循環器疾患，代謝性疾患）の理学療法を学ぶために必要な知識を整理することを目標として，①エネルギーとは何か，②そのエネルギーはどのようなシステムでつくられるのか，③そのエネルギーの源は何か，④運動を持続するとエネルギーはどのように利用（代謝）されていくのか，⑤疾患管理に必要な食事療法の基礎について学習します．

　この講義を学ぶにあたり，以下の項目を学習しておきましょう．

- □ 呼吸について学習し，内呼吸（細胞呼吸）と外呼吸のしくみの違いを理解しておく．
- □ ミトコンドリアについて理解しておく．
- □ 消化と吸収について学習し，栄養素を取り込む過程を理解しておく．
- □ 運動に必要な筋収縮のメカニズム（筋肉がどのように収縮・弛緩するのか）を理解しておく．

講義を終えて確認すること

- □ エネルギー供給系（解糖系，有酸素系，ATP-PCr系）が理解できた．
- □ 栄養素（炭水化物，脂質，蛋白質）の特徴と代謝が理解できた．
- □ 運動時のエネルギー供給源と代謝の関係が理解できた．
- □ 疾患管理に必要な食事療法の基礎が理解できた．

講義

1. 生命活動とエネルギー

細胞膜における能動輸送,蛋白質合成,筋収縮,体温の維持など,生命維持に必要な活動は,エネルギーを消費して行われる.エネルギーには化学,熱,力学的,光など,さまざまな形態があるが,生物が利用できるのは化学エネルギーである.光合成を行う植物は,光エネルギーを化学エネルギーに変換することができるが,その機構をもたない動物はエネルギー源を外界から得る必要がある.われわれのエネルギー源は摂取した食物中の栄養素で,そこから化学反応によって化学エネルギーを取り出して利用している.

主要な栄養素は,炭水化物(糖質),脂質,蛋白質,無機質(ミネラル),ビタミン,水であり,炭水化物,脂質,蛋白質を三大栄養素とよぶ.栄養素の機能はそれぞれ異なり,エネルギー源となるのは,炭水化物,脂質,蛋白質である.その他,身体の構成要素や抗体,ホルモンなどの材料となったり,水分量や浸透圧,酸塩基平衡の調整など,恒常性の維持にはたらいたりする(表1).

1)代謝とエネルギー (図1)

生体内で生じる化学反応すべてを総称して代謝とよび,異化と同化に大別される.異化とは,複雑な化合物が単純な物質へと分解される化学反応のことで,消費した以上のエネルギーが発生する.一方,同化は,エネルギーを消費して単純な物質から複雑な化合物を合成する化学反応のことで,化合物にエネルギーが吸収される.

このように,代謝において物質の分解および合成とエネルギーの発生や吸収は表裏一体である.物質の分解および合成の側面からみた場合を物質代謝,エネルギーの出入りや変換の側面からみた場合をエネルギー代謝とよぶ.

2)ATPの役割 (図1)

栄養素が異化されて発生するエネルギーは非常に大きいため,生体が直接利用することが難しい.エネルギーを小分けにして利用しやすい形にするために,ATPが使われている.ATPはアデノシンに3つのリン酸基が結合した高エネルギーリン酸化合物で,ADPと無機リン酸(Pi)に分解される際に化学エネルギーが発生する.反対に,ADPとPiからATPを合成する際にエネルギーが吸収(消費)される.ヒトや動物に限らず,すべての生物がATPを介してエネルギーを利用している.ATPは代謝によるエネルギーの転移を媒介するため「エネルギーの通貨」ともよばれる.

MEMO

栄養素
生体の構造や機能の維持に必要な食物中の化学物質.主要な栄養素は,炭水化物(糖質),脂質,蛋白質,無機質(ミネラル),ビタミンで,これに水を加えて六大栄養素とよぶ.

MEMO

● 消化 (digestion)
摂取した食物中の栄養素を吸収できるように物理的・化学的に分解すること.
● 吸収 (insorption)
分解した栄養素を消化管から取り込むこと.
● 代謝 (metabolism)
生体内で起こる化学反応すべてを指し,異化と同化の2つの過程がある.
● 異化 (catabolism)
有機化合物を分解してエネルギーを産生すること.
● 同化 (anabolism)
エネルギーを用いて生体の構造維持に必要な有機化合物を合成する,あるいは合成した有機化合物にエネルギーを貯蔵すること.

MEMO

ATP
(adenosine triphosphate;アデノシン三リン酸)
1つのアデノシンと3つの無機リン酸 (inorganic phosphate:Pi) から構成されている.アデノシンはPiと結合するとエネルギーをたくわえることができる.

表1 主な栄養素とそのはたらき

はたらき	栄養素
エネルギー源	炭水化物,脂質,(炭水化物,脂質が不足した際に)蛋白質
身体の構成要素	蛋白質(アクチン,ミオシン,コラーゲンなど),無機質(骨,歯)
酵素,ホルモンなどの材料	脂質,蛋白質
生理的機能の調節	水,無機質,ビタミン

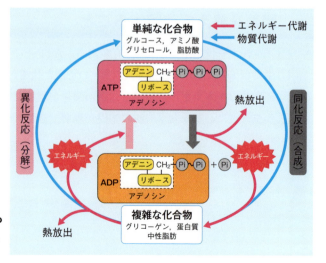

図1 代謝とATP
ATP:アデノシン三リン酸,CH₂:メチレン基,
Pi:無機リン酸,ADP:アデノシン二リン酸.

一方，ATP は分解速度が速く，貯蔵できる量はわずかであるため，ATP はエネルギー源の分解によって絶え間なく産生されなくてはならない．この過程では ATP の分解で生じた ADP と Pi が用いられることから，ATP の再合成ともよばれる．

2. 炭水化物（糖質）の代謝

炭水化物は主にエネルギー源となる．炭水化物の最小単位は単糖類であり，単糖類が 2 つ結合した二糖類，7 個以上〜数百個結合した多糖類がある（表 2）．糖分子は炭素と酸素，水素から構成される．食物として摂取する主な炭水化物は，多糖類のでんぷんである．消化の過程で単糖類のグルコース（ブドウ糖），フルクトース（果糖），ガラクトースに加水分解され，後者 2 つも最終的にはグルコースに変換される．グルコースは ATP 産生に直接利用されるが，余剰なグルコースはグリコーゲンや中性脂肪として貯蔵される．以下，糖質代謝の主体であるグルコースについて解説する．

1）グルコースの輸送

消化管から吸収されたグルコースは，細胞膜にあるグルコース輸送体（GLUT）とよばれる特殊な蛋白質に結合して取り込まれ，反対側に放出されて細胞内に移動する．GLUT にはいくつかの種類があるが，骨格筋にある GLUT4 はインスリンに刺激されて細胞膜表面に移動してグルコースを細胞内へ取り込むため，インスリン欠乏やインスリン感受性の低下が起こるとグルコースを取り込めなくなる．一方，肝細胞や神経細胞では別の GLUT が常に細胞膜に存在するため，いつでもグルコースを取り込むことができる．

2）グルコースの利用

グルコースは全身の細胞で ATP 産生に使われる．特に，中枢神経系は通常，グルコースのみをエネルギー源としている．グルコースから ATP を産生する過程は内呼吸（細胞呼吸）ともよばれ，解糖系と有酸素系から成る．

(1) 解糖系（図 2a）

細胞質基質（細胞質の細胞小器官の間を埋める液相）で行われる反応系で，1 分子のグルコースが 10 個の化学反応を経てピルビン酸 2 分子に分解される際に 2 分子の ATP を消費して 4 分子の ATP が合成されるため，実質 2 分子の ATP がつくられ，水素が発生する．この反応には酸素を必要としないため，嫌気性解糖とよばれる．

解糖系で産生されたピルビン酸は，十分な酸素がある場合には細胞内のミトコンドリアに取り込まれて有酸素系（遅い解糖系）に入る．一方，酸素不足やピルビン酸の供給過剰によって有酸素系に入れなかったピルビン酸は，還元されて乳酸となる．これが乳酸系で，反応が速いため速い解糖系ともよばれる．乳酸は血液中に入り，肝臓でピルビン酸やグルコースに戻される（図 3b 参照）．

(2) 有酸素系（図 2b）

有酸素系はミトコンドリア基質内で行われ，解糖系とは異なり酸素が用いられる．ミトコンドリア基質内に取り込まれたピルビン酸は，①脱炭酸化，② TCA 回路（クエン酸回路），③電子伝達系を経て，最終的には水と二酸化炭素に分解される．有酸素系の反応速度は遅いが，ピルビン酸 2 分子（グルコース 1 分子分）から最大で 36 分子もの ATP が合成される．また，理論的には酸素が十分に供給され，体内の糖や脂質がなくならない限り，無限にエネルギーを供給し続けることが可能である．

a. ピルビン酸の脱炭酸化

酵素などのはたらきによって化合物から二酸化炭素が取り除かれる反応を脱炭酸化とよぶ．1 分子のピルビン酸が脱炭酸化されると，1 分子の二酸化炭素と水素が取り除かれてアセチル基となる．そこに補酵素 A が結合して次の TCA 回路で使われる

3 エネルギー代謝と栄養

MEMO

● ADP
（adenosine diphosphate；アデノシンニリン酸）
1 つのアデノシンと 2 つの Pi から構成されている．ATP 分解酵素により ATP 末端の高エネルギーリン酸結合が離れてつくられる．

● ATP 分解酵素
（adenosine triphosphatase；ATP アーゼ）
ATP 末端の高エネルギーリン酸結合を加水分解する酵素群の総称．

LECTURE 3

覚えよう！
生体のあらゆる活動に必要なエネルギーは ATP から供給される．

覚えよう！
グルコースの余剰分はグリコーゲンや中性脂肪として貯蔵される．

覚えよう！
単糖類（monosaccharide）が炭水化物の最小単位である．

グルコース輸送体
（glucose transporter：GLUT）
▶ Lecture 10・図 4 参照．

表 2　糖質の分類

種類	糖分子の数	主な糖類
単糖類	1	グルコース（ブドウ糖） フルクトース（果糖） ガラクトース
二糖類	2	麦芽糖 ショ糖 乳糖
少糖類	数個	オリゴ糖
多糖類	7個以上	でんぷん グリコーゲン セルロース

MEMO
ミトコンドリア基質
（mitochondrial matrix）
ミトコンドリア内膜に囲まれた腔所．

ここがポイント！
有酸素系では，ATP 合成の過程において酸素が必要である．

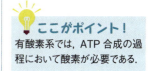

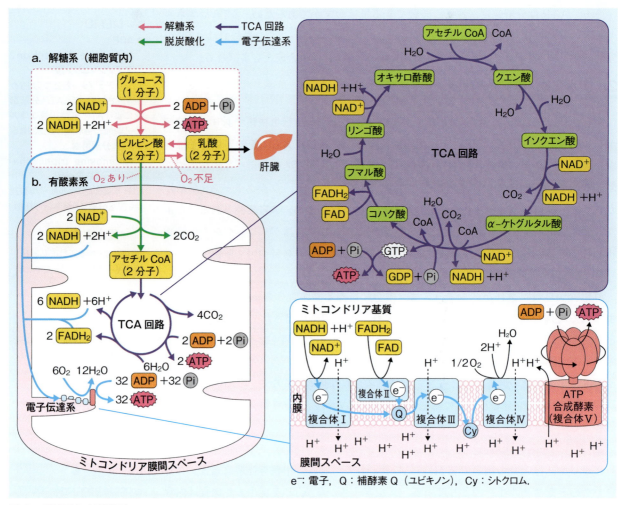

図2　解糖系と有酸素系

TCA (tricarboxylic acid；トリカルボン酸) 回路 (クエン酸回路)

NAD (nicotinamide adenine dinucleotide)
NAD⁺ (酸化型 NAD)
NADH (還元型 NAD)
FAD (flavin adenine dinucleotide)
FADH₂ (還元型 FAD)

MEMO
ATP 合成酵素 (adenosine triphosphate synthase；ATP シンターゼ)
電子伝達系において，ADP と Pi から ATP を合成する酵素．

アセチル CoA となる．

b. TCA 回路

TCA 回路の最初でアセチル CoA のアセチル基とオキサロ酢酸が結合してクエン酸となることから，クエン酸回路ともよばれる．クエン酸は，いくつかの複雑な反応を経て再びオキサロ酢酸となる．2分子のアセチル CoA（グルコース1分子分）で考えると，実質6分子の水が使われ，8分子の水素と4分子の二酸化炭素が発生し，2分子の ATP が合成される．

TCA 回路内で合成される ATP はわずかである．この系で最も多く産生される水素は，補酵素である NAD⁺ あるいは FAD が受け取り，NADH＋H⁺ および FADH₂ の形で電子伝達系に運ばれる．また，ピルビン酸の脱炭酸化も含めて生じた6分子の二酸化炭素は，血中に拡散して肺に運ばれ，体外に排出される．

c. 電子伝達系

この系は，ミトコンドリア内膜にある一連の蛋白質複合体から構成される．複合体は酸化と還元によって電子を受け渡す電子伝達体であり，Ⅰ～Ⅳ（Ⅴ）まである．複合体ⅠとⅡで NADH＋H⁺ と FADH₂ が酸化され，H⁺（陽子）と e⁻（電子）が生じる．e⁻ が複合体間を受け渡される際に生じたエネルギーによって，H⁺ がミトコンドリアの膜間スペースに能動輸送される．その結果，内膜をはさんで電気勾配が生じる．最後に，電気勾配にしたがって H⁺ が ATP 合成酵素（複合体Ⅴ）を通過して基質内へと戻る際に，大量の ATP が合成される．e⁻ は最終的に酸素が受け取り，H⁺ と結合して水となる．このように，有酸素系において酸素を消費しているのは電子伝達系である．

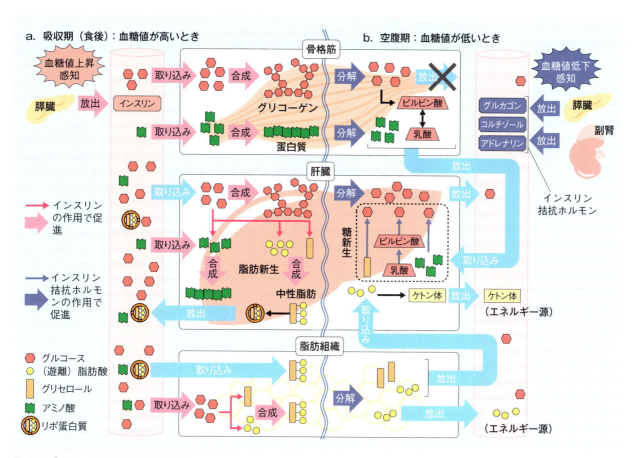

図3 グルコースと脂質代謝の調節

3) グルコース代謝の調節 （図3）

食後，約3時間にわたって摂取した栄養素が消化・吸収される．この時期を吸収期，空腹で栄養素が吸収されない時期を空腹期とよぶ．

吸収期に小腸から吸収されたグルコースのうち，ATP産生に使われなかった余剰なグルコースは，筋，肝臓，脂肪組織に取り込まれ，後に使うために貯蔵される．筋や肝臓ではグリコーゲン，肝臓や脂肪組織では中性脂肪が合成される（脂肪新生；**図3a**）．糖質の過剰摂取であっても体脂肪が増加するのはこのためである．

一方，空腹期に血液のグルコース濃度が低下して低血糖になると，肝臓に貯蔵されたグリコーゲンを分解して得られたグルコースが血液中に放出される．さらに，肝臓では，炭水化物以外の脂質や蛋白質（アミノ酸）からグルコースを合成する糖新生が行われる（**図3b**）．なお，筋は血液中にグルコースを放出できないため，筋グリコーゲン由来のグルコースは，筋で消費されるか，ピルビン酸や乳酸にまで分解されてから肝臓に運ばれ，糖新生に使われる．

吸収期と空腹期の代謝の切り替えはホルモンによって調整されている．吸収期には，血中グルコース濃度の上昇に刺激されて膵臓からインスリンが分泌される．インスリンは血糖降下作用を有する唯一のホルモンで，同化を促進して異化を抑制することで血糖を下げる．一方，血糖を上昇させる作用のあるホルモンは，グルカゴン，コルチゾール，アドレナリンなどで，血中グルコース濃度の低下によって分泌され，インスリンと反対の作用があるため，インスリン拮抗ホルモンとよばれる．

3. 脂質の代謝

脂質は炭水化物と同様に，炭素と酸素，水素から構成された有機化合物で，多様な

覚えよう！
インスリンは唯一の血糖降下作用を有するホルモンである．

ここがポイント！
脂質には多くの種類があるが，運動との関連で重要なものは中性脂肪（neutral fat）である．

表3　脂質の分類と役割

構成成分による分類	トリグリセリド（TG）	グリセロールに脂肪酸が3つ結合したもの．体内で加水分解されて脂肪酸とグリセロールになり，エネルギー源として利用される
	遊離脂肪酸（FFA）	中性脂肪が分解されたもの．肝臓，心臓，骨格筋などの組織に取り込まれて利用される
	コレステロール	細胞膜の成分やステロイドホルモンの原料となる
	リン脂質	グリセロールやスフィンゴシンを中心骨格として脂肪酸とリン酸が結合したもの．細胞膜の重要な構成要素となる
存在部位による分類	貯蔵脂肪	皮下脂肪や内臓脂肪など．必要に応じてエネルギー源として使用される．外気からの断熱材の役割も担う
	組織脂肪	細胞膜や細胞の重要な構成成分となっている脂質．コレステロールやリン脂質が主な成分となる．体内ではエネルギー源として使用されることはない
	肝脂肪	肝臓は，脂質代謝を行う重要な場所であり，脂肪酸やコレステロールの合成を行う
	血中脂質	血液中に含まれる脂質の総称

構造と役割をもち，水に溶けない（疎水性）という特徴がある（**表3**）．中性脂肪は糖質と同様にエネルギー源となり，リン脂質やコレステロールは生体膜やホルモンの材料となる．

1）脂質の輸送

水に溶けない脂質は，親水性のアポ蛋白質やリン脂質と結合してリポ蛋白質となることで血液中に入り，必要な場所に脂質を輸送できるようになる．食物中の脂質の大部分を占める中性脂肪は，消化されて脂肪酸とグリセロール，グリセリドになる．これらは小腸で吸収された後，すぐに中性脂肪に再合成され，コレステロールやリン脂質とともにリポ蛋白質の一種のカイロミクロンとなる．カイロミクロンは乳び管，リンパ管，胸管を経て静脈に入り，末梢組織に脂質を輸送する．肝臓で合成された脂質も，別のリポ蛋白質によって末梢組織に届けられる．

2）脂質の貯蔵　（図3a 参照）

摂取された脂質は，エネルギーとしてすぐに使われる一部を除いて，脂肪組織に中性脂肪として貯蔵される．脂質の貯蔵量は個人差が大きいが，肥満がなくても体重の18～25％に相当する脂質が貯蔵されている．これは体内のエネルギー貯蔵量の約98％に相当する．皮下組織に約50％が貯蔵され，残りの半分は腎臓や生殖器周囲，大網をはじめとした腹腔内，血管周囲，乳腺付近に分布し，筋にも5％ほど存在する．

3）脂質の利用　（図4）

中性脂肪が分解されて生じる遊離脂肪酸とグリセロールがエネルギー源となる．

(1) 遊離脂肪酸

遊離脂肪酸は中枢神経を除く全身の細胞でエネルギー源として利用される．脂肪酸代謝の始まりはミトコンドリアで起こるβ酸化で，脂肪酸からアセチルCoAが生じる．アセチルCoAは糖質代謝と同様にTCA回路と電子伝達系に入り，ATPが産生される．

一方，肝臓では，脂肪酸の酸化で生じたアセチルCoAからケトン体がつくられ，血液中に放出される．ケトン体は肝臓以外の細胞に取り込まれて再度アセチルCoAとなり，ATP産生に使われる．通常，ATP産生にはグルコースが優先的に利用されるが，心筋や腎皮質などはグルコースよりもケトン体を優先して利用する性質がある．

(2) グリセロール

グリセロールは肝臓に取り込まれて酸化されると，解糖系の代謝中間体（グリセルアルデヒド三リン酸）となる．ATP供給不足の場合は，異化されてピルビン酸とな

アポ蛋白質，リポ蛋白質の役割
▶ Step up 参照．

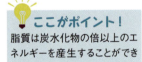
覚えよう！
ピルビン酸（pyruvic acid）からアセチルCoA（acetyl coenzyme A）がつくられるが，アセチルCoAをピルビン酸に戻すことはできないため，脂肪酸から糖新生（gluconeogenesis）が起こることはない．

MEMO
グリセリド（glyceride）
グリセロール（glycerol）に1，2個の脂肪酸（fatty acid）が結合したもの．

ここがポイント！
脂質は炭水化物の倍以上のエネルギーを産生することができる．

MEMO
中枢神経系のエネルギー源
脂質由来のリポ蛋白質（lipoprotein）や遊離脂肪酸（free fatty acid：FFA）は，血液脳関門を通過できないことから，中枢神経系がエネルギー源として利用できるのは主にグルコース（glucose）である．そのため，優先的にグルコースが利用されるが，飢餓時などでグルコースが欠乏した際には，ケトン体（ketone body）もエネルギー源として使われる．

3 エネルギー代謝と栄養

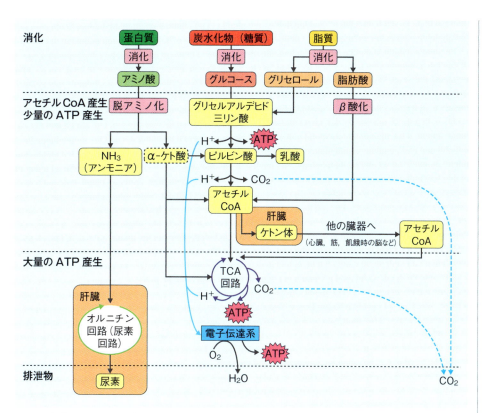

図4 栄養素とエネルギー供給系

り有酸素系に入る．ATPが十分供給されている場合は，同化されてグルコースとなる．

4. 蛋白質の代謝

蛋白質は体重の約12〜16％相当あり，身体の固形構成成分の約半分を占める重要な物質である．蛋白質は，アミノ酸が多数結合して構成されている（**表4**）．蛋白質を摂取する主な目的は，われわれの身体の構成や機能維持に必要な蛋白質の材料であるアミノ酸を得ることである．

1）蛋白質の輸送と代謝

蛋白質は消化によってアミノ酸に分解される．アミノ酸は小腸から吸収された後，肝臓や各組織に取り込まれ，蛋白質が合成される．糖質や脂質と異なり，エネルギー源として貯蔵する目的で蛋白質が合成されることはない．日々，ある程度の量の蛋白質が異化されているが，同時に同化によって新しい蛋白質がつくられているため，蛋白質量は維持される．蛋白質合成に使われなかった余剰なアミノ酸は，脂質や糖質に変換されたり，ATP産生に使われたりする．

2）蛋白質の利用　（図4）

通常，生体のエネルギー源は糖質と脂質でまかなわれており，絶食などでこれらが不足した際に蛋白質がエネルギー源となる．アミノ酸は，アミノ基があるためエネルギー源となる物質に変換されにくい．脱アミノ化によってアミノ基が取り除かれて α-ケト酸となることで，グルコースやケトン体，脂肪酸の合成に利用できるようになる．同時に生じる毒性の高いアンモニアは，オルニチン回路（尿素回路）によって毒性の低い尿素となって排泄される．

5. 運動とエネルギー供給

1）運動とATP需要の変化

骨格筋の収縮は，太いフィラメントのミオシンと結合したATPから放出されたエ

MEMO
絶食・飢餓時の代謝の変化とケトン体
食物を摂取しない状況が続くと，糖新生で得られるグルコースではエネルギーが不足するため，中枢神経系などグルコースを優先して使う組織を除いて，脂質がエネルギー源となる．脂肪酸の異化が増えるとアセチルCoAが過剰となり，ケトン体の産生が増加する．ケトン体も重要なエネルギー源であるが，過剰に蓄積すると体液が酸性に傾き，ケトアシドーシス（ketoacidosis）となる．それでもエネルギーが不足する場合，蛋白質が分解されてアミノ酸も糖新生に使われる．蛋白質の異化亢進（hypercatabolism）は最終段階であり，生命の危機が生じる状況である．

表4　蛋白質の分類

単純蛋白質	アミノ酸のみで結合されているもの．血漿成分のアルブミンや免疫に関与するグロブリンなど
複合蛋白質	他の栄養素や色素などと結合しているもの．酸素を運搬するヘモグロビン（ヘム，鉄との結合）など
誘導蛋白質	蛋白質からアミノ酸に分解される過程にあるもの．ペプトンなど

MEMO
ペプトン（peptone）
蛋白質が胃でペプシンにより消化されたもの．

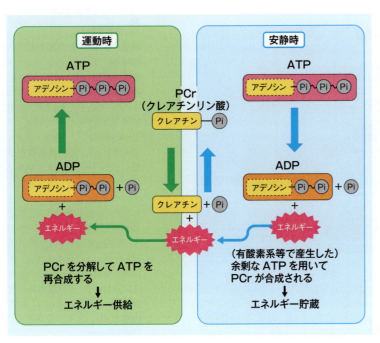

	エネルギー供給速度	エネルギー供給時間	酸素の必要性
ATP-PCr系	最も速い	7〜8秒	なし
解糖系	中間	30秒程度	なし（乳酸の産生）
有酸素系	最も遅い	∞	あり

表5　3つのエネルギー供給系の特徴

図5　ATP-PCr系

ネルギーによって細いフィラメントが移動して起こる．骨格筋のATP消費量は，安静（弛緩）時はごく少ないが，運動（筋収縮）を行うと急激に増加する．筋に貯蔵されたわずかなATPは強い運動を行うと数秒で枯渇してしまうため，運動時のATP消費の増加に応じて速やかにATPを再合成する必要がある．

前述の有酸素系は大量のATPを合成できるが，反応速度が遅いため，活動開始時の急激なATP需要の増加には対応できない．それを補っているのが，筋に特異的なエネルギー供給系のATP-PCr系である．

2) ATP-PCr系　（図5）

PCr（クレアチンリン酸）は，高エネルギーリン酸化合物である．筋線維にあるPCrが，クレアチンキナーゼの作用でクレアチンとPiに分解されるときにエネルギーが発生し，ATPが再合成される．酸素を用いないため，解糖系とあわせて無酸素系とよばれる．単位時間あたりのエネルギー供給量は最も大きいが，筋肉内に存在するPCrの量に限りがあるため，最大限の運動では7〜8秒しか機能できない．

3) エネルギー供給系と運動種目

3つのエネルギー供給系は得意とする状況が異なる（表5）．そのため，運動の強度や持続時間，運動種目によって系の利用割合が変化し，それに伴いエネルギー源として利用される糖質と脂質の利用割合も変化する（図6）．

- **安静時**：呼吸や心臓の収縮など，生命維持に必要な活動が中心であり，そのエネルギー供給における糖質と脂質の利用割合は約4：6で，脂質が優位である．
- **運動強度は低いが，長時間継続するような運動の場合**：運動にはⅠ型筋線維が主に動員され，有酸素系がはたらく．運動強度が低い場合は，糖質よりも脂質の利用比率が高い．
- **中等度以上の運動**：運動強度の上昇に伴って，ⅡA型筋線維，ⅡB型筋線維の順に動員される．エネルギー供給速度や供給時間がATP-PCr系と有酸素系のちょうど中間となる解糖系の寄与が増加し，糖質の利用比率が高くなる．
- **運動強度がきわめて強く，短時間で終了するような運動の場合**：主にATP-PCr系がはたらき，筋に貯蔵されたPCrの分解によるATPの再合成が主であるが，栄養素では糖質が唯一のエネルギー源となる．

PCr（creatine phosphate, phosphocreatine；クレアチンリン酸）

覚えよう！
脂質だけでエネルギー供給がまかなわれることはなく，常に糖質が利用されることを覚えておく．

3 エネルギー代謝と栄養

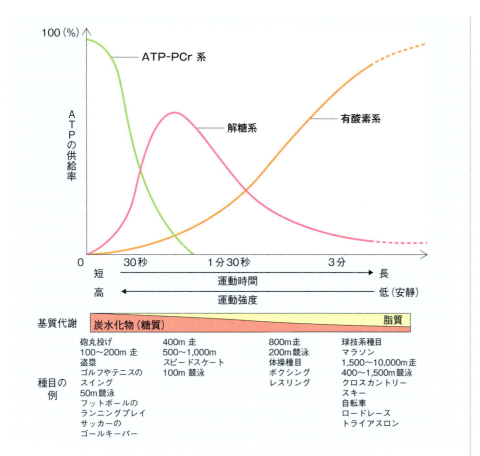

図6 運動種目・運動時間とエネルギー供給系

6. 栄養摂取と食事療法

循環器疾患や代謝性疾患患者において，食事療法は重要な介入の一つである．厚生労働省は，健康の保持・増進，生活習慣病（高血圧症，脂質異常症，糖尿病，慢性腎臓病）の発症と重症化予防を目的とした「日本人の食事摂取基準」[1]を策定している．近年では高齢者の低栄養やフレイル，サルコペニアの予防も視野に入れた内容となっている．この基準は健康な人を対象としているため，疾患の治療を目的とする場合は，基本的な考え方を理解したうえで，各疾患に関連する治療ガイドラインなどの栄養管理指針を用いることが勧められている．

1) エネルギー代謝と食事

生体が外界から摂取して生命維持や身体活動に利用されたエネルギーのほとんどは，最終的に熱として放出されるため，エネルギー量は熱量としてとらえられる．

ヒトが単位時間あたりに消費するエネルギー量を代謝量という．体重（体組成）の変化がない場合には，食物として摂取するエネルギー量と，消費するエネルギー量はほぼ等しくなる．このバランスが崩れると体組成の変化が生じる．摂取エネルギーが過剰になると肥満が，低栄養状態になるとやせや筋肉量の低下が起こる．生体に出入りするエネルギー量を把握して適正化することが重要である．

(1) エネルギー代謝量の測定方法

a. 直接的エネルギー測定法

特殊チャンバーなどの装置を用いて，生体が放出する熱量や食物を燃焼させた際に発生する熱量を直接測定する方法である．発生した熱による水の温度変化からエネルギー量を計算する．生体の場合，安静状態のエネルギー量しか測定できないという欠点がある．

慢性腎臓病 (chronic kidney disease：CKD)

フレイル (frailty)
サルコペニア (sarcopenia)
▶ Lecture 11 参照．

MEMO
エネルギーの単位
栄養学や生理学では，エネルギーの単位としてカロリー (cal) が用いられる．1カロリーは，1gの水の温度を1気圧のもとで14.5℃から15.5℃に上昇させるのに必要な熱量である．通常，1,000倍のキロカロリー (kcal) を用いるが，大文字のCalで表されることもある．

MEMO
国際単位系におけるエネルギーの単位はジュール (J) である．kcalからkJへの換算は以下のとおりである．
1 kcal＝4.184 kJ

b. 間接的エネルギー測定法

栄養素ごとに代謝に必要な酸素と排出される二酸化炭素および発生するエネルギー量が知られており，生体の酸素摂取量（$\dot{V}O_2$）と二酸化炭素排出量（$\dot{V}CO_2$）を測定することにより間接的にエネルギー消費量を推定できる．この方法は運動時のエネルギー測定に多用されており，吸気では外気を吸入させ，呼気を採取し分析することにより$\dot{V}O_2$と$\dot{V}CO_2$を求める．1呼吸ごと（ブレス・バイ・ブレス方式）に得られた一定時間の$\dot{V}O_2$と$\dot{V}CO_2$を分析できる装置を用いることが多い．

酸素1Lあたりの発生エネルギー量は，糖質5.0 kcal，脂質4.7 kcal，蛋白質4.5 kcalである．臨床的には，栄養素の代謝割合が一定と仮定して，酸素1Lあたり4.825 kcalのエネルギーが発生するとして計算する簡便法を用いることが多い．

c. 呼吸商と非蛋白質呼吸商

呼吸商（respiratory quotient：RQ）

呼吸商は，一定の時間内に消費した$\dot{V}O_2$と排出した$\dot{V}CO_2$の比，$\dot{V}CO_2/\dot{V}O_2$で表される．使われる栄養素によって**表6**のように異なるため，利用された栄養素の利用割合を求めることができる．

非蛋白質呼吸商（nonprotein respiratory quotient：NPRQ）

非蛋白質呼吸商から糖質と脂質の燃焼比率が推定できる（**表7**）．非蛋白質呼吸商は，測定された$\dot{V}O_2$，$\dot{V}CO_2$から，尿中に排泄された窒素の量から算出した蛋白質代謝由来の$\dot{V}O_2$，$\dot{V}CO_2$量を差し引いて求める．蛋白質6.25 gが代謝されると窒素1 gが排泄され，その際の$\dot{V}O_2$が5.94 L，$\dot{V}CO_2$が4.75 Lとなることから，以下の式で計算できる．

表6 呼吸商
- 糖質を利用した場合：1.0
- 脂質を利用した場合：0.7
- 蛋白質を利用した場合：0.8

$$\text{非蛋白質呼吸商} = \frac{\text{二酸化炭素排出量 (L)} - [\text{排泄窒素量 (g)} \times 4.75 \text{ (L/g)}]}{\text{酸素摂取量 (L)} - [\text{排泄窒素量 (g)} \times 5.94 \text{ (L/g)}]}$$

(2) 基礎代謝量

基礎代謝（basal metabolism）

代謝に影響する内外の要因をできる限り取り除き，覚醒時に安静臥位で測定された，生命維持だけに必要な最低限のエネルギー量である．直接法と間接法のいずれでも測定されるが，体格，性別，栄養状態によって異なる．推定式や，厚生労働省から示された基礎代謝基準値（**表8**）[1]を代用することもある．

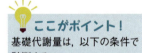

ここがポイント！
基礎代謝量は，以下の条件で計測する．
① 早朝空腹時
② 快適な室内（室温20℃）で，安静仰臥位，覚醒状態

(3) 推定エネルギー必要量

成人（18歳以上）の推定エネルギー必要量（kcal/日）は，基礎代謝量に身体活動レベルに応じた係数を乗じて算出することが提唱されている（**表9**）[1]．身体活動レベルは，生活の大部分が座位の場合が「低い（Ⅰ）」，座位中心だが歩行や家事，軽スポーツなどを含む場合は「ふつう（Ⅱ）」，立ち仕事や活発な運動習慣をもつ場合が「高い（Ⅲ）」に相当する．

推定エネルギー必要量（kcal/日）＝基礎代謝量（kcal/日）×身体活動レベル（係数）
　　　　　　　　　　　　　　＝基礎代謝基準値（kcal/kg 体重/日）×参照体重（kg）×身体活動レベル（係数）

(4) 栄養素のエネルギー量

生体内で食物が異化されて放出されるエネルギー量と，その食物を生体外で燃焼し

表7 非蛋白質呼吸商と糖質・脂質の燃焼比率

非蛋白質呼吸商	O₂熱当量 (kcal・L⁻¹)	燃焼比率 (%) 糖質	燃焼比率 (%) 脂質
0.70	4.686	0.0	100.0
0.75	4.739	15.6	84.4
0.80	4.801	33.4	66.6
0.85	4.862	50.7	49.3
0.90	4.924	67.5	32.5
0.95	4.985	84.0	16.0
1.00	5.047	100.0	0.0

表8 参照体重における基礎代謝量

性別	男性			女性		
年齢（歳）	基礎代謝基準値 (kcal/kg 体重/日)	参照体重 (kg)	基礎代謝量 (kcal/日)	基礎代謝基準値 (kcal/kg 体重/日)	参照体重 (kg)	基礎代謝量 (kcal/日)
18～29	23.7	63.0	1,490	22.1	51.0	1,130
30～49	22.5	70.0	1,570	21.9	53.3	1,170
50～64	21.8	69.1	1,510	20.7	54.0	1,120
65～74	21.6	64.4	1,390	20.7	52.6	1,090
75以上	21.5	61.0	1,310	20.7	49.3	1,020

（厚生労働省：日本人の食事摂取基準〈2025年版〉[1]をもとに成人のみ抜粋）

たときに放出されるエネルギー量は等しい。生体内では一部が燃焼されないため、食物から生体が実際に得られるエネルギーは、1gあたり炭水化物と蛋白質は約4kcal、脂質は約9kcalである。

2) 栄養素と食事（栄養素の摂取割合）

食事は、エネルギー量が適正であればよいわけではなく、栄養素の摂取割合も重要である。厚生労働省から出された「日本人の食事摂取基準（2020年版）」[1]では、三大栄養素の摂取量の指標は、総エネルギー必要量に占める割合で示され、各栄養素の摂取不足を回避し、バランスよく摂取することが推奨されている。

(1) 蛋白質

肉類、魚、牛乳や卵に多く、他に大豆、米、麦などにも含まれる。蛋白質の摂取目標量は、18～49歳で1日あたりの必要エネルギーの13～20％とされている。50～64歳では14～20％、65歳以上は15～20％と加齢とともに割合が高くなる。蛋白質の摂取不足は高齢者におけるフレイルやサルコペニアの一因といわれており、特に高齢者ではその予防や改善のために十分な量の蛋白質摂取が重要である。一方、慢性腎臓病患者では蛋白質摂取量が制限されるが、軽度や高齢の患者では過度な制限による弊害も考慮して、適切な摂取量を設定する必要がある。

(2) 脂質

ラード（豚脂）や植物性油、バター、マーガリン、マヨネーズ、ベーコンなどに多く含まれ、摂取目標量は必要エネルギーの20～30％である。肥満患者の減量指導などの際には過剰摂取に関心が向かいがちであるが、必須脂肪酸は食物からしか摂取できないため、過度に制限しないよう注意する。生活習慣病への関与から、飽和脂肪酸の摂取量は必要エネルギーの7％以下とすることが推奨されている。

(3) 炭水化物

米、麦、トウモロコシ、イモ類、バナナなどに多く含まれる。主要なエネルギー源であり、摂取目標量は蛋白質と脂質を合わせた残りの部分となるため、必要エネルギーの50～65％である。砂糖やアルコールも炭水化物に含まれるが、これらに偏るとビタミンやミネラルなど、他の重要な栄養素が不足する。特に食物繊維は摂取不足が生活習慣病に関与することから、1日あたりの摂取目安量が成人男性は年代によって若干異なるが20～22g以上、成人女性で18g以上（75歳以上は17g）となっている。

(4) その他の栄養素

その他に、ミネラル、ビタミンなどを適正に摂取する必要がある。特に、ナトリウム、すなわち食塩の過剰摂取は生活習慣病や胃がんの発症に強く関与している。そのため、食塩の1日あたりの摂取目標量は男性7.5g未満、女性6.5g未満であるが、高血圧および慢性腎臓病の重症化予防のための食塩相当量の量は、男女とも6.0g未満とされている。

■引用文献

1) 厚生労働省：日本人の食事摂取基準（2025年版）.
   https://www.mhlw.go.jp/stf/seisakunitsuite/bunya/kenkou_iryou/kenkou_eiyou/syokuji_kijyun.html

■参考文献

1) Tortora GJ, Derrickson B：Principles of Anatomy and Physiology. 15th edition. John Wiley & Sons；2017. 桑木共之，黒澤美枝子ほか編訳：トートラ 人体の構造と機能. 第5版. 丸善出版；2019.
2) 中村隆一，齋藤 宏，長崎 浩：基礎運動学. 第6版補訂. 医歯薬出版；2003.
3) 貴邑冨久子，根来英雄：シンプル生理学. 改訂第8版. 南江堂；2021.

表9 年齢階級別にみた身体活動レベルの群分け（男女共通）

身体活動レベル（歳）	I（低い）	II（ふつう）	III（高い）
18～29	1.50	1.75	2.00
30～49	1.50	1.75	2.00
50～64	1.50	1.75	2.00
65～74	1.45	1.70	1.95
75以上	1.40	1.65	—

（厚生労働省：日本人の食事摂取基準〈2025年版〉[1]をもとに成人のみ抜粋）

ここがポイント！
必要な栄養を摂取しないと身体活動は継続できないため、必要エネルギー量を算出し、摂取栄養素の配分を考慮してバランスよく摂取する必要がある。特に、摂取エネルギー量が基礎代謝量を下回らないように注意する。

MEMO
増加した体重を減らすことについて考えてみると、理論的には脂肪組織を1kg減らすには7,200kcalのエネルギー消費が必要となる（脂肪1gあたりのエネルギー量は9kcalであるが、脂肪組織には約2割の水分が含まれるため9,000×0.8＝7,200kcal）。これを運動のみで達成するには、体重が70kgの場合は、およそ100kmを走破しなくてはならない（エネルギー消費量は速度にかかわらず、体重〈kg〉×走行距離〈km〉）ため、食事療法と生活指導との併用が必須である。

気をつけよう！
食事療法において食事内容の調査は重要である。しかし、自己申告の場合、成人では一般的に過少申告となりやすい。特に、やせで過大申告、肥満で過少申告の程度が大きくなることが知られており、注意が必要である。

必須脂肪酸
▶ Step up 参照.

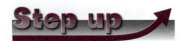

1. 炭水化物（糖質）以外の栄養素のはたらき

1）脂質

(1) アポ蛋白質の役割

リン脂質など，極性をもつ一部の脂質は親水性がある．極性のない中性脂肪やコレステロールは，水にも脂質にも親和性があるアポ蛋白質や極性脂質に包み込まれ，球状のリポ蛋白質となることで血液中に入ることができるようになる．アポ蛋白質は，リポ蛋白質を形成する他に，脂質を取り込む細胞の識別や，脂質代謝にかかわる酵素の活性化など，脂質代謝において重要な機能をもつ．

(2) リポ蛋白質の役割

リポ蛋白質は，大きさと比重によって分類され，大きくて軽いほうから，カイロミクロン，超低比重リポ蛋白質（VLDL），中間比重リポ蛋白質（IDL），低比重リポ蛋白質（LDL）とよばれ，最も小さくて重いものが高比重リポ蛋白質（HDL）である．低比重のものは中性脂肪に富み，比重が高くなるにつれてコレステロールやリン脂質の割合が高くなる．カイロミクロンは食事から摂取した脂質（主に中性脂肪）を含み，筋や脂肪細胞などの末梢組織で遊離脂肪酸を放出しながら小さくなり，最終的に肝臓に取り込まれる．VLDLは肝臓でつくられ，カイロミクロンと同様に末梢組織に遊離脂肪酸を供給する．VLDLの中性脂肪が分解されてIDLを経て，コレステロールの多いLDLとなる．

(3) 善玉コレステロールと悪玉コレステロールの違い

LDLとHDLに含まれるコレステロールは，それぞれLDLコレステロールとHDLコレステロールとよばれる．LDLは末梢組織にコレステロールを運んでいる．LDLコレステロールは過剰になると変性（酸化）して動脈壁に蓄積される．これが動脈硬化を引き起こすことから「悪玉コレステロール」とよばれる．一方，肝臓でつくられるHDLは，末梢組織から過剰な遊離コレステロールを回収して肝臓に運ぶ（逆転送という）．これが動脈硬化を予防するはたらきをするため，「善玉コレステロール」とよばれる．

(4) 必須脂肪酸

体内で合成できない必須脂肪酸には多価不飽和脂肪酸のn-6系脂肪酸とn-3系脂肪酸があり，欠乏すると皮膚炎などが生じる．代表的なn-6系脂肪酸はリノール酸，n-3系脂肪酸はα-リノレン酸，エイコサペンタエン酸（EPA）およびドコサヘキサエン酸（DHA）である．特にn-3系脂肪酸は，降圧や血中脂質の是正，循環器疾患予防への有効性が示されており，積極的な摂取が推奨されている．n-6系脂肪酸の1日あたりの摂取目安量は，成人男性で約10 g，成人女性で8 g，n-3系脂肪酸は成人男性で2.0～2.2 g，成人女性で1.6～2.0 gである．

2）蛋白質

(1) 必須アミノ酸（不可欠アミノ酸）

体内で合成できない，もしくは合成が不十分であるため食物から摂取しなければならないアミノ酸で，イソロイシン，ロイシン，リジン，メチオニン，フェニルアラニン，トレオニン，トリプトファン，バリン，ヒスチジンの9種類である．また，アルギニンは乳幼児期には十分な量を合成できないため，準必須アミノ酸とよばれる．

(2) 必須アミノ酸を含む食物

動物性食品（卵や牛乳）に多く含まれ，食物性食品（大豆以外）には少ない．

2. 日本食品標準成分表

「日本食品標準成分表」[1]には，日本において常用される食品について，標準的な成分値が収載されている（**巻末資料・表1参照**）．栄養指導や栄養療法は，疾患や重症度，治療内容，個人の特性を考慮したうえで，これらの食品に含まれるエネルギーや栄養素の種類，量を組み合わせて行われる．

■引用文献

1) 文部科学省：日本食品標準成分表（八訂）．増補2023年．
https://www.mext.go.jp/a_menu/syokuhinseibun/mext_00001.html

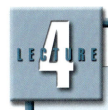

LECTURE 4 運動耐容能とその評価
運動時のエネルギー代謝と循環器の応答

到達目標

- 運動時のエネルギー供給を支える循環・代謝応答を理解する.
- 運動耐容能の評価の意義を理解する.
- 運動耐容能の評価方法を理解する.
- 心肺運動負荷試験により得られる指標とその意義について理解する.
- 疾患と運動療法（運動処方）の関係を理解する.

この講義を理解するために

Lecture 1 と Lecture 3 では，生命活動に必要なエネルギー代謝と，その運搬を担う循環器系の基本的な知識を整理して学びました．

理学療法介入の多くはなんらかの「運動」を加えることになるため，この講義では，その運動時のエネルギー供給をまかなうためのしくみ「循環・代謝応答」を学習します．このしくみと能力を知ることにより，運動能力（予備能）を評価することができ，理学療法やリハビリテーションを進めるうえで大きな情報となります．さらに，この講義では，循環と代謝の観点から運動を評価する手法も学習します．

この講義を学ぶにあたり，以下の項目を学習しておきましょう．

- □ 安静時の循環・代謝応答について学習しておく.
- □ 運動を酸素の需要（消費）と供給のバランスとしてとらえ，循環器がどのように応答するか考えておく.
- □ 運動耐容能の評価方法について考えておく.
- □ 運動の強さを表し，理学療法評価や運動処方に反映する方法を考えておく.

講義を終えて確認すること

- □ 運動に応じて1回拍出量，心拍数，血圧がどのように変化するかが理解できた.
- □ 酸素摂取量によって運動強度を表す方法が理解できた.
- □ 心肺運動負荷試験の目的と方法が理解できた.
- □ 運動処方の方法が理解できた.

講義

1. 運動耐容能とは

「身体運動負荷に耐えるために必要な，呼吸や心血管系の能力に関する機能」のことであり，酸素摂取量（$\dot{V}O_2$）がその指標として用いられている．

2. 運動時のエネルギー代謝

1）運動時の糖質代謝

（1）運動時のエネルギー補給

a．運動時のグルコース生成

運動に伴い，血糖値を上昇させる作用をもつカテコールアミン，成長ホルモン，グルココルチコイドなどのホルモン分泌が促進される．このことにより，筋肉や肝臓ではグリコーゲンの分解が促進し，グルコースの生成が増加する．また，膵臓からのインスリン分泌が抑制されるため，グルコースの取り込みが減少することも血中グルコース濃度を上昇させる原因となる．

b．運動時のグルコース利用

運動時に筋肉中および肝臓で生成されたグルコースは，解糖系およびTCA回路に入り筋収縮に必要なATPが合成される．

（2）運動による糖質代謝への影響

運動により，糖質代謝に対して以下のような効果が認められている．
- 運動した筋肉におけるインスリン感受性の改善．
- 糖質摂取後の血中インスリンレベルの上昇抑制．
- 運動筋の有酸素的代謝能力の上昇．
- 筋グリコーゲンの蓄積増加．

運動効果は数日しか保たれないため，効果の持続には運動を継続して行うことが必要となる．

（3）グリコーゲンの貯蔵量と運動持続能力

一般に運動持続能力は，グリコーゲンの貯蔵量が多いほど高い．

2）運動時の脂質代謝

運動に伴い，カテコールアミン，成長ホルモン，グルココルチコイドなどのホルモン分泌が促進されると，脂肪組織では脂肪の分解が促進され，遊離脂肪酸の血中濃度が上昇する．このことにより運動筋への脂肪酸の供給が増加し，TCA回路によってATPを合成する．

3）運動時の蛋白質代謝

短時間の激しい運動では，蛋白質はほとんど利用されないが，長時間持続する運動では，増加するエネルギー必要量を，糖質や脂質の代謝のみでは十分にまかないきれないため蛋白質が利用される．蛋白質の分解が亢進し，生成されたアミノ酸がピルビン酸やアセチルCoAなどに変換され，解糖系とTCA回路によってATPを合成する．

3. エネルギー供給のための酸素運搬

持続的なエネルギー産生には栄養素とともに酸素の動員が必要であり，持久的な運動は，酸素の持久的な供給なくしては行えない．外気から体内に酸素を取り入れ，必要な器官や臓器，組織に酸素を供給し続けるためには，呼吸器（気道および肺胞），循環器（心ポンプと血管），運動器（呼吸筋を含む筋）といった総合的な機能が保たれ

4 運動耐容能とその評価　運動時のエネルギー代謝と循環器の応答

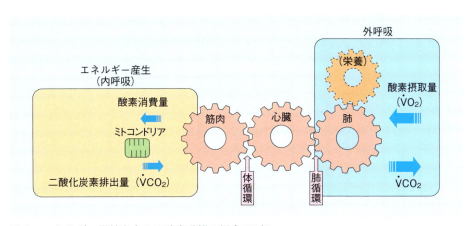

図1　エネルギー供給を支える酸素動態の概念モデル
(Wasserman K, et al. eds.: Principles of exercise testing and interpretation. 5rd ed. Lippincott Williams & Wilkins ; 2011[1])

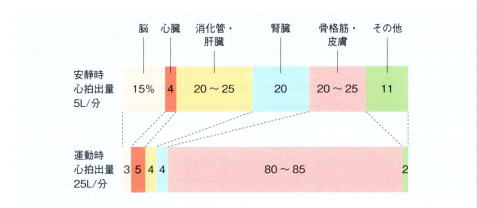

図2　運動時の血流分布の変化
(堀 清記編：TEXT 生理学．南山堂；1999．p.74[2]，本間研一監：標準生理学．第9版．医学書院；2019．p.943[3] をもとに作成)

MEMO
ヘモグロビンと酸素搬送系
酸素搬送系では血液が大きな役割を果たしており，血液そのものの機能もきわめて重要である．特に赤血球は，含有するヘモグロビン1分子あたり4分子の酸素を結合して運ぶことができる，非常に効率のよい貨車である．したがって，ヘモグロビン酸素飽和度（全貨車に対する，酸素を積んでいる貨車の台数の割合）は酸素運搬状態を非常によく反映し，貧血（＝貨車の台数が不足している状態）では酸素搬送能は低下する．手術後では酸素搬送能は貧血によってしばしば低下するため，輸血や鉄剤の投与などによって貧血を改善する意義は大きい．

る必要がある（図1）[1]．

1）酸素摂取量（$\dot{V}O_2$）と心機能

エネルギーの産生が酸素の摂取と運搬に依存しており，全身への酸素供給が体循環を介して心臓がまかなっていることから，$\dot{V}O_2$ は心機能の評価指標として用いられている．1分間あたりの血液駆出量である心拍出量は「1回拍出量×心拍数」で示され，心拍出量に含まれる量の酸素が全身に送ることのできる酸素量である．$\dot{V}O_2$ は，心拍出量のなかで末梢組織に消費された量であることから，フィックの式で表される．

酸素摂取量＝心拍出量（1回拍出量×心拍数）×動静脈酸素較差

2）運動時の循環系の応答

(1) 心拍出量の変化

運動時には骨格筋の活動が増して酸素需要が増加する．循環調節機構はこの変化に対応するために，心拍出量を増大させるとともに血流配分を調節し，必要な筋肉や臓器へ血流を集中させる．安静時に比べ心拍数は約3倍，1回拍出量は約1.5倍になるため，心拍出量の変化は最大約5倍となる（図2）[2,3]．この変化は，心拍数と1回拍出量が増加することによって起こるが，それぞれの運動に対する反応には差異がある．

a. 心拍数の変化

a）漸増負荷の場合

心拍数は，運動強度の上昇に伴って最大運動までほぼ直線的に増加する．最大心拍数はトレーニングによって変化せず，成人では加齢によって減少する．臨床においては220から年齢を引いた式がよく用いられる．

最大心拍数＝220－年齢（拍/分）

酸素摂取量
(oxygen uptake：$\dot{V}O_2$)
▶ Step up 参照．

MEMO
フィック（Fick）の式のように，$\dot{V}O_2$ を規定する循環系の因子は心拍出量である．心拍出量は，1回拍出量と心拍数の積で表される．したがって，1回拍出量を規定する心筋の収縮能や拡張能，前負荷および後負荷，心拍数に影響する不整脈や自律神経機能などが $\dot{V}O_2$，つまり運動耐容能を規定する因子となる．

MEMO
心筋の酸素消費量
指標として，収縮期血圧と心拍数の積である二重積が用いられる．
二重積＝収縮期血圧×心拍数

最大心拍数
(maximal heart rate：MHR)

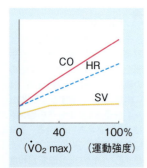

図3 心拍出量（CO），1回拍出量（SV），心拍数（HR）と運動強度の関係
SVは最大酸素摂取量（$\dot{V}O_2$ max）の1/3程度までは増加する．それ以後のCO増加はHR増加によって起こる．

最大酸素摂取量（maximal oxygen uptake：$\dot{V}O_2$ max）

MEMO
「最大」と「最高」の違い
最大心拍数（HR max）や最大酸素摂取量（$\dot{V}O_2$ max）は，これ以上運動が続けられない限界まで負荷強度を上げた，最大運動負荷時の心拍数や酸素摂取量である．一方，最大運動まで行わない最大下運動負荷時の心拍数を最高心拍数（peak HR），酸素摂取量を最高酸素摂取量（peak $\dot{V}O_2$）とよぶ．

エネルギー代謝率
（relative metabolic rate：RMR）

METs
（metabolic equivalents；代謝当量）

b）定常負荷の場合

運動強度によって，異なる反応を示す．運動強度が軽い場合は，初期にオーバーシュートとよばれる一過性の上昇をみた後，それより低い心拍数が維持され，定常状態となる．運動強度が中等度の場合は，心拍数は初期に急激に増加するが，その後上昇は緩やかとなり定常状態が保たれる．ただし，運動時間が長くなると，再び心拍数の増加がみられることがある．運動強度が強い場合は，心拍数は定常状態にはならず上昇し続け，最大心拍数に達すると運動継続ができなくなる．

b. 1回拍出量の変化（漸増負荷の場合）（図3）

1回拍出量は，最大酸素摂取量（$\dot{V}O_2$ max）の40％程度までは直線的に増加するが，その後は頭打ちとなり，横ばいとなる．したがって，それ以降の心拍出量の増加は主として心拍数の増加による．

(2) 血圧の変化

血圧に関しては，抵抗動脈が拡張して末梢血管抵抗が低下する場合のような降圧にはたらく反応と，容量血管の収縮や筋ポンプ作用による前負荷の増大や，心臓の収縮性の増大のような昇圧にはたらく反応の両者が起こる．一般的には，昇圧にはたらく機構のほうが優位となり，運動時の血圧は上昇する．

4. 酸素摂取量（$\dot{V}O_2$）を尺度とした運動耐容能の評価

1）運動強度とエネルギー消費量

運動強度は，単位時間あたりの仕事量として表すことが可能であるが，体格，年齢，性別などによってエネルギー需要量は必ずしも一致しない．このため，個人差を少なくし，運動時のエネルギー需要量から運動強度を求める指数が必要となる．

(1) エネルギー代謝率（RMR）

個人の運動により増加した代謝量を基礎代謝量で除したもので，以下の式で求められる．

$$\text{エネルギー代謝率} = \frac{\text{運動時エネルギー} - \text{安静時エネルギー}}{\text{基礎代謝エネルギー}}$$

エネルギー代謝率を使用することにより，体格，年齢，性別などの要因を排除し，各種運動の強度を相対的に比較することができる（表1，2）．

(2) METs（代謝当量）

安静時の代謝量を1METとして，運動時の総消費エネルギー量が安静時の何倍かを求めたもので，以下の式で求められる．

$$\text{METs（代謝当量）} = \frac{\text{運動時の酸素消費量}}{\text{安静時の酸素消費量}}$$

表1 ADL（日常生活活動）のエネルギー代謝率（RMR）

作業	RMR	作業	RMR
読書	0.1	掃きそうじ	2.5〜3.0
裁縫	0.3	そうじ（棒ぞうきん）	3.5
身支度	0.4	ふとん上げ	4.3
食事	0.4	ふとん敷き	5.3
電気ミシン	0.6	歩行 60 m/分	1.8
入浴	0.7	80 m/分	2.8
アイロンかけ	0.9	100 m/分	4.7
タイプライター	1.4	子どもを抱く	0.4
炊事	1.5	子どもを抱いて歩く	2.1
洗濯	1.4〜1.5		

表2 運動の強度別によるエネルギー代謝率（RMR）と1日の消費カロリー

運動の強度	RMR	1日の消費カロリー（kcal） 男	女
軽い運動	0〜1.0	2,200	1,800
普通の運動	1.0〜2.0	2,500	2,000
やや強い運動	2.0〜4.0	3,000	2,400
強い運動	4.0〜	3,500〜	2,800〜

4 運動耐容能とその評価 運動時のエネルギー代謝と循環器の応答

表3 運動の強度別によるMETs（代謝当量）

運動の強度	METs	酸素消費量（L/分）	カロリー（kcal/分）
非常に軽い	2.5以下	0.5以下	3.5以下
軽い	2.5～5.0	0.5～1.0	3.5～5.5
普通	5.0～7.5	1.0～1.5	5.5～8.0
強い	7.5～10.0	1.5～2.0	8.0～10.5
非常に強い	10.0以上	2.0以上	10.5以上

表4 移動方法とMETs（代謝当量）の目安

METs	エクササイズの種類
1	安静時
2	乗り物に立って乗る
3	ゆっくりとした歩行
4	普通の歩行
5	早歩き
6	ゆっくりしたジョギング
7	ジョギング

表5 NYHA心機能分類

Ⅰ度	心疾患を有するが身体活動に制限がない	日常生活では著しい疲労，動悸，息切れ，狭心症を生じない	≧7METs $\dot{V}O_2≧24.5\,mL/kg/分$
Ⅱ度	心疾患を有し，わずかに身体活動に制限がある	安静時には症状がないが，通常の身体活動で疲労，動悸，息切れ，狭心症を生じる	5～6METs $\dot{V}O_2=17.5～21.0\,mL/kg/分$
Ⅲ度	心疾患を有し，著しい身体活動の制限がある	安静時には無症状であるが，通常の労作以下の身体活動で疲労，動悸，息切れ，狭心症を生じる	3～4METs $\dot{V}O_2=10.5～14.0\,mL/kg/分$
Ⅳ度	心疾患を有し，無症状では身体活動が行えない	安静時にも心不全や狭心症の症状が起こる．また，どのような労作でも症状は増悪する	≦2METs $\dot{V}O_2≦7.0\,mL/kg/分$

表6 酸素摂取量（$\dot{V}O_2$）の計算式

トレッドミル歩行

$\dot{V}O_2$ ［mL/分/kg］＝0.1×スピード［m/分］＋（1.8×スピード×傾斜角度）＋3.5［mL/分/kg］

自転車エルゴメータ

$\dot{V}O_2$ ［mL/分/kg］＝1.8×仕事量［kg/m/分］÷体重［kg］＋3.5［mL/分/kg］

LECTURE 4

1METは安静座位での酸素消費量（約3.5 mL/kg/分）を基準としている．

> 1MET＝3.5 mL 酸素消費量/体重（kg）/分　または
>
> 1MET＝1 kcal/体重（kg）/時

METsはエネルギー代謝率と同様，運動強度を表しており，METsが等しければ，個人が異なっても，運動強度は同じである（表3，4）．

2）心機能の分類と酸素摂取量（$\dot{V}O_2$）

ニューヨーク心臓協会（NYHA）は心機能障害の程度を，ADLへの影響の度合いにより区分している．この分類には$\dot{V}O_2$が併記されており，$\dot{V}O_2$を心機能評価として用いている（表5）．

3）酸素摂取量（$\dot{V}O_2$）の計算式

アメリカスポーツ医学会（ACSM）では，トレッドミルや自転車エルゴメータ（アップライト型）を用いた運動における$\dot{V}O_2$を求める計算式を示している．これにより，歩行速度や傾斜，自転車の負荷量や体重に応じた$\dot{V}O_2$，もしくは何METsに相当するかを推測できる（表6）．

5. 運動耐容能の評価方法

1）心肺運動負荷試験 （図4）

$\dot{V}O_2$を指標として運動耐容能を評価するために用いられる検査で，運動負荷試験中の換気応答ならびに呼気ガス分析を重要な測定項目としている．疾患の診断，重症度や治療効果の判定などに活用される検査だが，理学療法に関する臨床的意義は，言葉を変えれば運動耐容能と運動制限因子の評価である．

運動負荷の方法には，一定の強度を付加する定常負荷法や，段階的に負荷強度を増加させる漸増負荷法がある．漸増運動負荷のなかには，心筋虚血の有無を判定するためによく用いられるブルースのプロトコルのような多段階漸増負荷などもあるが，呼気ガス分析が重要な測定データとなる心肺運動負荷試験では，特に$\dot{V}O_2$を直線的に増加させるために，運動強度を直線的に増加させていくランプ負荷を用いる．

酸素消費量
(oxygen consumption)

ニューヨーク心臓協会
(New York Heart Association：NYHA)
ADL (activities of daily living；日常生活活動)
アメリカスポーツ医学会
(American College of Sports Medicine：ACSM)

心肺運動負荷試験
(cardiopulmonary exercise testing：CPX)

ブルース（Bruce RA）

ランプ（ramp）負荷

43

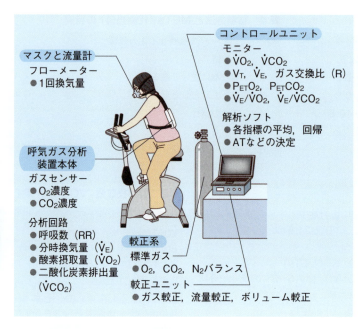

表7 循環器疾患患者の心肺運動負荷試験における一般的な症候限界（終了基準）

- 目標心拍数（THR）＝（220−年齢）の85％
- 3連発以上（ラウン分類 IVB 以上）の心室期外収縮
- 2.0 mm 以上の有意な ST-T 変化
- 1分間あたり 20 mmHg 以上の収縮期血圧上昇または 10 mmHg 以上の収縮期血圧低下
- 経皮的酸素飽和度＜90％
- ガス交換比＞1.2
- 胸部および下肢の自覚的運動強度（RPE スケール）≧17

ラウン（Lown）分類は Lecture 2，自覚的運動強度（RPE）は Lecture 14 参照．

図4 breath by breath 法を用いた呼気ガス分析装置による運動中の $\dot{V}O_2$（エネルギー消費量）評価（自転車エルゴメータ使用）
略号は Step up 参照．

表8 運動負荷試験の中止基準（ACSM）

絶対的適応	・他の虚血の証拠を伴った，仕事量の増大に反して収縮期血圧の 10 mmHg 以上の低下（ベースライン値から） ・中等度から高度の狭心症 ・中枢神経症状の増大（運動失調，めまい，意識レベルの低下など） ・灌流不良所見（チアノーゼ，蒼白など） ・心電図または収縮期血圧のモニタリングが技術的に困難 ・被検者が中止を要請 ・持続性心室頻拍 ・異常 Q 波を伴わない ST 上昇（1.0 mm 以上）（V_1 あるいは aV_R を除く）
相対的適応	・他の虚血の証拠はないが，仕事量の増大に反して収縮期血圧の 10 mmHg 以上の低下（ベースライン値から） ・過度の ST 低下（2 mm 以上の水平または下降型）や著明な軸の偏位などの ST または QRS の変化 ・多源性，3連発，上室頻拍，ブロック，徐脈を含む持続性心室頻拍を除く不整脈 ・疲労，息切れ，喘鳴，足のこむらがえり，跛行 ・心室頻拍とは識別できない脚ブロックや心室内伝導障害 ・増強する胸痛 ・血圧の過度の上昇（収縮期血圧 250 mmHg 以上，および，または拡張期血圧 115 mmHg 以上）

ACSM：アメリカスポーツ医学会．

(1) 運動負荷試験中の反応と終了基準

正常では，運動強度の増加に伴い，心拍数と $\dot{V}O_2$ が直線的に増加し，収縮期血圧の上昇，1回換気量の増大，呼吸数の漸増といった反応が得られることが重要である．

症候限界性（表7）に行われる心肺運動負荷試験の終了基準は，病態と重症度に応じて運動制限因子を示す．健常者では心肺機能に障害がないため，下肢筋の疲労で終了に至る．一方，循環器疾患患者では，$\dot{V}O_2$ つまり心拍出量を増加させる際の反応として，1回拍出量が少ないことを心拍数の上昇で代償しようとするため，心拍数や血圧が容易に，かつ過度に上昇し，あるいは心筋の酸素消費をまかなうだけの冠動脈血流量が維持できず心電図異常を生じるなど，心機能の低下を原因とする心拍や血圧の不良な反応や心電図異常が終了基準となることが多い．また，呼吸器疾患患者では，息切れ感や換気応答の予備能を限界として終了することが多い．これらの運動制限因子の種類と程度を明らかにすることも，心肺運動負荷試験の重要な意義である．

ただし，運動負荷が好ましくない反応を誘発する場合は，過度な負荷を与えずに直ちに負荷試験を中止する必要がある．ACSM は，中止基準を表8のように定めている．

(2) 心肺運動負荷試験における代表的な評価指標

a. 最高酸素摂取量（peak $\dot{V}O_2$）

$\dot{V}O_2$ は心機能を反映し，さらにエネルギー代謝の視点からも運動能力のきわめて

MEMO
最高酸素摂取量（peak $\dot{V}O_2$）と最大酸素摂取量（$\dot{V}O_2$ max）の違い
対象者の最大酸素摂取量（$\dot{V}O_2$ max）が必ず限界まで計測できればよいが，特に循環器疾患患者に対しては症候限界性に運動負荷を一定程度まで行い，その時点で得られた酸素摂取量の最高値を最高酸素摂取量（peak $\dot{V}O_2$）として扱い，両者を明確に区別する．

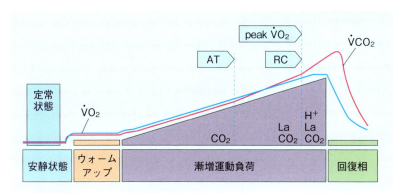

図5 嫌気性代謝閾値（AT）の決定方法
RC：呼吸性代償，La：血中乳酸濃度．

すぐれた指標となっている．当該検査で得られた$\dot{V}O_2$の最高値であるpeak $\dot{V}O_2$が用いられ（終了基準までに得られた$\dot{V}O_2$の最高値），予後判定の指標として有用である．特に重症心不全患者の予後をよく反映するので，心移植の適応決定の最も重要な指標として用いられている（peak $\dot{V}O_2$＜14.0 mL/分/kg）．年齢，性別により正常値が異なるため，予測値に対する実測値の割合（%peak $\dot{V}O_2$）で評価することもある．

ただし，運動負荷に伴う換気応答の測定に基づいて決定されるため，運動器疾患で継続が困難な高齢者などでは，測定が困難な場合がある．

b. 嫌気性代謝閾値（AT）

ランプ負荷を用いて運動強度を増していくと，ガス交換系，ガス輸送系が動員され，エネルギーは有酸素代謝の増加によってまかなわれる．しかし，運動強度があるレベルを超えると有酸素代謝のみでは足りず，無酸素（嫌気性）代謝を動員してエネルギーを補足することになる．この嫌気性代謝の始まる直前の運動強度を嫌気性代謝閾値とよぶ．運動によってCO_2が産生され（乳酸も重炭酸により緩衝されCO_2となる），二酸化炭素排出量（$\dot{V}CO_2$）の増加とともに，CO_2による呼吸中枢刺激によって換気量が亢進する．ただし，運動負荷に伴う換気応答の測定に基づいて決定されるため，運動器の問題で継続が困難な高齢者や障害者，換気応答が障害されている呼吸器疾患患者では，測定と解析が困難な場合がある．

嫌気性代謝閾値の決定方法を**図5**に示す．

2）その他の運動耐容能の評価方法

6分間歩行試験

自転車エルゴメータやトレッドミルのような大型の装置を用いない運動負荷試験として，循環器領域では6分間歩行試験が用いられる．6分間で可能な限りの速度で歩行し，その距離で運動耐容能を評価するフィールド試験である．歩行する通路は30 m以上の距離とし，食後2時間以上経過した時点で行うことが望ましい．検査の説明方法や実施中の声かけなどについては，アメリカ胸部疾患学会のガイドラインに示されている[4]．シャトルウォーキング試験を用いる場合もある．

6. 酸素摂取量（$\dot{V}O_2$）を用いた運動処方

実際の運動療法に用いる運動処方（運動強度）は，標準的には心肺運動負荷試験から求められる$\dot{V}O_2$相当で処方されることが望ましい．ただし，運動療法のたびに毎回$\dot{V}O_2$を測定しながら強度を決定するのは現実的ではない．測定に機器やセンサーを要する煩雑な$\dot{V}O_2$の測定にかえて，心拍数での運動強度の処方が一般的である．ただし，運動に対する反応を確認したうえでの処方でなければならず，十分な病態と呼吸・循環反応の評価が必要である．

嫌気性代謝閾値
（anaerobic threshold：AT）
▶ Step up 参照．

二酸化炭素排出量（carbon dioxide output：$\dot{V}CO_2$）

ここがポイント！
嫌気性代謝閾値（AT）は，分時換気量（$\dot{V}_E$）の増加が起こってくる部分と考えるとわかりやすい．

調べてみよう
6分間歩行試験（6-minute walk test：6MWT）とシャトルウォーキング試験（shuttle walking test：SWT）の具体的な評価方法を確認しておこう．

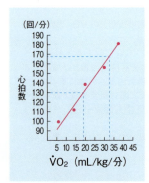

図6 運動中の心拍数と酸素摂取量（$\dot{V}O_2$）の関係

酸素摂取予備能
(oxygen uptake reserve：$\dot{V}O_2R$)

目標心拍数
(target heart rate：THR)

 MEMO

カルボーネン（Karvonen）法による目標心拍数の設定
目標心拍数＝{年齢別最大心拍数（＝220－年齢）－安静時心拍数}×係数 k（0.4～0.6）＋安静時心拍数

1）心拍数と酸素摂取量（$\dot{V}O_2$）の関係

運動処方は，peak $\dot{V}O_2$ の何％相当や，酸素摂取予備能の何％相当の強度として処方されることが多い．$\dot{V}O_2$ max や peak $\dot{V}O_2$ は呼気ガス分析によって求められ，また，同様に「運動時酸素摂取量－安静時酸素摂取量」で求められる酸素摂取予備能は運動強度の増加に対する予備能を示す指標であり，この何％相当の運動強度という処方も用いられる．

一方，$\dot{V}O_2$ を直線的に増加させていくランプ負荷を行うと，心拍数はこれに伴って直線的な増加を示すことから（図6），再現性の高い運動処方の指標として多用される．運動負荷試験の際のみならず，運動処方ならびに運動療法遂行上も心拍数は運動強度の重要な指標である．なお，近年の心不全治療薬ではβ遮断薬のように心拍数を抑制するものが標準的な治療に組み込まれており，心拍数は必ずしも鋭敏な運動強度の指標ではなくなりつつあることに注意する必要がある．

2）目標心拍数（THR）法

循環・代謝疾患患者に対する運動療法には有酸素運動がよく用いられるが，有酸素運動を定常状態として継続できる強度の運動処方としなければならない．運動強度，$\dot{V}O_2$ とよい相関を示す心拍数は運動処方においても有益であり，目標心拍数法がよく用いられる．目標心拍数の決定方法には，以下のものがある．

- 心肺運動負荷試験により求めた嫌気性代謝閾値（ないしその1分前）相当の心拍数
- 目標至適心拍数（％HR max）
- 心拍数予備能（カルボーネン法）

なかでも嫌気性代謝閾値相当の心拍数での処方がしばしば用いられる．

ランプ負荷を用いた心肺運動負荷試験において，運動強度を漸増するにしたがって呼気ガスの変曲点として嫌気性代謝閾値が得られる．この嫌気性代謝閾値をエネルギーの供給方法から考えると，運動強度が強くなるにしたがい，有酸素系のエネルギー供給に加えて，さらに嫌気性代謝によるエネルギー産生を動員してエネルギーをまかなおうとする運動強度であると考えられる．嫌気性代謝閾値よりも強い強度では，嫌気性代謝が動員され，代謝産物である酸によって血液の pH が低下する方向に傾き，アシドーシスに陥る可能性を考慮しなければならない．このことから，嫌気性代謝閾値はアシドーシスを生じない，いわば安全な運動強度の上限と考えることができ，デメリットの少ない運動強度として運動療法の処方強度に推奨されている．

一方，毎回運動のたびに呼気ガス分析を行ってその強度を $\dot{V}O_2$ で確認することは現実的ではない．そこで，心肺運動負荷試験によって嫌気性代謝閾値を求めたときに，その時点での $\dot{V}O_2$ を反映する心拍数をもって運動強度の指標とし，この心拍数を目標心拍数とした運動処方とすることが推奨されている．ただし，心拍数に影響を与える薬剤を使用する患者では目標心拍数の設定や，運動中の心拍応答にも注意を要する．

■引用文献

1) Wasserman K, et al. eds.：Principles of exercise testing and interpretation. 5rd ed. Lippincott Williams & Wilkins；2011.
2) 堀 清記編：TEXT 生理学．南山堂；1999．p.74．
3) 本間研一監：標準生理学．第9版．医学書院；2019．p.943．
4) ATS Committee on Proficiency Standards for Clinical Pulmonary Function Laboratories：ATS statement：guidelines for the six-minute walk test. Am J Respir Crit Care Med 2002；166（1）：111-7.

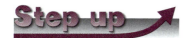

1. 心肺運動負荷試験における呼気ガス分析とランプ負荷

心肺運動負荷試験は運動生理学的な研究から生まれ，運動耐容能の指標である最高酸素摂取量（peak $\dot{V}O_2$），嫌気性代謝閾値の普及を基盤に発達した．運動負荷に対する換気応答を正確に評価するため，負荷を漸増するランプ負荷のプロトコルである breath by breath 法による連続測定機器やコンピュータソフトが開発され，非侵襲的な評価手法として広く普及している．

呼気ガスの組成濃度および呼気ガス流量を測定することによって得られるガス分析器の基本測定項目は，1回換気量（V_T），呼吸数（RR），酸素濃度，二酸化炭素濃度の4つであり，これらから分時換気量（$\dot{V}_E$），酸素摂取量（$\dot{V}O_2$），二酸化炭素排出量（$\dot{V}CO_2$）の基本パラメータを計算し，酸素換気当量（$\dot{V}_E/\dot{V}O_2$），二酸化炭素換気当量（$\dot{V}_E/\dot{V}CO_2$），死腔換気効率（V_D/V_T），ガス交換比（R），呼気終末酸素分圧（$P_{ET}O_2$），呼気終末二酸化炭素分圧（$P_{ET}CO_2$），さらに心電計とリンクさせることにより，酸素脈（O_2 pulse；1心拍あたりの酸素搬送能）などをほぼリアルタイムで算出する．

このように心肺運動負荷試験は，全身的な運動に対する酸素・二酸化炭素運搬の動態と能力を評価するものである．運動負荷心電図検査（ブルース〈Bruce〉やバルケ〈Balke〉のプロトコルなど）は，急激な運動負荷を多段階漸増で加えることにより心筋虚血や不整脈をより高率に発生させ，これらの心血管イベントの検出能力を高めることが求められる．一方，理学療法で多く利用される運動耐容能とその制限因子を明確にするためには，一呼吸ごとの換気量，$\dot{V}O_2$ と $\dot{V}CO_2$ を測定しながら，$\dot{V}O_2$ を直線的に増加させるランプ負荷を用いることで多くの換気に基づく諸指標が測定でき有用である．また，最大下の運動負荷で得られる心拍数，血圧，心電図変化，経皮的酸素飽和度の推移をともに追い，その応答を呼吸・循環反応として総合的に評価するため，検査そのものの安全性にも配慮された検査である．

2. 心肺運動負荷試験によって得られる指標の意義

1) 酸素摂取量（$\dot{V}O_2$）

$\dot{V}O_2$ は，①活動筋への酸素輸送量，②活動筋量ならびにその有酸素的代謝能などにより規定されている．

①には，動脈血酸素含有量，心拍出量，血流分布などが関与している．心機能が直接関与しているのは心拍出量である．②には，運動制限による活動筋のディコンディショニングや筋肉量の減少，心不全における慢性の低灌流状態に起因するミトコンドリアの数ならびに質の変化，エネルギー代謝にかかわる酸化的リン酸化酵素などの酵素活性の低下などが関与している．

心疾患患者では，これらの要因により運動耐容能が低下していることが多い．なお，漸増運動負荷を用いて，負荷が増大してもそれ以上 $\dot{V}O_2$ が増加しなくなる（レベリング・オフ）まで運動を行わせて得られる値が最大酸素摂取量（$\dot{V}O_2$ max）であるが，実際にはそこまでの運動負荷を心疾患患者に強いることは避けるため，症候限界の終了基準に基づいて peak $\dot{V}O_2$ が求められ，これが指標として用いられる．

2) 嫌気性代謝閾値（AT）

嫌気性代謝閾値が運動処方に用いられるのは，長時間持続可能であり，脂質代謝やインスリン抵抗性の改善などの利点が多いことに加えて，心疾患患者では嫌気性代謝閾値以上の運動強度で左室駆出率（LVEF）の低下が生じやすいことや，これ以上の運動強度では，カテコールアミンの分泌が多くなり，不整脈や臓器傷害の危険性が高まることが指摘されているためでもある．安全かつ効率的な運動療法において，意義深くメリットがある指標といえる．

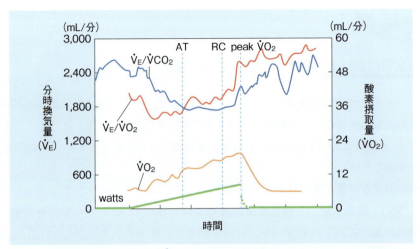

図1 最高酸素摂取量（peak $\dot{V}O_2$），嫌気性代謝閾値（AT）と呼吸性代償（RC）との関係

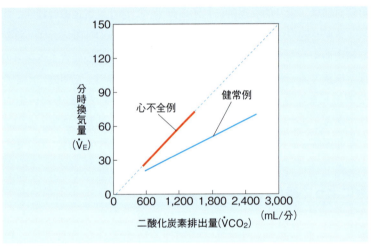

図2 $\dot{V}_E/\dot{V}CO_2$ slope

3) 呼吸性代償（RC）

呼吸性代償（respiratory compensation：RC）とは，$\dot{V}_E/\dot{V}CO_2$ が持続的に上昇し，$P_{ET}CO_2$ が持続的に下降し始める時点のことである．嫌気性代謝閾値を超えて漸増負荷運動を継続すると，乳酸の産生が亢進し，次第に腎臓からの重炭酸による緩衝能力を超えてアシドーシスが是正できなくなってくる．そこでさらに CO_2 を排出して pH を維持ないし是正しようとするしくみが動員されてくる時点を呼吸性代償とよぶ（図1）．

4) $\dot{V}_E/\dot{V}CO_2$ slope （図2）

$\dot{V}_E/\dot{V}CO_2$ は，CO_2 を排泄するのにどのくらいの換気が必要かを示す数値である．心不全患者では，運動中の心拍出量の増加が不十分なことによって肺循環（肺血流量）が低下し，死腔を増大させるため，この比率は大きくなる．一般に，運動開始から呼吸性代償までの一次回帰直線（$\dot{V}_E/\dot{V}CO_2$ slope）を求める．

5) $\Delta \dot{V}O_2$（酸素摂取量）/ΔWR（work rate）

自転車エルゴメータによるランプ負荷試験のみで得られる指標であり，末梢の運動筋への酸素輸送の増加の程度を示している．これが低値のときは，運動筋での酸素消費量の増加に比し $\dot{V}O_2$ が少ないため，運動耐容能は低下する．また，この指標は，摂取された O_2 の運動筋への分配の程度にも影響を受ける．摂取された O_2 が優先的に運動筋へ分配されれば個体全体としての $\dot{V}O_2$ は運動強度の割に減少し，$\Delta \dot{V}O_2/\Delta$WR は低下する．

この指標の正常値は，年齢，性別による差がほとんどない．心不全では重症度が高くなると低下し，嫌気性代謝閾値との関連性も高い．嫌気性代謝閾値レベル以上と以下で $\Delta \dot{V}O_2/\Delta$WR が異なることや，ランプスロープが急峻になるほど低下するので，異なったプロトコル間での比較は困難である．

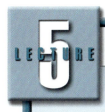

LECTURE 5 循環器疾患(1)
心不全

到達目標

- 心不全の病態と進展ステージを理解する．
- 心不全の診断と評価を理解する．
- 心不全の治療と生活指導を理解する．

この講義を理解するために

　心不全は特定の病気を表すものではなく，循環器系のなんらかの異常（基礎疾患）が進展し心不全に至ります．心不全と診断されると，5年後の生存率は約50％ともいわれています．心不全治療では，症状を改善するだけでなく，その後の心不全増悪を予防することが重要です．

　そのためには，多職種がチームとなって包括的な治療を実施し，適切な生活指導を行うことが必要です．理学療法を実施するうえでは，多種多様な心不全の病態と治療内容を理解し，身体活動時の症状や徴候の変化を見落とさないよう，注意深く観察することが求められます．

　この講義を学ぶにあたり，以下の項目を学習しておきましょう．

- □ 循環器にかかわる解剖学（心臓の構造と機能，循環動態など）を復習しておく（Lecture 1 参照）．
- □ 心電図と心臓超音波（心エコー）の診かたを復習しておく（Lecture 2 参照）．
- □ 心疾患（虚血性心疾患，心臓弁膜症，心筋症）の概要を調べておく．

講義を終えて確認すること

- □ 心不全の定義が理解できた．
- □ 心不全をもたらす基礎疾患が理解できた．
- □ 心不全の分類と症状，徴候について理解できた．
- □ 心不全の診断，検査，治療の内容が理解できた．
- □ 心不全の進展ステージが理解できた．
- □ 心不全に対する運動・生活指導の重要性が理解できた．

講義

ここがポイント！
心不全は病名ではなく，心臓が①低拍出状態にある，②各臓器がうっ血状態，あるいは③両方とも存在するという状態を表している．また，慢性疾患であり，適切な管理を怠ると予後不良となることに留意する．

1. 定義

心不全とは，「なんらかの心臓機能障害，すなわち，心臓に器質的および/あるいは機能的異常が生じて心ポンプ機能の代償機転が破綻した結果，呼吸困難・倦怠感や浮腫が出現し，それに伴い運動耐容能が低下する臨床症候群」と定義されている[1]．また，心不全による5年生存率は50%といわれ，予後不良であるにもかかわらず，一般の人にはあまり理解されていない現状がある．そこで，心不全についてより理解してもらうため，日本循環器学会と日本心不全学会が連携し「心不全とは，心臓が悪いために，息切れやむくみが起こり，だんだん悪くなり，命を縮める病気」と新たに定義した[2]．もちろん，心不全は病名ではなく，心臓以外にも原因となる基礎疾患を伴うわけであるが，適切な管理を行わなければ命を縮めることを十分理解することが，心不全の管理において非常に重要な点である．

2. 基礎疾患

心不全に至るには，なんらかの基礎疾患が存在する（表1）[3]．虚血性心疾患，心筋症など心筋自体の異常，心臓弁膜症のような血行動態の異常，頻脈性または徐脈性不整脈による調律異常，高血圧や低血圧のような血圧の異常など，さまざまである．

1）虚血性心疾患（心筋梗塞，狭心症）
冠動脈の血流障害により生じる心機能障害の総称で，心筋が収縮障害を起こし，左室の機能低下を生じ心不全へ至る．

2）心臓弁膜症
弁の狭窄や閉鎖不全により，全身への灌流障害やうっ血が生じた状態をいう．

3）不整脈
徐脈性，頻脈性，いずれの不整脈も心拍出量の低下につながり，全身への灌流障害を引き起こし，死に至ることもある．

4）高血圧症
持続的な動脈圧上昇などにより，左室が肥大し，心筋の拡張障害を起こす．

5）心筋症
心筋に病変の主座がある疾患の総称で，肥大型心筋症，拡張型心筋症，拘束型心筋症などに分類される．いずれも心ポンプ機能の低下を引き起こす．

6）アミロイドーシス
アミロイドが沈着することで臓器の機能障害を引き起こす疾患群をいう．心筋組織にアミロイドが沈着することで拡張機能が低下し，さらには収縮機能も低下し心不全に至る．また，不整脈を起こすこともある．

7）サルコイドーシス
全身性の肉芽腫性疾患で，心臓がおかされた場合は電気活動が障害され重篤な不整脈が生じる．心筋の収縮障害や拡張障害など，慢性的な心ポンプ機能障害により心不全に至る．

3. 分類

1）急性心不全，慢性心不全
従来，「急速に心ポンプ機能の代償機転が破綻し，心室拡張末期圧の上昇や主要臓器への灌流不全をきたし，それに基づく症状や徴候が急性に出現，あるいは悪化した

表1 日本の心不全患者の基礎疾患の割合（JROADHF）

年齢	
78.0±12.5歳	
男女比	
52.8：47.2	
基礎疾患（%）	
虚血性心疾患	26.6
心臓弁膜症	18.5
不整脈	17.3
高血圧	16.5
心筋症	12.4
その他	3.4

JROADHF：The Japanese Registry Of Acute Decompensated Heart Failure.
(Ide T, et al.：Circ J 2021；85〈9〉：1438-50[3])

MEMO
心筋症の分類
- 肥大型心筋症：左心壁や心室中核の肥厚によって左室内腔が狭小化する．
- 拡張型心筋症：左室壁が薄くなり拡張して心筋の収縮力が低下する．
- 拘束型心筋症：肥大や拡大を伴わず，線維化などによって心臓が拡張できなくなる．

▶ Lecture 7・図11参照．

5 循環器疾患（1） 心不全

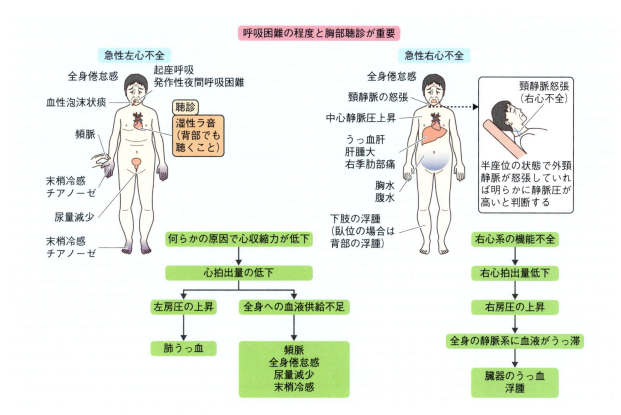

図1 急性左心不全と急性右心不全の身体所見
(三浦稚都子編：フィジカルアセスメント徹底ガイド 循環. 中山書店；2011. p.128-9[4])

病態」を急性心不全，「慢性の心ポンプ失調により肺および/または体静脈系のうっ血や組織の低灌流が継続し，日常生活に支障をきたしている病態」を慢性心不全と定義し区別していた[1]．しかし，明らかな症状や徴候が出る以前からの早期の治療的介入の有用性が確認されている現在では，この急性と慢性の分類の重要性は薄れている．急性心不全の多くは慢性心不全の急性増悪によるものであり，心不全治療には急性期から慢性期まで切れ目のないかかわりが重要である．

2) 左心不全，右心不全　（図1）[4]

主に左室が原因で起こるポンプ機能の低下が左心不全，右室が原因で起こるポンプ機能の低下が右心不全であり，両方悪くなる場合を両心不全という．

左心不全は，心拍出量の低下による各臓器への灌流圧低下のため全身倦怠感や尿量の減少などを引き起こす．また，肺静脈から左房を経て流入してくる血液を駆出することができないため，左心圧や肺静脈圧の上昇を引き起こし，最終的に肺うっ血をきたす．

右心不全は，右室の機能低下により右房圧や中心静脈圧の上昇を引き起こし，末梢の浮腫を認めるようになる．右心不全は，左心不全に続いて起こることが多いため，臨床上，両心不全の状態であることが多い．

3) HFrEF, HFpEF

心室の収縮機能を示す代表的な指標が左室駆出率（LVEF）である．LVEFが低下した状態，つまり左室の収縮機能の低下による心不全をHFrEF，逆にLVEFが保たれた，収縮機能が低下していない状態の心不全をHFpEFとよぶ（**表2**）．

HFrEFは左室の拡張機能障害が主な原因と考えられており，代表的なリスクは高血圧症であるが，高齢，心房細動，肥満，糖尿病なども背景因子としてあげられている．

心臓は，拡張することにより静脈からの還流を受け入れ，収縮することにより動脈血を拍出できる（フランク-スターリングの法則）．拡張能，収縮能，いずれかが低下すると心臓のポンプ機能は低下する．

左室駆出率（left ventricular ejection fraction：LVEF）
▶ Lecture 1 参照．

表2 左室駆出率（LVEF）による心不全の分類

定義	LVEF
HFrEF（LVEFの低下した心不全）	40％未満
HFpEF（LVEFの保たれた心不全）	50％以上
HFmrEF（LVEFが軽度低下した心不全）	40％以上50％未満

HFrEF：heart failure with reduced ejection fraction, HFpEF：heart failure with preserved ejection fraction, HFmrEF：heart failure with mid-range ejection fraction.

フランク-スターリング（Frank-Starling）の法則
▶ Lecture 1・図9 参照．

表3 心不全症状と心不全徴候

問診（主観的な症状）	身体所見（客観的な徴候）
うっ血 ● 労作時呼吸困難 ● 起座呼吸 ● 夜間の咳嗽 ● 体重増加 ● 腹部膨満感，食欲不振	うっ血 ● Ⅲ音奔馬調律（ギャロップリズム） ● 湿性ラ音 ● 頸静脈怒張 ● 肝腫大 ● 下肢の浮腫
低心拍出 ● 全身倦怠感，易疲労感 ● 尿量減少，夜間多尿 ● 末梢冷感 ● 意識障害	低心拍出 ● 低血圧 ● 脈圧減少 ● 頻脈 ● チアノーゼ

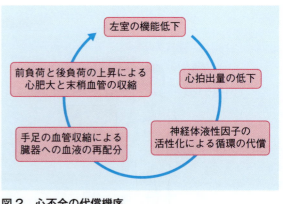

図2 心不全の代償機序

4. 症状，徴候

心不全患者自らが知覚する主観的な症状と，客観的な徴候がある．前者は問診によって，後者は身体所見の評価によって得ることができる（表3）．

5. 心不全の代償機序

急性心不全，あるいは慢性心不全の急性増悪とは，「急速に心ポンプ機能の代償機転が破綻し，心室拡張末期圧の上昇や主要臓器への灌流不全をきたし，それに基づく症状や徴候が急性に出現，あるいは悪化した病態」である．心疾患により心ポンプ機能が低下している状態すべてに心不全症状があるわけではなく，ある程度は代償により症状の出現が抑えられているということを理解する．

運動時には，静脈に貯留していた血液が静脈還流として右房から肺循環を経て左房，左室へと流入する．流入する血液量（前負荷）に応じてフランク-スターリングの法則に従って左室の収縮機能が増強される．しかし，収縮機能が低下した心臓は，前負荷の増大に応じた拍出ができないため，拡張末期の心室容量を増大（心容積を拡大）することで代償する．動脈硬化などによる血管抵抗の増大などが生じた場合には，左室から強い圧をかけて（後負荷）代償し，結果，心筋は求心性に肥大（左室肥大）し，心室容量は減少する．このように，心容積の拡大や左室肥大など，心臓の形態が変化することをリモデリングという．

左室の機能が低下し心拍出量が低下した場合に，交感神経系やレニン・アンジオテンシン・アルドステロン系の活性化により動脈圧の低下を防ぎ，腎臓によるナトリウムと水の排泄を制限することで循環血液量を増大させる．そして，手足など末梢血管の収縮により臓器への血流を再配分する．

このような機構で代償しきれなくなったときに，心不全の症状が発生する（図2）．

6. 重症度分類

ニューヨーク心臓協会（NYHA）が定めたNYHA心機能分類が広く用いられている．これは種々の身体活動により生じる自覚症状に基づいて判断する．

客観的評価として，スワン-ガンツカテーテル（肺動脈カテーテル；図3）[4]による血行動態評価から心係数と肺動脈楔入圧に基づくフォレスター分類がある．臨床的には，低灌流所見とうっ血所見を非侵襲的かつ身体所見をもとに評価するノリア-スティーブンソン分類がよく用いられている（図4）．

心係数は，体格差を考慮し，心拍出量を個々の体表面積で補正した心機能を表す指

MEMO

● 前負荷
心臓が収縮する直前に心室にかかる負荷．心室に流入する血液が多いほど大きくなるため，容量負荷ともいわれる．

● 後負荷
心臓が収縮した直後に心室にかかる負荷．血管壁の弾力性が低下している（動脈硬化など）場合や，末梢血管抵抗が増大している場合には，動脈圧に抗いながら血液を押し出すため，圧負荷ともいわれる．
▶ Lecture 1 参照．

レニン・アンジオテンシン・アルドステロン系（renin-angiotensin-aldosterone system：RAAS）
▶ Lecture 1 参照．

ここがポイント！
筋力低下がなく日常生活に支障がない心不全患者も多いが，代償機序による身体活動が行われている可能性を考慮する．軽い息切れ症状は放置されることも多く，「何かいつもと違う」という視点から心不全症状の出現を早期に確認することが求められる．

ニューヨーク心臓協会（New York Heart Association：NYHA）

NYHA心機能分類
▶ Lecture 4・表5 参照．

フォレスター（Forrester）分類
ノリア-スティーブンソン（Nohria-Stevenson）分類

心係数（cardiac index：CI）

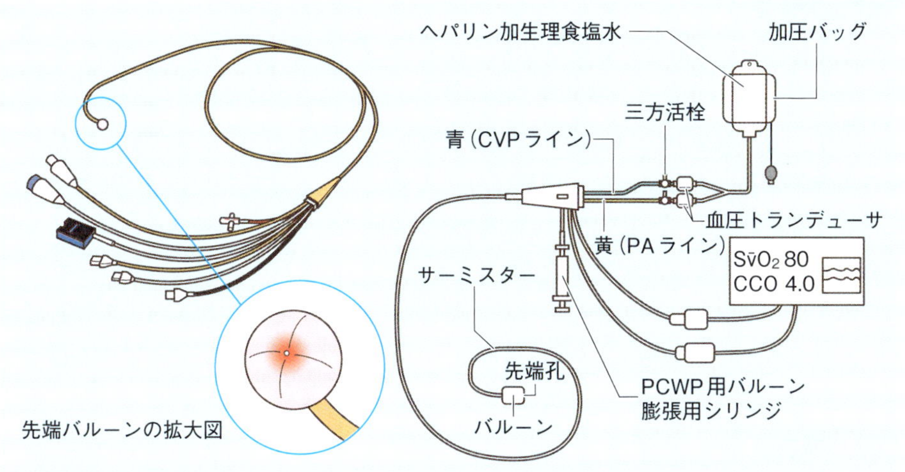

●肺動脈カテーテルで測定することができる値

①肺動脈圧（PAP）
②右房圧（RAP）＝中心静脈圧（CVP）
③肺動脈楔入圧（PAWP）
④心拍出量（CO）
⑤混合静脈血酸素飽和度（$S\bar{v}O_2$）

●左の測定値から計算をするとわかる値

①心係数（CI）
②体血管抵抗（SVR）/体血管抵抗係数（SVRI）
③肺血管抵抗（PVR）/肺血管抵抗係数（PVRI）

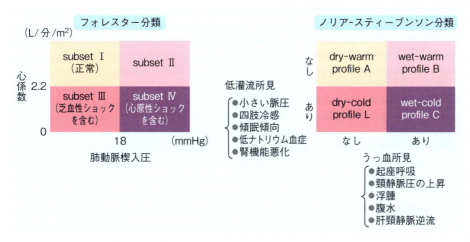

図3 肺動脈カテーテルでわかること

PA：肺動脈，PCWP：肺毛細血管楔入圧，CCO：連続心拍出量．

（三浦稚郁子編：フィジカルアセスメント徹底ガイド 循環．中山書店；2011．p.93[4]）

図4 うっ血と低心拍出に基づく心不全の病型分類

数である．正常範囲は，約2.6～4.2 L/分/m^2である．デュ・ボイス式の計算式を以下に示す．

$$心係数 = \frac{心拍出量}{身長^{0.725} \times 体重^{0.425} \times 0.007184}$$

7．検査，診断

身体所見，血液検査，心電図，胸部単純X線検査，心臓超音波（心エコー）検査，心臓カテーテル検査をもとに，総合的な評価から心不全の基礎疾患が診断される．心不全の理学療法を実施する前には，これらの結果を確認し，リスクの層別化を行うことが必要不可欠である．

1）身体所見

前述の左心不全，右心不全の症状や徴候から判断する．

MEMO

スワン-ガンツ（Swan-Ganz）カテーテル（肺動脈カテーテル）

心内圧（肺動脈楔入圧，肺動脈圧，右心圧，右房圧）や心拍出量，酸素飽和度を測定して，心機能を評価するためのカテーテルで，手術後や心機能が低下している患者に用いられる．鎖骨下静脈や内頸静脈，大腿静脈などから挿入し，先端は肺動脈に留置される（図3）[4]．

デュ・ボイス（Du Bois）式

LECTURE 5

ここがポイント!
BNP が, 100 pg/mL 以上であれば, 心不全の可能性が高い.

調べてみよう
脳性ナトリウム利尿ペプチド (brain natriuretic peptide：BNP) と NT-proBNP (N-terminal pro-brain natriuretic peptide；N 末端プロ脳性ナトリウム利尿ペプチド) の解釈について, 『血中 BNP や NT-proBNP を用いた心不全診断に関するステートメント 2023 年改訂版』[5] を確認してみよう.

心胸郭比 (cardiothoracic ratio：CTR)

心エコー (echocardiography)
心臓超音波検査 (ultrasound〈ultrasonic〉cardiography：UCG)

心臓カテーテル検査 (cardiac catheterization)
冠動脈造影 (coronary angiography：CAG)

CT (computed tomography；コンピュータ断層撮影)

ウェーバー (Weber) とジャニッキ (Janicki) による分類

2) 血液検査
心不全の診断, 治療効果の判定などに脳性ナトリウム利尿ペプチド (BNP) が一般的に用いられる. BNP は, 長時間心臓に負担がかかると主に心室から分泌されるホルモンで, 心不全患者では重症度に応じて増加し, 100 pg/mL 以上であれば, 心不全の可能性が高い. 臨床では, 同様のバイオマーカーとして NT-proBNP が用いられることも多いが, NT-proBNP は腎臓で代謝されることから, 腎機能が低下した患者の場合, その解釈に注意が必要である[5].

心不全症状の一つである末梢への灌流障害は, 酸素が搬送されないことであるため, 血流があっても動脈血中の酸素濃度や, 血中ヘモグロビンの低下が心不全につながることもある.

3) 心電図
徐脈性, 頻脈性, いずれも心拍出量が低下する. 特に, 頻脈性不整脈においては, 心室の拡張期の時間が短縮し 1 回拍出量が低下するだけでなく, 拡張期に冠動脈に流れる血液量が減少することで心筋虚血が生じる.

4) 胸部単純 X 線検査
心臓の大きさを推定することができる.

心胸郭比 (CTR) は, 胸郭横径に対する心臓横径の比率を百分率で表した指標で, 心拡大の程度を知ることができる. 通常, 成人の基準値は 50% 以下である.

$$心胸郭比 (CTR) = \frac{心臓最大横径 (cm)}{胸郭最大横径 (cm)} \times 100$$

また, 心臓の輪郭から, 右第 1 弓は上大静脈, 右第 2 弓は右房, 左第 1 弓は大動脈弓, 左第 2 弓は肺動脈, 第 3 弓は左心耳, 第 4 弓は左室をみることができる.

5) 心臓超音波 (心エコー) 検査
胸部 X 線で求める心胸郭比は心臓全体の大きさであり, 心房, 心室それぞれの大きさ, 壁の厚さ, 左室駆出率, 弁の機能などは心臓超音波検査にて評価する.

6) 心臓カテーテル検査
虚血性心疾患の有無を評価するためには, 心臓カテーテル検査による冠動脈造影 (CAG) を実施する.

7) CT
カテーテルを用いず, 低侵襲で冠動脈の評価が可能である. また, 心臓の弁, 大動脈, 肺をみることができ, 胸水の有無も確認できる.

8) 運動耐容能検査
運動耐容能の有用な指標である最高酸素摂取量は, 心不全患者の予後を規定する独立した因子である. ウェーバーとジャニッキによる分類 (表 4) と照らし合わせることや同年齢の基準値と比較することにより評価する. また, 心肺運動試験で得られる分時換気量 ($\dot{V}_E$) を二酸化炭素排出量 ($\dot{V}CO_2$) で除した $\dot{V}_E/\dot{V}CO_2$ も, 心不全の重症

表 4　運動耐容能からみた心機能分類 (ウェーバーとジャニッキによる分類)

クラス	重症度	最大酸素摂取量 (max $\dot{V}O_2$)	嫌気性代謝閾値 (AT)
A	無症状～軽症	>20	>14
B	軽症～中等症	16～20	11～14
C	中等症～重症	10～16	8～11
D	重症	6～10	5～8
E	非常に重症	<6	<4

(単位は, mL/分/kg)

度評価に用いられる.

6分間歩行試験においても推測でき, 6分間歩行距離が400 m以上であればADL (日常生活活動) に支障をきたさない.

超高齢社会により, 高齢の心不全患者が増加している. フレイルは予後とも関係するため, 評価し, 理学療法による改善を目標とする. フレイルの評価には, SPPBが広く用いられている.

8. 治療

1) 薬物療法

心不全の薬物療法は, 基本的に尿を排出し, 心臓の負担を減らすことにあり, 「急性・慢性心不全診療ガイドライン」では, 以下の薬剤の使用が推奨されている.

(1) β遮断薬

交感神経にはα作用とβ作用とがあり, α作用は血管収縮性にはたらき, β作用は心拍促進性, 心臓収縮亢進性にはたらく. β遮断薬は, 心拍数を少なくし, 心臓収縮性を弱め, 不整脈や高血圧の治療に用いられる. ただし, β作用には気管支拡張性があるので, β遮断薬は気管支喘息を悪化させることに注意が必要である.

薬剤が増量された場合は, 心拍数の減少 (徐脈) による心不全増悪や, 起立性低血圧症状に注意する.

(2) アンジオテンシン変換酵素阻害薬 (ACE阻害薬)

血圧を上げる作用のあるホルモンを作るのに必要なアンジオテンシン変換酵素 (ACE) を阻害することによって血圧を下げる. アンジオテンシンは, アンジオテンシンⅠとⅡに変換されて血管を収縮させる. この変換を阻害することにより, 血管拡張効果を得る.

(3) アンジオテンシンⅡ受容体拮抗薬 (ARB)

血圧を上げる作用のあるホルモン (アンジオテンシンⅡ) を阻害することによって血圧を下げる. アンジオテンシンはⅠとⅡに変換されて作用するが, 降圧のためにはⅡの作用が重要であり, これと結合してはたらきを阻害する.

(4) ミネラルコルチコイド受容体拮抗薬 (MRA)

アルドステロンの作用が過剰になることを抑え, 血圧を下げる.

胸の張り (女性化乳房), 高カリウム血症という問題点がある.

(5) SGLT2阻害薬

糖尿病の治療薬として開発されたが, その後, 一部の薬は心不全にも使用されるようになった. 体内の余分な水分を尿として排出することで, 血圧を下げたり, 心臓への負荷を軽減したりする.

(6) 強心薬

心不全治療というよりも, 重症心不全による血圧低下や末梢循環不全を伴う場合に短期的に使用されることが多い. 経静脈的強心薬, 経口強心薬があるが, 投薬時の理学療法は慎重に実施するべきである.

2) 非薬物治療

(1) 人工呼吸管理

急性呼吸不全もしくは慢性心不全の急性増悪により呼吸状態の悪化が認められた場合, 人工呼吸管理となることがある. 気管挿管, またはマスクを用いた非侵襲的陽圧換気 (NPPV) で管理する.

睡眠時にチェーン-ストークス呼吸により低酸素になる心不全患者は, マスクによるASVを自宅で使用することもある.

ADL (activities of daily living; 日常生活活動)

フレイル (frailty)
▶ Lecture 11, 14 参照.

SPPB (Short Physical Performance Battery)
▶ Lecture 14 参照.

アンジオテンシン変換酵素阻害薬 (angiotensin converting enzyme inhibitor: ACE 阻害薬)
アンジオテンシン変換酵素 (angiotensin converting enzyme: ACE)

アンジオテンシンⅡ受容体拮抗薬 (angiotensin Ⅱ receptor blocker: ARB)

ミネラルコルチコイド受容体拮抗薬 (mineralocorticoid receptor antagonist: MRA)

MEMO
ファンタスティック4 (fantastic four)
従来, β遮断薬, ACE阻害薬, ARB, MRAなどが低心機能による心不全の治療薬として使用されていたが, 現在はACE阻害薬, ARBはARNI (angiotensin receptor neprilysin inhibitor; アンジオテンシン受容体/ネプリライシン阻害薬), SGLT2 (sodium glucose cotransporter 2) 阻害薬に切り替えて使用することが推奨されている. β遮断薬, ARNI, MRA, SGLT2阻害薬の4つをfantastic fourとよび, 早期にこれらの内服を導入することで, 生命予後を伸ばし, 心不全による入院を減らすことが期待され, 今後の低心機能による心不全治療薬の主体となっていくことが予想されている.

非侵襲的陽圧換気 (noninvasive positive pressure ventilation: NPPV)

チェーン-ストークス (Cheyne-Stokes) 呼吸
ASV (adaptive servo-ventilation; 適応補助換気)

MEMO

ペーシング (pacing)
興奮を感知し適切な電気刺激を与えること. 一時的ペースメーカ (temporary pacemaker：TPM) または恒久的ペースメーカ (permanent pacemaker：PPM) が使用される.
▶ Step up 参照.

心臓再同期療法 (cardiac resynchronization therapy：CRT)

経皮的冠動脈形成術 (percutaneous coronary intervention：PCI)
▶ Lecture 6・図 15 参照.
冠動脈バイパス術 (coronary artery bypass grafting：CABG)
▶ Lecture 6・図 16 参照.

経カテーテル的大動脈弁留置術 (transcatheter aortic valve implantation：TAVI)
▶ Lecture 7・図 8 参照.
経皮的僧帽弁接合不全修復術 (MitraClip®)
▶ Lecture 7・図 5 参照.

QOL (quality of life；生活の質)

心臓悪液質 (cardiac cachexia)

ここがポイント！
理学療法士は筋力や運動耐容能に目を向けがちであるが, 多職種と協働し, 慢性心不全の増悪を予防することも重要な役割である. そのためには, 服薬内容, 適正な体重, 食生活の趣向や塩分制限など, 増悪要因にかかわる内容を把握しなければならない.

---

(2) ペーシングによる管理

徐脈が原因の心不全に対しては, 一時的, または恒久的ペースメーカにより管理する. 左室と右室の動きが非同期の場合はポンプ機能が低下するため, 両室をペーシングする再同期が行われる (心臓再同期療法〈CRT〉).

3) 手術

病態により, 以下のような手術が行われる.

(1) 虚血性心疾患

冠動脈に原因があれば, 経皮的冠動脈形成術 (PCI) か冠動脈バイパス術 (CABG) が実施される.

(2) タンポナーデ

心膜液貯留により拡張期の静脈還流が障害され, 心室充満に支障をきたす病態であり, 心膜穿刺や心膜切開術が実施される.

(3) 心臓弁膜症

弁の閉鎖不全や狭窄が原因である場合は, 外科的な弁形成術や弁置換術が実施される. 外科的手術よりも負担の少ない経カテーテル的大動脈弁留置術 (TAVI) や経皮的僧帽弁接合不全修復術 (MitraClip®) は, 高齢者であっても術後, 早期から歩行が可能である.

4) 運動療法

適度な運動は, 運動耐容能を増して日常生活で生じる症状を改善し, QOL (生活の質) を高めることが明らかになっている.

適切な運動療法を行った場合, 左室のリモデリングが増悪せず, 呼吸筋・骨格筋機能および血管拡張反応を改善し, 運動耐容能が向上する. また, 圧受容体反射の感受性の低下や交感神経優位の自律神経活動の不均衡を是正し, 生命予後を改善する.

一方, 過度な運動は心不全の増悪をきたす. 増悪する過程においては, 心室腔の拡大や神経体液性因子の活性化などの代償機序がみられ, 自覚症状が乏しいこともある. 代償機序が破綻すると, 心機能障害がさらに悪化するため, 適切な運動処方が求められる. 理学療法施行時のリスク管理はもちろんのこと, 睡眠状況, 食事摂取量など, 心不全症状を事前・事後に評価することで活動強度が確認でき, 心不全の増悪を予防できる.

5) 栄養療法

心不全患者において, 栄養障害や体重減少を認める状態は心臓悪液質 (カヘキシー) とよばれ, 予後不良を示すと考えられている. また, 異化亢進により栄養状態が不良の場合, 筋力トレーニングを実施すると筋の蛋白質がさらに分解されるため, 高強度の運動は控え, 低強度の運動を実施する.

9. 心不全の経過と進展ステージ

心不全は「だんだん悪くなり, 命を縮める病気」[2] であり, 器質的心疾患を発症した患者は, 疾患の進展により心不全を発症する. その後は寛解と増悪を繰り返し, 治療抵抗性となり終末期を迎える (図 5)[6]. 心不全の治療では, 症状を軽減させ, 原因となる基礎疾患を治療することだけでなく, 再発予防, 次の心不全増悪を予防することが非常に重要である.

増悪の要因は疾病の悪化だけではなく, 塩分・水分の過剰摂取, 過度の身体活動, 自己断薬, 怠薬など, 日常生活の影響が大きく, 退院後早期の再入院が多いのが実情である. 心不全にならないように (ステージ B から C に移行しないように, さらにはステージ A から B に移行しないように), そして心不全の急性増悪を起こさないよ

5 循環器疾患（1）心不全

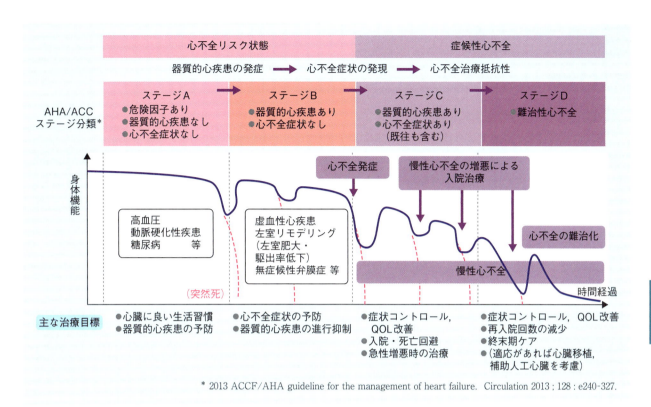

図5 心不全とそのリスクの進展ステージ
(厚生労働省：第4回心血管疾患に係るワーキンググループ[6]をもとに作成)

うにするためには，適切な運動処方に基づいた運動療法の実施，患者自身および家族の協力による自己管理ができるよう，退院後の生活指導を多職種協働で行うことも理学療法士の務めである．

■引用文献

1) 日本循環器学会，日本心不全学会ほか：急性・慢性心不全診療ガイドライン（2017年改訂版）．
https://www.j-circ.or.jp/cms/wp-content/uploads/2017/06/JCS2017_tsutsui_h.pdf
2) 日本循環器学会，日本心不全学会：「心不全の定義」について．2017．
http://www.asas.or.jp/jhfs/pdf/topics20171101.pdf
3) Ide T, Kaku H, et al.：Clinical Characteristics and Outcomes of Hospitalized Patients With Heart Failure From the Large-Scale Japanese Registry Of Acute Decompensated Heart Failure（JROADHF）．Circ J 2021；85（9）：1438-50．
4) 三浦稚都子編：フィジカルアセスメント徹底ガイド 循環．中山書店；2011．p.93, 128-9．
5) 日本心不全学会：血中BNPやNT-proBNPを用いた心不全診断に関するステートメント 2023年改訂版．
http://www.asas.or.jp/jhfs/topics/bnp20231017.html
6) 厚生労働省：第4回心血管疾患に係るワーキンググループ．資料2 心血管疾患の医療提供体制のイメージ．2017．
https://www.mhlw.go.jp/file/05-Shingikai-10901000-Kenkoukyoku-Soumuka/0000165484.pdf

MEMO
運動処方
個人にとって安全で効果的な運動内容について決定すること．運動の頻度（Frequency），運動の強度（Intensity），運動時間（Time），運動の種類（Type）から成り，頭文字をとってFITTともいう．
▶ Lecture 14参照．

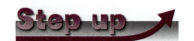

デバイス治療

1) 心不全のペーシングによる管理

心不全の基礎疾患が頻脈性または徐脈性不整脈による調律異常である場合，ペーシングによる管理が行われることがある．ペースメーカには，体外式ペースメーカ (external pacemaker) と植込み型ペースメーカ (implantable pacemaker) があり，心房，心室のいずれか，または両方を電気的に刺激し，心臓を動かしている．

- **体外式ペースメーカ**：体外に一時的に設置するペースメーカ (temporary pacemaker：TPM) で，緊急に治療が必要な場合，経過とともに回復が見込まれる場合に使用する．体動などでリード線が抜けやすい．
- **植込み型ペースメーカ**：永続的に使用するペースメーカ (permanent pacemaker：PPM) で，胸壁，鎖骨下，腹壁の皮下に本体を植え込む．心臓内の心壁に直接取り付けるリードレスペースメーカもある．

ペースメーカの作動様式を表すNBGコードを表1に，代表的なペーシングモードを図1に示す．

表1 NBGコード

第1文字 ペーシング（刺激）する心臓の部位	第2文字 センシング（検出）される心臓の部位（自己心拍の検出）	第3文字 センシング時のペースメーカの反応	第4文字 レート応答機能
A (atrium)：心房	A (atrium)：心房	T (triggered)：同期	R (rate modulation)：レート応答機能あり
V (ventricle)：心室	V (ventricle)：心室	I (inhibited)：抑制	
D (dual)：両腔（心房・心室）	D (dual)：両腔（心房・心室）	D (dual)：両機能（同期・抑制）	
O (none)：ペーシング機能なし	O (none)：センシング機能なし	O (none)：同期と抑制を行わない	O (none)：レート応答機能なし

NBGコード：NASPE (North American Society of Pacing and Electrophysiology)/BPEG (British Pacing and Electrophysiology Group) generic pacemaker code.

2) 植込み型除細動器 (ICD)

心室細動や心室頻拍など致死性不整脈が持続するときに，除細動器または自動体外式除細動器 (AED) が必要になる．不整脈が出現するリスクの高い人には植込み型除細動器 (ICD) で突然死を防止する．ICDはペースメーカ機能を兼ね備えているものが多いが，ペースメーカ機能のないS-ICD（皮下植込み型除細動器）もある．また，ペースメーカと同様に外部からの電磁力に影響を受けることがあるため注意が必要であるが，携帯電話は22 cm以上離れていれば誤作動の心配はなく，むしろ緊急時の通報用に携帯することが推奨されている．致死性不整脈が出現するリスクの高い人は，心筋梗塞後，肥大型心筋症，拡張型心筋症，特発性心筋症（ブルガダ〈Brugada〉症候群など）である．

3) 両室ペースメーカ

通常，ペースメーカのリード線は，右房，右室のいずれか，または両方に留置されるが，著明な心機能低下や心臓の刺激伝導系に不良を認めるような心不全患者には，右室と左室の両方にリード線を留置する心臓再同期療法 (CRT) が行われることがある．両室ペースメーカは，除細動機能も兼ね備えたCRT-D（両室ペーシング機能付き植込み型除細動器）と区別するため，CRT-P（ペーシング機能のみの両室ペースメーカ）と表示される．両室ペースメーカによって運動耐容能が増加し，その後の運動療法によってさらに増加する．

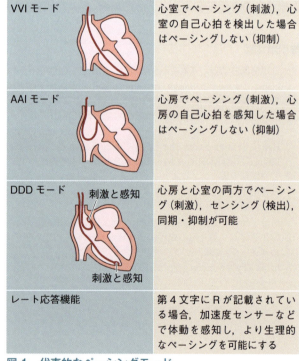

図1 代表的なペーシングモード

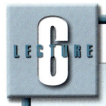

循環器疾患（2）
虚血性心疾患

到達目標

- 虚血性心疾患の疫学と病態を理解する．
- 虚血性心疾患の検査，診断と評価を理解する．
- 虚血性心疾患の治療を理解する．

この講義を理解するために

　虚血性心疾患は，冠動脈の灌流障害により心筋への酸素供給が滞る重篤な疾患であり，心筋梗塞や狭心症などが該当します．虚血性心疾患は，発症早期の時点で発見し初期治療を施すことで，心臓への影響を軽減することができる循環器疾患（心血管疾患）の主要な疾患となります．

　虚血性心疾患の多くは，発症する背景として冠危険因子である高血圧症や脂質異常症，糖尿病などを既存症として有しています．そのため，理学療法では，虚血性心疾患の再発予防へ向けた，冠危険因子の是正を目的とした生活行動様式の改善についても対象となります．

　この講義では，虚血性心疾患患者に対する理学療法を行う際に，診療チームと協働するうえで必要な虚血性心疾患の病態と診断，治療を理解することを目標とします．虚血性心疾患の診療では，患者の病態や治療内容を十分に把握し，虚血性心疾患の状態を適切に評価し，安全な理学療法を実施します．

　この講義を学ぶにあたり，以下の項目を学習しておきましょう．

- □ 循環器にかかわる解剖学（心臓の位置，心臓の構造，冠動脈の走行）を復習しておく（Lecture 1 参照）．
- □ 生理学（循環機能の調整，生体反応のしくみ，心電図〈Lecture 2 参照〉）について復習しておく．
- □ 内科系疾患（メタボリックシンドローム，高血圧症，脂質異常症，糖尿病，喫煙の弊害）について復習しておく．

講義を終えて確認すること

- □ 虚血性心疾患の疫学が理解できた．
- □ 冠動脈疾患の危険因子が理解できた．
- □ 虚血性心疾患の発症メカニズムが理解できた．
- □ 狭心症の分類が理解できた．
- □ 虚血性心疾患の症状が理解できた．
- □ 虚血性心疾患の診断方法，検査方法が理解できた．
- □ 虚血性心疾患の治療が理解できた．

講義

1. 疫学

厚生労働省による2022年の人口動態統計[1]によると，日本における死因の第2位は心疾患14.8%であり，その内訳は42%が心不全，31%が虚血性心疾患（急性心筋梗塞13.7%，その他の虚血性心疾患17.7%）と報告されている．虚血性心疾患における急性心筋梗塞による院内死亡率は，早期の冠動脈再灌流療法が普及したことで以前より減少しているが，現状においても虚血性心疾患全体の7〜10%が院内で亡くなっている．

虚血性心疾患の患者数は，2020年の厚生労働白書[2]によると，日本全体で約72万人と報告されている．

虚血性心疾患（ischemic heart disease：IHD）

2. 病態

1）虚血性心疾患とは

動脈硬化などによる冠動脈の狭窄や冠動脈内に血栓が生じることで，心筋への血流が滞る状態（心筋虚血）を発症する疾患である（図1）．

心筋虚血は，心筋への酸素需要量と酸素供給量とのバランスが崩れて心筋の酸素不足が発生し心機能が障害される．狭心症と急性心筋梗塞との違いは，心筋虚血にて心筋の酸素需要量に見合う酸素供給量が確保できない状態が狭心症，冠動脈が完全に閉塞し心筋への酸素供給が途絶えた状態が心筋梗塞となる（図1, 2）．

> **覚えよう！**
> ● 心筋の酸素需要量
> 規定因子は，心筋の収縮期壁張力（左室の容積と圧にて規定），心筋の収縮性，心拍数であるが，臨床的には，「壁張力≒血圧」となるため，収縮期血圧と心拍数を掛け合わせた二重積（Lecture 4 参照）を用いることが多い．二重積は，動的な運動や静的な運動とも実測値が相関することが知られている．
> ● 心筋への酸素供給量
> 規定因子は，酸素運搬能，心筋内血流分布などである．酸素運搬能は血液中のヘモグロビン濃度や全身の酸素化の程度に，心筋内血流分布は冠血流量に影響され，冠血流量は冠動脈狭窄度や大動脈圧，冠血管抵抗に規定される．

血管内皮機能障害と動脈硬化
▶ Lecture 1・Step up 参照．

LDL（low density lipoprotein；低比重リポ蛋白質）

> **MEMO**
> 機能的狭窄は，欧米ではまれであるが，アジア系の日本人は比較的多く発症する．

> **MEMO**
> 冠攣縮に関する機序は明確になっていないが，自律神経系の関与があるものと考えられている．機能的狭窄が発症する時間帯は，早朝から午前中に多く，寒冷刺激により誘発されることがある．

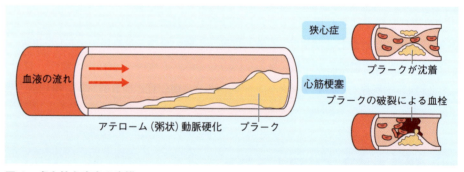

図1 虚血性心疾患の病態
高血圧や糖尿病などの危険因子により血管内皮が障害され，アテローム性（粥状）動脈硬化が生じる．酸化LDLがマクロファージにより，泡沫細胞となり血管内膜で沈着することでプラークを形成する．プラーク沈着により血流が悪化すると狭心症，血栓が生じると心筋梗塞となる．

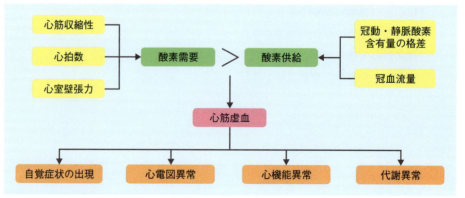

図2 心筋虚血の機序

(1) 冠動脈狭窄とは

冠動脈内膜が肥厚し血管内腔が狭くなることをいう．狭窄の原因となるプラークには，線維性プラークと脂質性プラークがあるが，冠動脈のプラークは，線維性と脂質性のプラークが複合的に形成されている場合が多く，内膜肥厚による狭窄を器質的狭窄と称する．器質的狭窄以外に，冠動脈の攣縮（冠攣縮）によって血管内腔が一時的に狭窄し発生する機能的狭窄がある．

なお，冠動脈の狭窄度が50％程度までは，運動時の冠血流量への影響は少なく，狭窄度が70％以上になると運動時の冠血流量が大きく減少することから，ACC/AHA分類では冠動脈の75％以上を有意狭窄と定めている．

(2) プラーク破綻と血栓形成

急性心筋梗塞は，冠動脈のプラーク（粥腫）あるいは血管内膜のびらんが急速に破綻することで，冠動脈内に血栓が形成されて発症する．冠動脈の血管壁は内皮細胞に覆われているが，プラークやびらんが破綻し血管内皮下の組織が露出すると，血小板が付着し，急速に血小板凝集が起こり，フィブリン血栓を形成して冠動脈が完全閉塞する病態をまねく（図3）．

(3) 心筋壊死の進展

冠動脈が完全に閉塞し20～30分程度経過すると，心内膜側から心筋壊死が始まり，心外膜へ心筋壊死が次第に進展し，貫壁性の心筋梗塞となる．急性心筋梗塞の発症早期に冠動脈形成術を施行し，虚血心筋の再灌流を獲得することができれば，心筋梗塞巣を縮小できる．

2) 冠動脈と冠血流

冠動脈は，大動脈洞からそれぞれ，右冠動脈，左冠動脈が起始し，右冠動脈は右室，左室の下壁および後壁を灌流する．左冠動脈は，左主幹部から左前下行枝と回旋枝に分岐し，心臓の前壁，側壁を灌流する．

冠血流量は，安静時に比して最大運動時は約4～5倍に達する．また，収縮期に流れる冠血流は拡張期の7～45％とされ，運動時の心拍数が増加すると，さらに拡張期に流れる冠血流の割合が増加する．

3) 冠動脈疾患の危険因子

冠動脈硬化の進展や冠動脈内血栓症を惹起する要因が冠動脈疾患の危険因子となる．脂質異常症，高血圧症，喫煙，糖尿病（耐糖能異常），非運動習慣，メタボリックシンドローム，肥満の他，ストレス，家族歴，加齢，男性，タイプA行動パターンなどがあげられる（図4）．

ACC (American College of Cardiology；アメリカ心臓病学会)
AHA (American Heart Association；アメリカ心臓協会)

MEMO
急性冠症候群（acute coronary syndrome：ACS）
不安定狭心症の病態は，不安定プラークが血管内皮損傷や炎症によって破綻して，その周囲に血栓が形成されることによる．血栓の形成範囲が急激かつ大きければ，冠動脈の内腔が閉塞して急性心筋梗塞を発症することになり，完全閉塞していなければ不安定狭心症という表現になるため，病態的には類似している．このため，急性心筋梗塞や不安定狭心症，急性心筋虚血による突然死は臨床上，急性冠症候群として取り扱う場合が多い（図3）．

冠動脈
▶ Lecture 1 参照．

MEMO
タイプA行動パターン
古典的には，性格や行動のパターンが攻撃的あるいは挑戦的で責任感の強い人ほど心血管疾患を生じやすいと考えられており，このような性格・行動パターンの人がタイプA（パターン）と定義されている．タイプAは生真面目，活動的で競争心や攻撃性が強い，責任感が強い半面で時間を気にしすぎる，焦りがちなどといわれている．一方，これと反対の性格・行動パターンの人，つまり内向的でのんびりしており，あまり目立とうとしない性格の人はタイプBとよばれる．

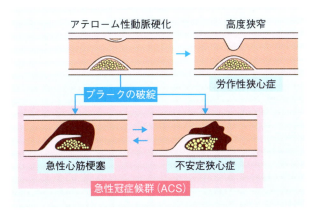

図3 冠動脈狭窄の病態

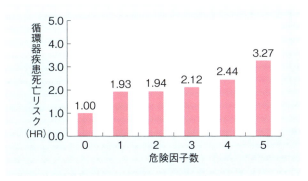

図4 危険因子集積数と循環器疾患による死亡リスク
一般住民30歳以上，男性2,999人，女性4,220人．
（NIPPON DATA90；10年間追跡）

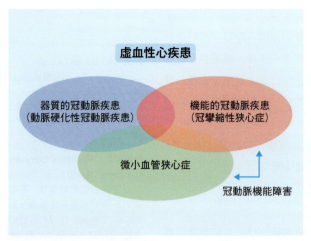

図5 虚血性心疾患の分類

表1 労作狭心症のCCS重症度分類

I	日常の身体活動（通常歩行や階段昇りなど）では狭心症発作はないが，強いあるいは急激な労作，または長時間の労作により狭心症発作を生じる
II	日常の身体活動はわずかに制限され，以下の労作で狭心症発作を生じる ● 急ぎ足の歩行や階段昇り ● 坂道歩行 ● 食後や寒冷時，強風時，精神的に緊張しているとき，あるいは起床後2時間以内の歩行や階段昇り ● 200 mを超える平地歩行あるいは1階分以上の階段昇り
III	日常の身体活動は著しく制限される．普通の速さ，状態での100〜200 mの平地歩行あるいは1階分の階段昇りで狭心症発作を生じる
IV	いかなる動作も症状なしにはできない．安静時にも狭心症発作を生じる

CCS：カナダ心臓血管協会．

表2 不安定狭心症の分類

AHAによる分類	CCSによる分類	ブラウンウォルドによる分類
タイプI　新規労作狭心症 新たに発生した労作狭心症，あるいは6か月以上発作のなかったものが再発したもの	● 1週間以内に発症した安静狭心症 ● 2か月以内に発症したCCS基準のクラスIIIまたはIVの新規狭心症 ● CCS基準のクラスIIIまたはIVの増悪型狭心症 ● 異型狭心症 ● 非Q波心筋梗塞 ● 発症24時間以降の梗塞後狭心症	I　新規あるいは増悪型の労作狭心症 2か月以内に安静狭心症の発作がなく，以下の項目に属するもの ● 発症から2か月以内 ● 狭心発作が増強 ● 1日3回以上の発作あるいは発作頻度の増加 ● 以前と比べ軽労作で発作が誘発
タイプII　重症化した労作狭心症 労作狭心症の発作頻度の増加，持続時間の延長，疼痛および放散痛の増強，軽度の労作でも生じやすく，ニトログリセリンの効きが悪くなったもの		II　亜急性安静狭心症 安静狭心症の発作が1か月以内に1回以上あるが，48時間以内には発作なし
タイプIII　新規安静狭心症 安静時に発作を生じ，15分以上持続し，ニトログリセリンに反応しにくい場合であり，ST上昇ないし下降，T波の陰転化を認めるもの		III　急性安静狭心症 48時間以内に安静狭心症の発作あり

（黒澤利郎：循環器リハビリテーションの理論と技術．改訂第2版．メジカルビュー社；2020. p.40[3])）

冠動脈閉塞を伴わない心筋虚血
(ischemia with non-obstructive coronary artery disease：INOCA)

CCS (Canadian Cardiovascular Society；カナダ心臓血管協会)
ブラウンウォルド (Braunwald) の分類

MEMO
急性冠症候群（ACS）
プラークの破綻と血栓形成を主因とする不安定狭心症や急性心筋梗塞は一連のものとして急性冠症候群とよばれる（図3参照）．

4）虚血性心疾患の分類

　虚血性心疾患の病型は，安定狭心症，不安定狭心症，急性心筋梗塞，急性冠症候群，無症候性心筋虚血，新たなる疾患概念として狭心症を示唆する症状，徴候，検査所見を有するが冠動脈に器質的有意狭窄を認めない慢性の症候群として，冠動脈閉塞を伴わない心筋虚血（INOCA）などに分類される（**図5**）．

(1) 狭心症の分類
　狭心症は，誘因の観点から労作狭心症と安静狭心症，症状の経過の観点から安定狭心症と不安定狭心症，また発症機序の観点から器質性狭心症と冠攣縮性狭心症に分類される．労作狭心症にはCCS重症度分類（**表1**）がある．

(2) 不安定狭心症の分類
　AHA，CCS，ブラウンウォルドの分類を**表2**[3)]に示す．

(3) 急性冠症候群（ACS）
　冠動脈に蓄積したプラークの破綻や血管内びらんの亀裂に伴い，急速に冠動脈が狭窄・閉塞し，心筋虚血に陥る病態をいう．心筋が壊死した状態は急性心筋梗塞と診断され，冠動脈が完全閉塞していないものは不安定狭心症と診断される（図3参照）．
　不安定狭心症と急性心筋梗塞はほぼ共通の病態であるため，治療を行ううえでは同様の緊急事態ととらえて冠動脈の完全閉塞の有無を判別せず，急性冠症候群として治

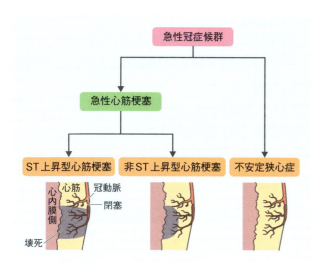

図6 急性冠症候群の分類

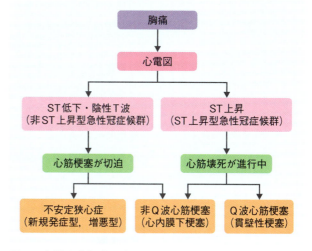

図7 急性冠症候群と狭心症,心筋梗塞の関係

療する.

(4) 急性心筋梗塞

冠動脈が閉塞すると心筋虚血に陥り,不可逆的な心筋壊死が始まる.心筋壊死の範囲は,冠動脈の再灌流がなければ,冠動脈が閉塞している時間とともに拡大し,冠動脈の末梢側の心内膜から中枢側の心外膜へと心筋壊死が進展する.心筋壊死は,冠動脈閉塞後1〜2時間で心内膜下梗塞となり,3〜6時間経過すると貫壁性梗塞になると考えられている.

急性心筋梗塞は,診断により初期治療が異なるST上昇型心筋梗塞と非ST上昇型心筋梗塞に分類される(図6,7).

- ST上昇型心筋梗塞:急性の血栓閉塞により冠動脈血流が途絶え,貫壁性虚血を示す.心筋梗塞部位の拡大を防ぐために初期治療として冠動脈形成術を行い,冠動脈血流を早期に再開し,虚血心筋を救済する.
- 非ST上昇型心筋梗塞:冠動脈の不完全閉塞から,側副血行路により冠動脈への血流が存在するものまで病態が幅広い.ST上昇型心筋梗塞とは治療法が異なり,冠動脈の血行動態を把握し,リスク層別化のうえで適切な治療を行う.

(5) 不安定狭心症

冠動脈が完全閉塞には至っていないが,プラークが血管内に残存し血管内を完全閉塞する危険性が高い,心筋梗塞の直前段階にある状態をいう(図6).

(6) 無症候性心筋虚血

心筋虚血を発症する場合は,通常,胸痛などの胸部症状を伴うが,胸部症状を伴わない症状が一過性に発生する病態がある.この状態を無症候性心筋虚血とよび,胸痛を呈する自律神経障害を認める高齢者や糖尿病患者に多い傾向がある.心筋虚血発作時に胸部症状を伴わないため,運動負荷心電図検査や心臓核医学検査による心筋虚血の確認が必要である.

(7) 冠動脈閉塞を伴わない心筋虚血(INOCA)

以下のように定義される.

①安定した慢性的な(数週間以上の)胸部症状(典型的な狭心痛)や非典型的症状を有している.

②心筋虚血の客観的な検査所見(安静時または負荷時の心電図,心エコー,MRI,核医学検査,心臓カテーテル検査など)を認める.

③冠動脈造影や冠動脈CTで50%以上の器質的狭窄(閉塞性冠動脈疾患)や血流予備

急性心筋梗塞
(acute myocardial infarction:AMI)

ST上昇型心筋梗塞
(ST elevation myocardial infarction:STEMI)

非ST上昇型心筋梗塞
(non-ST elevation myocardial infarction:NSTEMI)

不安定狭心症
(unstable angina pectoris:UAP)

MEMO
無症候性心筋虚血の分類
- 1型:まったく無症状で心筋梗塞や狭心症の既往のないもの.
- 2型:心筋梗塞後にみられる無症状の心筋虚血.
- 3型:有症候性の虚血発作と無症候性の虚血発作が混在するもの.

血流予備量比(fractional flow reserve:FFR)

量比（FFR）0.80 以下などで定義される.

心筋虚血の発生機序は，心外膜冠動脈あるいは冠微小血管の構造的異常または機能的異常に分けられ，冠攣縮は，心外膜冠動脈または微小冠動脈の攣縮により，一過性に冠動脈の血流が低下して心筋虚血が生じる.

冠微小血管攣縮を疑う患者は，以下が前提となる.

①狭心症様の安静時または労作時を問わない自覚症状を有する.

②原因病変が明らかでない心筋梗塞の患者も対象となる.

③心外膜冠動脈は，冠動脈径の狭窄率＜50％あるいは FFR＞0.80 の冠血流制限がない.

なお，包括的心臓リハビリテーションは，禁忌がなければ INOCA 患者においても通常の虚血性心疾患同様に推奨されている.

5）予後

安定狭心症は，一般的に予後が良好であるが，不安定狭心症や急性心筋梗塞を発症した場合は心臓突然死を起こす可能性が高くなる. 急性心筋梗塞の院内死亡率は 8～9％と報告されている[4].

6）合併症

急性心筋梗塞を発症した場合は，梗塞心筋の部位や大きさにより，心ポンプ失調による心不全や心原性ショックによる急性心不全の他，発症後，数日間は虚血や梗塞による心筋障害により心室性期外収縮などの心室性不整脈が発生する. 発症後数時間以内は，徐脈性不整脈や心室頻拍，心室細動などの致死性不整脈が出現することもある.

その他，心筋梗塞後の狭心症や再梗塞，心臓以外の臓器への血栓症，高齢者や女性，初回心筋梗塞に多いとされる心破裂，心室中隔穿孔，僧帽弁を支える乳頭筋断裂，まれではあるが壊死心筋による炎症が心膜に波及するドレスラー症候群がある.

ドレスラー（Dressler）症候群

3. 診断

1）症状

虚血性心疾患の発症による主な自覚症状は胸痛であり，その典型的症状は，胸部の圧迫感や胸部を締めつけられる感じである. その他，非典型的症状として，背部痛や左肩からの放散痛，喉や下顎，歯の痛みを訴えることもある.

狭心症の症状は，胸痛の持続時間が数分～20 分程度で，症状の増悪要因（運動など）と寛解要因（安静など）があることや，硝酸薬の投与により速やかに寛解することが特徴である.

急性心筋梗塞の胸部症状は，20 分以上持続する胸痛，あるいは冷汗などを伴い生命の危機を感じるような強く持続する胸痛で，硝酸薬を投与しても胸部症状の改善を認めないことが特徴である.

2）身体所見

虚血性心疾患発症時に急性心不全を合併する場合は，さらに冷汗，チアノーゼ，頸静脈怒張，起座呼吸を呈する. 多枝病変や広範囲の心筋梗塞は，心ポンプ失調により，収縮期血圧が 90 mmHg 以下となる心原性ショックを起こすこともある.

また，これまでに確認されたことがない収縮期雑音が聴取される場合は，乳頭筋不全や断裂による僧帽弁閉鎖不全症，心室中隔穿孔などが疑われ，心膜摩擦音が聴取される場合は，広範囲の梗塞により心室瘤や心膜炎の合併を考慮する.

3）キリップ分類

急性心筋梗塞の重症度判定には，身体所見に基づいたキリップ分類を用いる（**表3**）.

キリップ（Killip）分類

表3　キリップ分類

I度	肺野にラ音がなく，心音のⅢ音がない. 死亡率6％
Ⅱ度	肺野の 50％未満で湿性ラ音を聴取し，心音のⅢ音がある. 死亡率17％
Ⅲ度	肺野の 50％以上で湿性ラ音を聴取する（肺水腫）. 死亡率38％
Ⅳ度	心原性ショック（収縮期血圧90 mmHg以下，末梢循環障害）. 死亡率81％

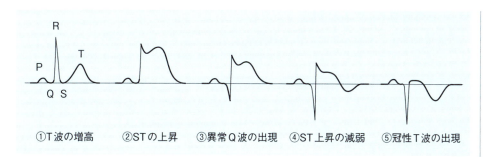

①T波の増高　②STの上昇　③異常Q波の出現　④ST上昇の減弱　⑤冠性T波の出現

図8　心筋梗塞における心電図の経時的変化
「①T波の増高→②STの上昇→③異常Q波の出現→④ST上昇の減弱→⑤冠性T波の出現」と経時的に変化する．

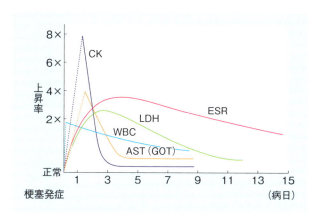

図9　急性心筋梗塞発症後における白血球数，血清酵素，赤沈の推移
(高橋哲也：ビジュアル実践リハ 呼吸・心臓リハビリテーション．改訂第2版．羊土社；2015. p.114[5])

クレアチンキナーゼ (creatine kinase：CK)
白血球数 (white blood cell：WBC)
LDH (lactate dehydrogenase；乳酸脱水素酵素)
AST (aspartate aminotransferase；アスパラギン酸アミノトランスフェラーゼ)
赤血球沈降速度 (erythrocyte sedimentation rate：ESR)

4) 検査，機能評価

(1) 心電図

冠動脈の狭窄により心筋虚血発作が生じると，虚血領域を反映する心電図誘導にSTの低下を認める．急性心筋梗塞は，発症から数時間でT波の増高，STの上昇，R波の減弱，数時間～12時間で異常Q波が出現する (**図8**)．さらに，発症後2日～1週間で冠性T波を認めるようになる．

冠攣縮の場合は，心内膜から心外膜まで心筋虚血に至るため，ST部分は一過性に上昇するが，攣縮発作が短時間の場合は異常Q波は出現しない．

陳旧性心筋梗塞の場合は，異常Q波のある誘導から心筋梗塞の部位が判断できるが，多枝病変や左主幹部病変は，明らかな心電図変化を示さないこともあるため，心電図波形のみによる判断は注意を要する．

(2) 血液生化学検査 (図9)[5]

心筋虚血による心筋障害を示すものとして，心筋細胞損傷により逸脱するクレアチンキナーゼ (CK) やその分画であるCK-MBが特異的に上昇する．CK以外の生化学マーカーには，白血球数 (WBC)，LDH (乳酸脱水素酵素)，AST (アスパラギン酸アミノトランスフェラーゼ) があり，高度の心筋虚血が長時間に及ぶと，心筋の損傷により筋原線維の構造蛋白である心筋トロポニンT，Iが血液中へ流出する．

(3) 画像診断
a. 胸部X線検査

虚血性心疾患において特徴的な画像を示すことはないが，心不全を合併する場合，肺うっ血像や心拡大の所見を得ることができる．

ここがポイント！
心電図による心筋梗塞の部位判断
おおよその分け方ではあるが，Ⅱ，Ⅲ，aV_F誘導の変化は，下壁梗塞 (冠動脈病変は右冠動脈)，胸部誘導 (V_1～V_4) は，前壁中隔梗塞 (冠動脈病変は左前下行枝)，Ⅰ，aV_L，V_5，V_6誘導は側壁梗塞 (冠動脈病変は回旋枝) のことが多い．Ⅰ，aV_L，V_1～V_6の誘導で心電図変化が及ぶ場合，広範囲前壁梗塞と判断されるため，慎重な対応が求められる．
▶ Lecture 2 参照．

MEMO
心筋トロポニンT，I
心筋特異性が高く，微小心筋障害の検出に適したマーカーである．

心臓超音波（心エコー）検査
▶ Lecture 2 参照.

b. 心臓超音波（心エコー）検査

心筋虚血部位における心室の壁運動異常を鋭敏に反映する，非侵襲的かつリアルタイムな検査である．発症早期から心筋虚血や心筋梗塞部位の壁運動異常を検出することができる．また，収縮時や拡張時の心室径や駆出率などの心機能，弁の形状や逆流の有無，心筋壁の厚さ，心筋梗塞の合併症である乳頭筋不全，心室壁内血栓，心室中隔穿孔，心タンポナーデ，心室瘤などについての情報が得られる．

c. 心臓核医学検査（図10）

^{201}Tl (thallium 201；タリウム201)
^{99m}Tc (technetium 99m；テクネチウム99m)
RI (radioisotope；放射性同位元素，核種)
SPECT (single photon emission computed tomography)

核医学検査は，心筋バイアビリティ（生存性）について，RI (^{201}Tl, ^{99m}Tc) を使用したSPECTなどを用いて，心筋の血流，代謝，生存性を評価できる．心筋虚血の場合，RI投与初期画像で，RIの取り込み低下や欠損を認めるが，3〜4時間後の遅延画像では再分布像を認める．心筋壊死の場合は，初期画像と遅延画像ともに欠損像として示される．

無症候性心筋虚血や心電図変化による判定が困難な場合は，心臓核医学検査は有用な検査となり，感度，特異度は心電図による診断よりすぐれている．

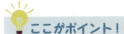

ここがポイント！
狭心症では，狭窄のある冠動脈の血流が低下するため，運動負荷時に心筋細胞にRIが取り込まれにくくなる．そのため，局所の欠損像を認める．

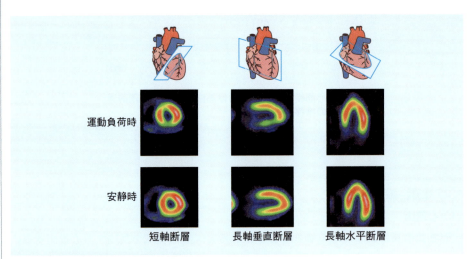

図10 心臓核医学検査（心筋血流SPECT像；狭心症の例）

表4 TIMI分類

Grade 0	再灌流なし
Grade 1	造影遅延を伴うわずかな再灌流
Grade 2	造影遅延を伴うものの，末梢まで造影される
Grade 3	再灌流が十分で造影遅延なし

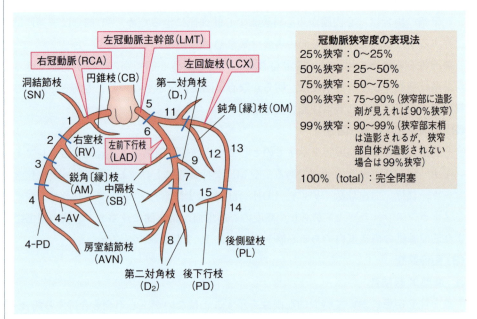

図11 AHA（アメリカ心臓協会）による冠動脈造影の区分と冠動脈狭窄度の表現法

d. 冠動脈造影検査

心臓カテーテルによる冠動脈造影検査は，冠動脈を直接造影することで，虚血性心疾患の責任冠動脈の病変部位を確定診断できる．冠動脈造影の評価は，AHAによる表現法が広く用いられている（**図11**）．特に，冠動脈の血管径が75％以上（左冠動脈主幹部では50％以上）狭窄している場合を有意狭窄と判断する．冠動脈攣縮の疑いがある場合は，造影時にアセチルコリンを投与し，冠動脈攣縮の誘発を確認することもある．

急性冠症候群は，可及的速やかに緊急冠動脈造影を行い，責任冠動脈の部位が確認でき次第，冠動脈再建術が行われる場合が多い．なお，冠動脈再建術前後の血流評価はTIMI分類が用いられる（**表4**）．

e. スワン-ガンツカテーテル検査

心係数と肺動脈楔入圧により，血行動態の評価が可能である．血行動態を評価するフォレスター分類では，心係数2.2 L/分/m^2，肺動脈楔入圧18 mmHgを基準に，Ⅰ〜Ⅳに分類する．主に肺うっ血と低心拍出の有無による分類で治療方針が決まる．

（4）自律神経機能の評価（図12）

自律神経機能は，ホルター心電図による心拍変動解析を行うことで，心拍1拍ごとの変動を測定して心臓の自律神経活動を評価できる．また，スペクトル分析により，交感神経活動の指標である低周波成分と副交感神経活動の指標である高周波成分に分離した評価ができる．心拍変動は加齢により減少し，自律神経障害が生じると自律神経活動のバランスは交感神経活動が優位となる．交感神経活動の亢進と副交感神経活動の減少によって生じる心拍変動は，心不全や冠動脈疾患の予後と関連している．

（5）血管機能の評価

血管の硬さを評価する指標として，CAVI（心臓足首血管指数）とPWV（脈波伝播速度）がある．CAVIは，年齢と相関することから，一般臨床において，いわゆる血管年齢の評価として使用されており，血圧に依存しない評価指標として知られている．CAVI<8.0は正常値，8.0≦CAVI<9.0は境界域，9.0≦CAVIは動脈硬化の疑いありと評価する（**図13**）．CAVI高値は，虚血性心疾患の冠動脈病変枝数，冠動脈内プラーク，重症度に寄与する独立因子でもあり，CAVIが9.0以上の冠危険因子を保有する患者は，虚血性心疾患の発症リスクが高いといえる．

（6）血管内皮機能の評価

血管内皮細胞は全身の血管にある細胞で，血管の健康状態を維持するために重要な役割を果たしている．一酸化窒素（NO）やエンドセリンなど，数多くの血管作動性物

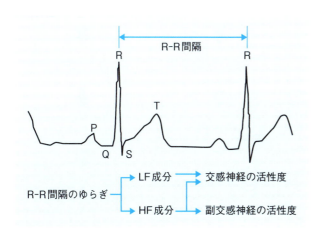

図12　心拍変動解析
LF：低周波成分，HF：高周波成分．

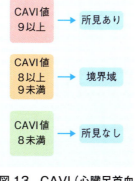

図13　CAVI（心臓足首血管指数）

質を放出し，血管壁の収縮・弛緩，血管壁への炎症細胞の接着，血管透過性や凝固・線溶系の調節などを行う．

血管内皮機能は，血管内皮細胞の機能の指標であり，FMD（血流依存性血管拡張反応）とRH-PATを用いて評価される．高血圧や糖尿病，脂質異常症，肥満などに加え，メタボリックシンドロームなど，生活習慣の悪化により血管内皮機能が低下すると，動脈硬化の進展やプラークの不安定化を引き起こす．初期段階は可逆的であり，早期に発見し介入することで動脈硬化の進展予防が期待できる．

FMD（flow-mediated dilation；血流依存性血管拡張反応）とRH-PAT（reactive hyperemia peripheral arterial tonometry）の測定方法
▶ Lecture 1・Step up 参照.

4. 治療

1）初期治療

心臓の前負荷と後負荷を減少し，心筋の酸素消費量を抑制するために，入院して安静と酸素投与が開始される．

安定狭心症は，待機的に冠動脈造影を行い，責任冠動脈病変の状態により，薬物療法や血行再建術が行われる．急性冠症候群は，緊急冠動脈造影を行い，責任冠動脈病変の部位により，緊急あるいは待機的に冠動脈再建術が行われる．

二次（再発）予防および冠危険因子の是正のため，禁煙，塩分と摂取カロリーを制限する食事療法，運動療法による生活習慣の改善を指導する．

2）薬物療法 （図14）

冠血管拡張作用を有する硝酸薬，心拍数抑制や陰性変力作用のあるβ遮断薬，冠攣

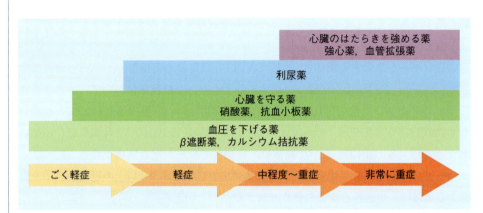

図14 虚血性心疾患の薬物療法

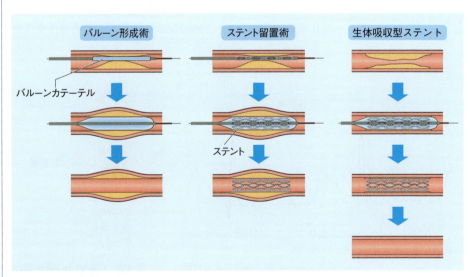

図15 経皮的冠動脈形成術（PCI）
ガイドワイヤー沿いにバルーンカテーテルを挿入し，病変部を拡張する．バルーン形成術は再狭窄の可能性が高い．

縮を解除するカルシウム拮抗薬，血栓予防のための抗血小板薬などが主に投与される他，心機能低下例には，強心薬や血管拡張薬を投与することもある．

ニトログリセリンを代表とする硝酸薬は，主に頓服として用いられる舌下錠やスプレーの他，持続的効果をもたらす経皮吸収薬があり，投与内容の確認が必要である．

脂質異常症の患者はスタチンが投与され，糖尿病患者はインスリンや経口血糖降下薬などでより厳格な血糖コントロールが行われる．

3）血行再建術（再灌流療法）

急性期は責任冠動脈の病変に対して冠動脈再建術が行われ，慢性期は薬剤抵抗性を示す病態などの場合に冠動脈再建術が施行される．冠動脈の血行再建術は，経皮的冠動脈形成術（PCI）と冠動脈バイパス術（CABG）があり，初期治療として入院から短時間で実施可能な PCI が選択されることが多い．

（1）経皮的冠動脈形成術（PCI）（図 15）

冠動脈の内側からバルーンによりプラークを押し広げるバルーン形成術は，ステントとよばれる金網状の形状記憶合金を狭窄部位に留置する方法や，薬剤溶出性ステントの出現により，術後の再狭窄が数%にまで減少している．次世代のステントとされる生体吸収型ステント（スキャホールド）も登場し，冠動脈に異物が残らない治療が期待されている．

経皮的冠動脈形成術
(percutaneous coronary intervention：PCI)

（2）冠動脈バイパス術（CABG）（図 16）

内胸動脈や橈骨動脈，大伏在静脈により，狭窄部位をバイパスする手術で，多枝病変や左主幹部の病変，薬剤抵抗性狭心症や，糖尿病合併例に対して施行されることが多い．

冠動脈バイパス術
(coronary artery bypass grafting：CABG)

4）補助循環

フォレスター分類Ⅳの心不全状態で，強心薬や血管拡張薬の投与にて改善がみられない場合に，血行動態を確保するため，大動脈内バルーンパンピング（IABP）や経皮的心肺補助装置（PCPS）による補助循環を用いる．

補助循環の種類と適応
▶ Lecture 7・Step up 参照．

（1）大動脈内バルーンパンピング（IABP）（図 17）

下行大動脈内に容量 30～40 mL のバルーンを挿入し，心周期と同期させてバルーンを拡張・収縮させる．拡張期にバルーンを膨らませることにより，上行大動脈の拡張期血圧を上昇させることで，冠動脈灌流圧が上昇するため，冠血流が増えて後負荷を減少させる．心原性ショック，血行動態が不安定な状態，不安定狭心症，血行再建術後，冠血流を確保する場合などに用いる．

大動脈内バルーンパンピング
(intra-aortic balloon pumping：IABP)

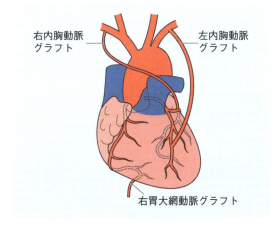

図 16 冠動脈バイパス術（CABG）完成例

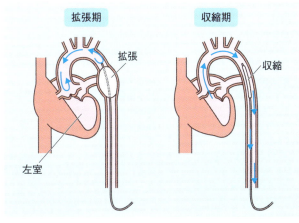

図 17 大動脈内バルーンパンピング（IABP）の拡張期と収縮期

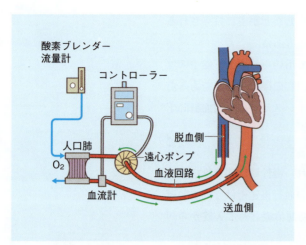

図18 経皮的心肺補助装置（PCPS）のしくみ

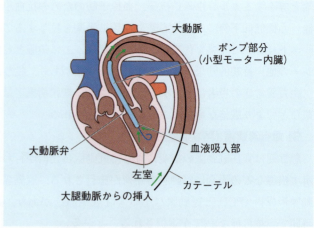

図19 循環補助用心内留置型ポンプ（カテーテル型人工心臓）

経皮的心肺補助装置
（percutaneous
cardiopulmonary support：
PCPS）

(2) 経皮的心肺補助装置（PCPS）（図18）

大静脈あるいは右房から脱血カテーテルにより静脈を脱血し，人工肺を介して酸素化した血液を大腿動脈から総腸骨動脈に送血する装置である．適応は，心筋梗塞や心筋炎で，IABP 施行下でも心係数が $1.5\,L/分/m^2$ 以下の重症ポンプ失調例，難治性で繰り返す心室細動や心室頻拍患者，急性冠症候群の冠動脈形成術までのサポートやブリッジ，急性肺血栓塞栓症によるショック，偶発性低体温による循環不全，心肺停止蘇生例などである．心停止の状態でも組織への灌流をある程度保つことができるため，除細動困難な心室細動や IABP を用いてもショック状態が改善しない場合などに用いられる．

循環補助用心内留置型ポンプ
カテーテル（Impella®）
左室内に回転する小型軸流ポンプを内蔵したカテーテルを留置し，左室から脱血して大動脈基部に定常流で送血する補助循環装置であり，日本では2017年に保険適用となった．
心原性ショックおよび内科的治療抵抗性の急性心不全が適応となり，数時間〜数日間の比較的短期間の循環補助と左室機械的仕事量の減少を目的に留置される．最大補助流量は2.5〜5.5 L/分である．機械式人工大動脈弁置換術後や中等度以上の大動脈弁閉鎖不全，左室内血栓などは禁忌である[6]．
【方法・管理】
X線透視ガイドを用いて鎖骨下動脈や腋窩動脈からカテーテルの留置位置を決定し，留置後は十分な心拍出量が得られているかを評価しつつ強心薬を減量する．また，右心カテーテルや心エコーを用いて右心機能と血行動態を評価することが重要で，V-A ECMOとの併用（ECPELLA）や，離脱困難例では補助人工心臓（VAD）への移行も検討される（Lecture7・Step up 参照）．

(3) 循環補助用心内留置型ポンプ（カテーテル型人工心臓）（図19）

急性心不全に対して，血管内に入れるための筒状のシースを用いて経皮的に左室内へ挿入し，左室から上行大動脈へ送血し体循環を補助することを可能とする機械的補助循環装置デバイスである．最大約 3.7 L/分の流量補助が可能な左心補助用のカテーテルポンプで，カテーテル型人工心臓ともよばれている．適応となる条件は，強心薬静注の増量や機械的補助循環を行っても血行動態の破綻と末梢循環不全をきたしている状態，ショック，強心薬の静注によっても腎機能や栄養状態，うっ血徴候が増悪しつつあり，強心薬の増量を余儀なくされる状態の場合に使用される．

■引用文献

1) 厚生労働省：令和4年（2022）人口動態統計（報告書）．
https://www.mhlw.go.jp/toukei/saikin/hw/jinkou/houkoku22/index.html
2) 厚生労働省：令和2年（2020）患者調査の概況．
https://www.mhlw.go.jp/toukei/saikin/hw/kanja/20/index.html
3) 黒澤利郎：虚血性心疾患（狭心症，心筋梗塞）．増田 卓，松永篤彦編：循環器リハビリテーションの理論と技術．改訂第2版．メジカルビュー社；2020．p.40．
4) 日本循環器学会：2022年循環器疾患診療実態調査報告書（JROAD）．
https://www.j-circ.or.jp/jittai_chosa/media/jittai_chosa2021web.pdf
5) 高橋哲也：循環障害のリハビリテーション．居村茂幸監：ビジュアル実践リハ 呼吸・心臓リハビリテーション．改訂第2版．羊土社；2015．p.114．
6) 日本循環器学会，日本心臓血管外科学会ほか：2023年 JCS/JSCVS/JCC/CVIT ガイドラインフォーカスアップデート版．PCPS/ECMO/循環補助用心内留置型ポンプカテーテルの適応・操作．
https://www.j-circ.or.jp/cms/wp-content/uploads/2023/03/JCS2023_nishimura.pdf

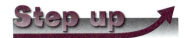

1. 循環器病対策推進基本計画（第2期）の現状と課題

1）概要

　循環器病は国民の生命や健康に重大な影響を及ぼす疾患であるとともに，社会全体にも大きな影響を与える疾患である．こうした現状に鑑み，誰もがより長く元気に活躍できるよう，健康寿命の延伸などを図り，あわせて医療および介護に係る負担の軽減に資するため，予防や医療，福祉に係るサービスのあり方を含めた幅広い循環器病対策を総合的かつ計画的に推進することを目的として，「健康寿命の延伸等を図るための脳卒中，心臓病その他の循環器病に係る対策に関する基本法（以下，循環器病対策基本法）」が2018年に成立し，2019年に施行[1]された．

　これをふまえ，2020年に循環器病対策推進基本計画（第1期）を策定し，都道府県においても，都道府県循環器病対策推進計画の策定が進められた．第1期の課題として，予防から発症後の急性期，回復期および慢性期それぞれへの対策を進めるだけではなく，発症後においても再発予防および重症化予防を繰り返し行う対策が必要であること，国民一人ひとりが，循環器病の発症を促進する危険因子をよく理解し，生活習慣の改善と基礎疾患の重症化予防に努めることが重要であることがあげられた．これを支援するために，国，地方公共団体などが医療従事者などと連携して啓発活動を進める必要があり，今後，高齢化の進む日本において，誰もがより長く元気に活躍できる社会の実現のためには，健康寿命を延伸し平均寿命との差，すなわち疾病などの健康上の理由により日常生活に制限のある期間を短縮していくことが重要な課題である．循環器病対策においても，発症予防をいっそう推進する必要があること，これと同時に，罹患しても日常生活にできるだけ制限を受けず生活していけるよう，疾病と共生するための幅広い社会連携に基づく取り組みについても指摘された．循環器病対策推進基本計画（第2期）では，「循環器病の予防や正しい知識の普及啓発」「保健，医療及び福祉に係るサービスの提供体制の充実」「循環器病の研究推進」の3つの目標を達成することにより，「2040年までに3年以上の健康寿命の延伸及び循環器病の年齢調整死亡率の減少」を目指すこと[1]が掲げられた（Lecture 11参照）．

（1）循環器病の予防や正しい知識の普及啓発

　回復期および慢性期にも再発や増悪をきたしやすいという循環器病の疾患上の特徴に鑑み，循環器病の発症予防および合併症の発症や症状の進展等の再発予防，重症化予防に重点をおいた対策を推進する．循環器病の予防には，生活習慣等に対する国民の意識と行動の変容が必要であることから，国民に対し，循環器病とその多様な後遺症に関する十分かつ的確な情報提供を行うとともに，発症後早期の対応やその必要性に関する知識の普及啓発も行うことで，効果的な循環器病対策を進める．

（2）保健，医療及び福祉に係るサービスの提供体制の充実

　急性期には発症後早急に適切な診療を開始する必要があるという循環器病の特徴に鑑み，地域医療構想の実現に向け，高度急性期および急性期から回復期，慢性期までの病床の機能の分化および連携等に取り組み，都道府県が地域の実情に応じた医療提供体制の構築を進める．循環器病の患者については，それぞれの関係機関が相互に連携しながら，継続して必要な医療，介護および福祉に係るサービスを提供することが必要である．患者が可能な限り住み慣れた地域でその有する能力に応じ自立した日常生活を営むことができるよう，地域包括ケアシステムの構築を推進することで，効果的かつ持続可能な保健，医療，福祉に係るサービスの提供体制の充実を図る．また，平時のみならず感染症発生・蔓延時や災害時等の有事においても医療の確保を適切に図ることができるような医療提供体制の整備を進める．

（3）循環器病の研究推進

　患者が安心して治療に向きあえるよう，患者のニーズをふまえつつ，産学連携や医工連携も図りながら，循環器病の病態解明，新たな治療法や診断技術の開発，リハビリテーション等の予後改善，QOL（生活の質）向上等に資する方法の開発，個人の発症リスク評価や予防法の開発等に関する研究を推進する．また，科学的根拠に基づいた政策を立案し循環器病対策を効果的に進めるための研究を推進する．

2）現状と課題

　循環器病患者においては，社会復帰という観点もふまえつつ，ADL（日常生活活動）の向上など，QOLの維持・

向上を図るため，早期からの継続的なリハビリテーションの実施が必要となる場合もある．一般的には，急性期に速やかにリハビリテーションを開始し，円滑に回復期および維持期のリハビリテーションに移行することが求められ，医療と介護の間で切れ目のない継続的なリハビリテーションの提供体制をよりいっそう構築していく必要がある．リハビリテーションと同時に合併症の治療が必要な場合や合併症の治療が優先される場合もあり，個々の患者に応じた適切な対応が求められる．また，患者がその目的や必要性を十分に理解したうえでの再発予防，重症化予防，生活再建や就労等を目的とした多職種によるアプローチが重要である．

心血管疾患患者の管理においては，特に，心不全等で入退院を繰り返す患者が増加しており，再発予防および再入院予防の観点が重要である．運動療法，冠危険因子是正，患者教育，カウンセリングなどを含む多職種による疾病管理プログラムとして心血管疾患におけるリハビリテーションを実施することが関連学会より提唱されている．

患者が継続的にリハビリテーションを実施するためには，専門家を育成しつつ，地域の医療資源を含めた社会資源を効率的に用いて，多職種が連携して取り組む体制を構築する必要がある．また，在宅で過ごす患者にも適切なリハビリテーションが提供されるような体制を整備することが必要である．

3）取り組むべき施策

急性期から回復期および維持期（生活期）まで，循環器病患者の状態に応じ，医療現場から介護の現場までの一貫したリハビリテーションの提供等の取り組みを進める．

急性期の病態安定後，機能回復やADLの向上を目的とした集中的なリハビリテーションの実施が有効であると判断される患者には速やかにリハビリテーションを開始し，回復期に切れ目なく移行できる連携体制を構築する．また，合併症の発症等により集中的なリハビリテーションの実施が困難な患者に対しては，どのようなリハビリテーションを含めた医療を提供するか検討する必要がある．維持期（生活期）にかけて，患者の状態に応じた，生活機能の維持・向上を目的とした医療，介護および福祉に係るサービスを提供するとともに，リハビリテーションを十分に実施できる体制を維持する．

特に心血管疾患患者においては，疾病管理プログラムとして，リハビリテーションを急性期の入院中から開始し，回復期から維持期（生活期）にかけても継続することが重要である．状態が安定した回復期以降には，リハビリテーションを外来や在宅で実施することも見据えつつ，地域の医療資源を含めた社会資源を効率的に用いて多職種が連携する体制について，その有効性も含めて検討する必要がある．

2．その他の施策：脳卒中と循環器病克服 5 か年計画（第 2 次）

日本脳卒中学会と日本循環器学会は，関連した19学会とともに循環器病対策推進基本計画の成立に先立ち，2016年に①脳卒中と循環器病の年齢調整死亡率を5年で5％減少させる，②健康寿命を延伸させることを目標に，脳卒中と循環器病克服5か年計画を開始している[2]．目標を達成するための重要疾患として，脳卒中，心不全，血管病（急性心筋梗塞，急性大動脈解離，大動脈瘤破裂，末梢動脈疾患）を重

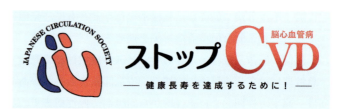

図1　ストップCVDのロゴ
国民への啓発活動の一つとして，ロゴなども作成している（https://www.j-circ.or.jp/kihonhou_gokanen/よりダウンロード可能）．

要3疾患とし，5つの戦略（①人材育成，②医療体制の充実，③登録事業の促進，④予防・国民への啓発〈図1〉，⑤臨床・基礎研究の強化）を立てて，活動している．5年後の2021年に第2次5か年計画を発表し，重要3疾患と5つの戦略は継続することとし，その他，小児期からの継続した生活習慣の改善や，災害時や新興感染症の流行時の医療体制の重要性などを強調している[3]．「循環器病対策基本法」とともに国民の健康寿命の延伸に欠かせない施策である．

■引用文献

1) 厚生労働省：循環器病対策推進基本計画．2023．https://www.mhlw.go.jp/content/10905000/001077712.pdf
2) 日本脳卒中学会，日本循環器学会：第1次脳卒中と循環器病克服5カ年計画．
http://www.j-circ.or.jp/five_year/files/Digest_five_year_plan.pdf
3) 日本脳卒中学会，日本循環器学会：脳卒中と循環器克服第二次5カ年計画．
https://www.j-circ.or.jp/five_year/files/JCS_five_year_plan_2nd.pdf

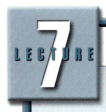

循環器疾患（3）
心臓弁膜症，心筋症

到達目標

- 心臓弁膜症の病態と検査，診断，治療を理解する．
- 心筋症の病態と検査，診断，治療を理解する．

この講義を理解するために

Lecture 6 で学んだ虚血性心疾患以外に，循環器疾患（心血管疾患）には多様な種類があります．心ポンプ機能に直接影響する心臓弁膜症と心筋症も，心臓リハビリテーションの主要な対象疾患となります．

この講義では，心臓弁膜症と心筋症に対する理学療法介入の際に，診療チームとの相互理解のために必要となる各病態や検査，診断，治療について理解することを目標とします．これらの疾患の病態や治療は，さまざまな種類があるため，その内容を把握し，患者の状態を評価することで，適切な理学療法介入が可能となります．

この講義を学ぶにあたり，以下の項目を学習しておきましょう．

- □ 循環器にかかわる解剖学（心臓の構造）を復習しておく（Lecture 1 参照）．
- □ 生理学（循環調節の機能，生体反応のしくみ）を学習しておく．
- □ 基礎疾患（リウマチ熱，高血圧症，先天性心疾患）を学習しておく．

講義を終えて確認すること

- □ 心臓弁膜症の病態が理解できた．
- □ 心臓弁膜症の検査，診断，治療が理解できた．
- □ 心筋症の病態が理解できた．
- □ 心筋症の検査，診断，治療が理解できた．

講義

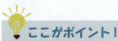

心臓弁膜症
(heart valve disease)

ここがポイント！
- 心臓弁膜症の原因
  先天性と後天性の原因がある．
- 心臓弁膜症の分類
  狭窄症，閉鎖不全症，狭窄症と閉鎖不全症が合併したものがある．

僧帽弁狭窄症
(mitral stenosis：MS)

MEMO
僧帽弁狭窄症の予後
10年生存率は全体として50〜60％である．生存率は初診時の症状に依存し，初診時に自覚症状の軽微な群では80％以上と良好であるが，自覚症状が強い群では0〜15％と低い[4]．

MEMO
心音
健常者で胸壁から聴取される心音は，I音とII音である．I音は房室弁（僧帽弁，三尖弁）が閉じるときの音で，II音は大動脈弁と肺動脈弁が閉じるときの音である．

カーリー（Kerley）B線

METs (metabolic equivalents；代謝当量)

1．心臓弁膜症

心臓弁膜症は，心臓の4つの弁（僧帽弁，大動脈弁，三尖弁，肺動脈弁）に生じる，先天性あるいは後天性の原因による弁の機能障害の総称である．弁の機能障害とは，弁の開きが狭くなる狭窄と，弁が完全に閉じなくなり血液が逆流する閉鎖不全があり，狭窄と閉鎖不全が同時に起こることもある．それぞれについては，発症要因や病態，検査，治療が共通する項目もあるが異なる項目もあることに留意する．また，日本における心不全の起因となる疾患として占める割合が高く，心不全治療において心臓弁膜症の治療を理解する必要がある．

心臓弁膜症は，もともとリウマチ熱によるリウマチ性弁膜症患者数が多かったが，現在はリウマチ熱の治療法が確立され年々減少している．一方，人口の高齢化に伴い加齢による心臓弁膜症が増加している．特に，大動脈弁狭窄症は，65歳以上の罹患率が2〜4％といわれており[1-3]，日本の潜在的な患者数は50〜100万人と推測されている．心臓弁膜症の有病率は加齢とともに増加傾向にあり，日本では65〜74歳で約150万人，75歳以上で約235万人の心臓弁膜症患者が潜在するとされている[1-3]．

1) 僧帽弁狭窄症

(1) 病態

リウマチ熱の後遺症による僧帽弁交連や腱索の癒合および肥厚により，石灰化や硬化および僧帽弁の開放制限などが起こる疾患である（**図1**）．大半は溶連菌感染のリウマチ熱の既往があり，症状が出現するまでに少なくとも10年以上の経過を要することもある．一般的な僧帽弁口面積は4〜6 cm^2 であるが，1.5〜2.0 cm^2 以下に弁口が狭窄すると僧帽弁による開放障害により，拡張期の左房と左室との圧較差が生じ，肺静脈圧が上昇するため，肺うっ血や肺高血圧を惹起し，心不全の誘因となる．

(2) 症状

弁の狭窄に伴う左房から左室への血液流入障害によって左房圧が上昇し，肺静脈圧が上昇するため，呼吸困難を主とする自覚症状が出現する．病態が緩徐に進行するため，左心不全症状の動悸，呼吸困難，起座呼吸などが出現してから発見されることがある．また，右心不全を伴うと頸静脈怒張，下腿浮腫，腹水貯留などが出現し，心房細動を併発する場合は血栓および塞栓症を生じ，脳梗塞，心筋梗塞，腸間膜動脈閉塞などを合併する．聴診所見は，I音亢進，前収縮期雑音，僧帽弁開放音などである．

(3) 検査

心電図は，僧帽性P波，右室肥大，心房細動などが特徴となる．胸部X線像は，右第2弓の二重影（左房拡大），左第3弓の拡大（左心耳，左房拡大），左第2弓の拡大（肺高血圧），肺うっ血（上肺野の血流再分布，左房圧上昇による肺静脈陰影の増強），カーリーB線の出現などを認める．心エコーは，僧帽弁の開放制限，腱索，乳頭筋などの石灰化，左房内血栓や左房拡大などを認めることがある．

(4) 治療

内科的治療は，①心房細動の合併時は，抗凝固薬による血栓コントロール，心拍数コントロール，リズムコントロールを行い，②感染性心内膜炎の合併時は，当該の抗菌薬を投与し，③心不全の合併時は，利尿薬や強心薬などの心不全治療薬を投与する．

外科的治療は，僧帽弁口面積が1.5 cm^2 以上で石灰化や癒着を認めず，およそ5 METs以上の身体活動で自覚症状がある場合に経皮的僧帽弁形成術を行う．弁口面積が小さい場合や経皮的僧帽弁形成術により僧帽弁の可動性が改善できない場合は，

7 循環器疾患（3）心臓弁膜症，心筋症

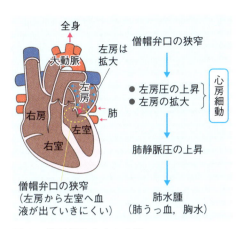

図1 僧帽弁狭窄症の病態

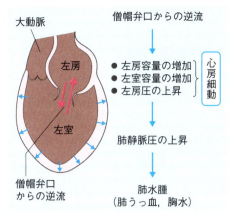

図2 僧帽弁閉鎖不全症の病態

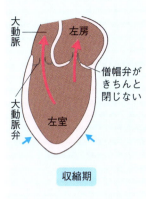

図3 僧帽弁閉鎖不全症での血液の流れ

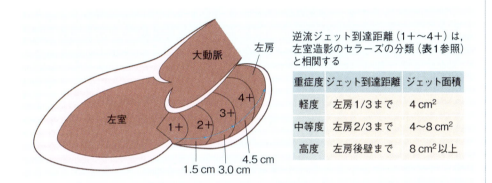

図4 僧帽弁閉鎖不全症の重症度分類（カラードプラ法）

僧帽弁置換術を行う．

2) 僧帽弁閉鎖不全症

(1) 病態

リウマチ熱，動脈硬化，僧帽弁逸脱症候群や心筋梗塞による合併症である乳頭筋不全および感染性心内膜炎などを起因として生じる．収縮期に左室から左房への逆流が起こり，左房と左室の容量が増えるため，左房と左室が拡大する．僧帽弁にて逆流が発生すると，左室から拍出される有効な循環血液量が減少し，心拍出量も低下する（図2，3）．慢性の病態の場合は，代償機序により心拍出量が比較的維持されることもある．

(2) 症状

自覚症状は，呼吸困難，動悸などであり，慢性かつ緩徐に進行する場合は，末期の病態まで心不全症状が出現しにくく，心不全症状が出現した際にはすでに左室機能不全の状態に陥っている場合がある．聴診所見は，I音減弱，III音聴取，全収縮期雑音などである．

(3) 検査，重症度判定

心電図は，心房細動や左房・左室負荷の所見があり，胸部 X 線像は，気管支分岐角の拡大，右第2弓の突出，左第3・4弓の突出が認められる．

重症度は左房への逆流の程度から判定される（図4）．

(4) 治療

慢性や軽症でも心房細動や心不全を合併する場合は，僧帽弁狭窄症と同様の内科的治療となる．心房細動を合併する場合の抗凝固療法に加えて，心不全症状を認めれば，利尿薬，血管拡張薬，強心薬などの心不全治療薬を投与する．中等度から高度の弁逆流が存在する場合は，弁輪形成術あるいは弁置換術が行われる．近年，高齢者な

僧帽弁閉鎖不全症
(mitral regurgitation：MR)

大動脈弁狭窄症
(aortic stenosis：AS)

ここがポイント！
大動脈弁狭窄症の重症度
- 弁口面積による分類：軽症 >1.5 cm^2，中等症 1.5～1.0 cm^2，重症≦1.0 cm^2
- 左室と大動脈の圧較差による分類：軽症<50 mmHg，中等症 50～80 mmHg，重症>80 mmHg

気をつけよう！
一度，大動脈弁狭窄の症状が出現すると病態の進行が速く，予後不良とされている．

どの低侵襲治療として，カテーテルによる経皮的僧帽弁接合不全修復術（MitraClip®）を施行することもある（図5）．

3) 大動脈弁狭窄症
(1) 病態
大動脈弁の肥厚，石灰化，弁交連部の癒合などによる大動脈弁口の狭窄により発症し，左室から大動脈への流出路における血流障害により，心拍出量低下と左室への圧負荷が増大する疾患である（図6）．

先天性の大動脈弁狭窄症は，大部分が二尖弁の石灰化で発症する．後天性の大動脈弁狭窄症は，リウマチ性の場合もあるが，日本においては加齢に伴う動脈硬化性の弁変化による発症が増えつつあり，潜在的な患者数は 50～100 万人と推測されている．

一般的に，大動脈弁口面積は 2.5～3.5 cm^2 であり，弁口面積が 1.5 cm^2 以下になると，左室と大動脈との間に明らかな圧較差を生じる．この圧較差により大動脈弁圧と心拍出量が低下するため，全身臓器への灌流障害をまねき脳循環量も減少し，失神する．また，左室の圧が上昇し心肥大を生じて左室の拡張機能が障害されるため，左室拡張期圧，左房圧，肺静脈圧が上昇して左心不全症状を生じる．

(2) 経過と予後
長期間，無症状のまま経過する場合も多く，大動脈弁狭窄の代償機序により左室肥大や神経体液性因子が活性化し，緩徐に左室肥大の増悪や左室の線維化などが生じる．このため，心雑音の聴取や代償機序の破綻による心不全症状の出現により発見されることがある．また，左室肥大に伴い冠血流量が低下するため，心筋虚血を生じて狭心症を発症することもある．長期間の心筋虚血により心筋収縮力が低下し，心不全を発症する．

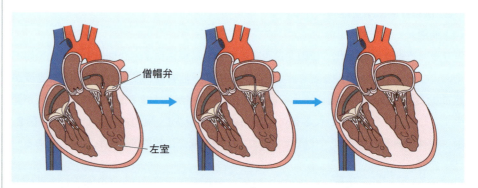

図5　経皮的僧帽弁接合不全修復術（MitraClip®）
大腿静脈からカテーテルを挿入し，僧帽弁をクリッピングすることで僧帽弁逆流を改善する．

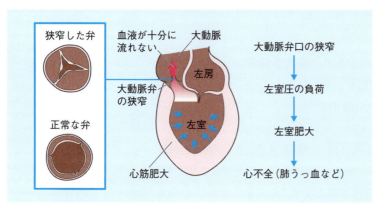

図6　大動脈弁狭窄症の病態

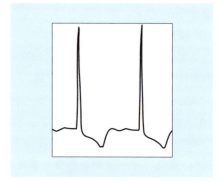

図7　大動脈弁狭窄症における典型的なストレイン型の心電図波形

(3) 症状

自覚症状は，動悸，息切れが徐々に増悪し，左心不全症状を伴う場合は呼吸困難や起座呼吸を認める．重症化すると胸痛，失神，めまいを生じる．聴診所見は，II音の奇異性分裂の他，末梢動脈の脈の立ち上がりが遅い遅脈や脈圧の低下を認める．

(4) 検査

胸部X線像では，左室の圧負荷のため左第4弓が突出する．心電図では，左室肥大を呈し，ST低下と陰性T波を伴ったストレイン型が典型的所見である（図7）．心エコーは，弁の形態異常，石灰化，交連部の癒合が確認される．

(5) 治療

無症状の期間が続き，長期間未治療である場合が多く，自覚症状が出現し心不全治療として利尿薬や血管拡張薬の投与を開始すると，心拍出量が低下することがあるため，慎重にバイタルサインを確認する．日常生活の指導は，過度な労作や活動などを制限するが，根本的な治療としては，外科的治療（大動脈弁置換術）となる．

重症例では，外科的治療として大動脈弁置換術を行うが，高齢者やリスクが高く外科手術が非適応となる患者に対しては，開胸せず心臓が拍動している状態で経皮的カテーテルにより人工弁を心臓へ装着する経カテーテル的大動脈弁留置術（TAVI）が実施される（図8）．TAVIは人工心肺装置も不要であり，従来の開胸手術と比べて身体への負担が軽減されるメリットがあり，高齢者，脳血管疾患や心疾患，呼吸器疾患を合併し，外科手術が高リスクとなる患者が適応となる．また，手術による侵襲度が低いことから，術後早期からリハビリテーションが可能であり，開胸外科手術よりも入院期間の短縮化が期待できる．

4) 大動脈弁閉鎖不全症

(1) 病態

心臓の拡張期に大動脈弁が完全に閉鎖せず，拡張期に大動脈から左室へ血液が逆流する病態である．左室に容量負荷が生じて拡張・肥大するため，病態が進行すると心不全症状を呈する（図9）．

二尖弁やマルファン症候群，心房中隔欠損などの先天性の原因と，リウマチ熱や感染性心内膜炎，解離性大動脈瘤，外傷などによる後天性の原因がある．

経過は，左室の容量負荷に対して左室が拡張し一時的に代償するが，慢性の経過をたどると次第に左室拡張末期圧が上昇する．また，この代償に伴い心拍出量が増加するため，全身への有効な拍出量を確保し続けることで，心臓の代償機序が破綻して左房圧が上昇し肺うっ血を生じる．急性の大動脈弁閉鎖不全症を発症した場合，逆流により心拍出量が急激に減少し，重症の心不全状態となり，緊急手術が必要になることがある．予後は不良で，重症の逆流を認めない場合で10年生存率50％程度，左心不全症状が出現すると年間死亡率は10％以上となる[5]．

(2) 症状

心臓の代償機序が機能する間は，血行動態の変化による自覚症状を認めないことが多いが，代償機序が機能不全に陥ると労作時呼吸困難や全身倦怠感，夜間発作性呼吸困難などの左心不全症状を生じる．胸痛や失神症状を認めることもあるが，大動脈弁狭窄症より頻度は少ない．

末梢動脈の所見として，1回拍出量の増加と拡張期の逆流による収縮期血圧の上昇，拡張期血圧の低下を生じるため，脈圧が大きく，速脈となる．重症例では，拡張期血圧が0 mmHgとなる場合もある．その他，特徴的な症状は，頭部全体が心拍動に一致して揺れるドゥ・ミュッセ徴候，爪床に拍動を認めるクインケ徴候などがある．聴診所見では，胸骨左縁にて漸減性の高調性収縮期雑音や往復雑音が聴取される．

経カテーテル的大動脈弁留置術（transcatheter aortic valve implantation：TAVI）

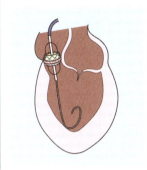

図8 経カテーテル的大動脈弁留置術（TAVI）

大動脈弁閉鎖不全症（aortic regurgitation：AR）

マルファン（Marfan）症候群

MEMO
大動脈弁閉鎖不全症の予後
症状を認めない間は生存率80％であるが，自覚症状が出現すると手術を行わない場合は，胸痛出現から5年以内，心不全症状出現から2年以内に死亡する例が多い．

ドゥ・ミュッセ（de Musset）徴候
クインケ（Quincke）徴候

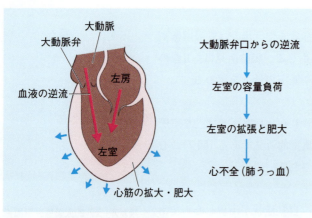

図9 大動脈弁閉鎖不全症の病態

表1 セラーズの分類

Ⅰ度	左室内に少量の造影剤の逆流を認めるが，左室全体は造影されない
Ⅱ度	左室内に少量の造影剤の逆流を認めるが，左室全体が造影され，大動脈より薄く造影される
Ⅲ度	左室全体が造影され，大動脈と同等に造影される
Ⅳ度	左室全体が造影され，大動脈より濃く造影される

(3) 検査

胸部 X 線像は，左第4弓が上方へ突出し拡大する．心電図は，左軸偏位，左室肥大，ST 部分のストレイン型を呈する．心エコー所見は，カラードプラ法にて大動脈弁逆流が確認される他，左室拡大や大動脈弁輪拡大などを認める．

重症度分類として，セラーズの分類を**表1**に示す．この分類は，心臓カテーテル検査による左室造影によって判定される．

セラーズ (Sellers) の分類

(4) 治療

心不全症状が出現すると，内科的治療として，利尿薬，レニン・アンジオテンシン・アルドステロン系阻害薬，血管拡張薬などが投与される．また，日常生活の指導として，塩分摂取制限の他，激しい運動の制限も必要となり，病態が進行する場合は，外科的治療（大動脈弁置換術）が適応となる．

5) 三尖弁狭窄症

三尖弁狭窄症
(tricuspid stenosis : TS)

(1) 病態

房室弁口面積が狭小化することにより，右房から右室への拡張期の血液流入が障害される疾患で，静脈系のうっ血を発症する．先天性，後天性のいずれの場合でも心不全を発症する．

三尖弁口面積は 5〜6 cm² であるが，1.5〜2 cm² 以下になると，右房と右室との圧較差を生じて心拍出量が低下するため，心不全症状が出現する．大静脈と右房の間に弁が存在しないため，右房圧が上昇すると大静脈圧も上昇し，頸静脈怒張，腹水，下腿浮腫など，静脈系へのうっ血が生じる．

MEMO

三尖弁狭窄症の原因
多くはリウマチ性であり，僧帽弁疾患や大動脈疾患を合併することが多い．三尖弁狭窄症を単独で発症する病態は，感染性心内膜炎，先天性異常，全身性エリテマトーデスなどであり，弁口を機械的に狭窄させる病態には，右房粘液腫，右房血栓などがある．リウマチ性心疾患の 10〜15%，僧帽弁狭窄症の約 5% で発症するとされるまれな疾患である．この病態は，女性に多く発症し，男性の 5〜10 倍となる．

(2) 症状

主な自覚症状は食欲不振と全身疲労感であり，浮腫の前駆症状として，頸静脈の拍動を認めることがある．聴診所見は，吸気時に増強する収縮期雑音，収縮中期雑音などがある．

(3) 検査

心電図では，P 波の二峰化や高尖化などを示すことがある．胸部 X 線像は，右房拡大のため第2弓の突出を認めるが，肺うっ血や肺動脈拡大は認めない．心エコーでは，三尖弁の弁口面積の狭小化，変形，癒合，線維化，石灰化，粘液腫や血栓などを認める．

(4) 治療

血液循環量の増大を防ぎ浮腫の出現を抑えるため，食塩摂取制限と利尿薬投与などが行われる．また，三尖弁口面積 1.0 cm² 以下と診断された場合は，手術適応が考慮され，三尖弁交連切開術などが行われる．

7 循環器疾患（3）心臓弁膜症，心筋症

6）三尖弁閉鎖不全症

(1) 病態
心臓の収縮期に三尖弁が不完全に閉鎖するため，右房・右室圧の上昇と拡大や三尖弁輪が拡大する病態である．起因となる疾患は，感染性心内膜炎，リウマチ熱，僧帽弁疾患，右室梗塞，肺高血圧，心房中隔欠損症などがある．

(2) 症状
主な自覚症状は，食欲不振，腹部膨満感の他，腹水，肝腫大，頸静脈怒張などの末梢性浮腫や，心拍出量低下の症状として全身倦怠感や易疲労性を認めることがある．聴診所見は，胸骨左縁にて全収縮期雑音が聴取される．

(3) 検査
胸部X線像は，右房，右室の拡大にて右第2弓の突出が認められる．心電図は，心房細動を呈することが多く，右軸偏位などの所見を認める．心エコーは，三尖弁の逸脱や右房，右室の拡大などを認める．

(4) 治療
右室の容量を減少し，容量負荷を改善するために利尿薬を投与する．また，感染性心内膜炎やエブスタイン奇形などの器質的障害の場合や肺高血圧を認める場合は，手術適応となり，弁置換術や三尖弁輪縫縮術が行われる．

7）肺動脈弁閉鎖不全症，肺動脈弁狭窄症

(1) 病態（図10）
肺動脈弁の疾患は肺動脈弁閉鎖不全症が多く，起因として，肺高血圧，肺血栓塞栓症の他，感染性心内膜炎，リウマチ熱などがある．軽度の肺動脈弁閉鎖不全症は，代償される場合が多いが，弁の逆流が高度になると，右室肥大や右室拡張期圧の低下による心拍出量低下を認めることがある．

肺動脈弁狭窄症の起因は，リウマチ熱，心臓腫瘍（粘液腫，肉腫），血栓，大動脈炎などの他，先天性心疾患となる．

(2) 症状
自覚症状は，食欲不振，腹部膨満感の他，腹水，肝腫大，頸静脈怒張などの右心不全症状の他，重症の場合は全身倦怠感や易疲労性を認めることもある．

(3) 検査
心電図は，右室肥大，右軸偏位などがみられる．心エコーは，肺動脈弁の疣贅，弁の逸脱，弁輪拡大などを認める．

(4) 治療
多くの場合は，経過観察とするが，粘液腫や血栓による発症の場合は，腫瘍や血栓

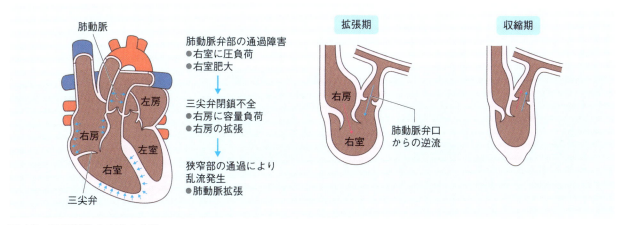

図10 肺動脈弁の疾患の病態

を除去し，弁置換術を行う場合は，血栓を生じにくい生体弁を用いる．

2．心筋症

心筋症は，心機能障害を伴う心筋疾患である．心室壁肥厚や心腔拡大などの形態，収縮機能および拡張機能による心機能の低下，家族歴や遺伝子変異の有無による原発性心筋症は，肥大型心筋症，拡張型心筋症，不整脈源性右室心筋症，拘束型心筋症の4つに分類される（図11）．

1）肥大型心筋症

「左室ないしは右室心筋の肥大と心肥大に基づく左室拡張能低下を特徴とする疾患群」[6]と定義される．診断は，基礎疾患ないし全身性の異常に続発した病態を示す二次性心筋症を除外する必要がある．臨床的には，心エコーもしくは心臓 MRI にて，15 mm 以上の最大左室壁厚（肥大型心筋症の家族歴がある場合は 13 mm 以上）とされている．

(1) 分類（図12）

①閉塞性肥大型心筋症（HOCM）
- HOCM (basal obstruction)：安静時に 30 mmHg 以上の左室流出路圧較差を認める．
- HOCM (labile/provocable obstruction)：安静時に圧較差は 30 mmHg 未満であるが，運動などの生理的な誘発で 30 mmHg 以上の圧較差を認める．

②非閉塞性肥大型心筋症（HNCM）：安静時および誘発時に 30 mmHg 以上の圧較差を認めない．

③心室中部閉塞性心筋症（MVO）：肥大に伴う心室中部での 30 mmHg 以上の圧較差を認める．

④心尖部肥大型心筋症（APH）：心尖部に限局して肥大を認める．

⑤拡張相肥大型心筋症（D-HCM）：肥大型心筋症の経過中に，肥大した心室壁厚が減少・菲薄化し，心室内腔の拡大を伴う左室収縮力低下（左室駆出率 50% 未満）をき

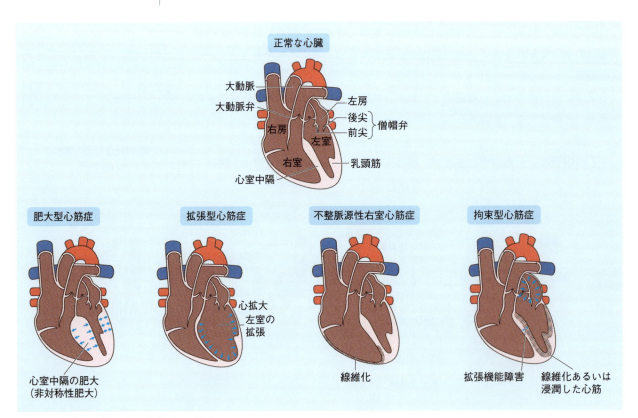

図11　心室の形態による心筋症の分類

7 循環器疾患（3）心臓弁膜症，心筋症

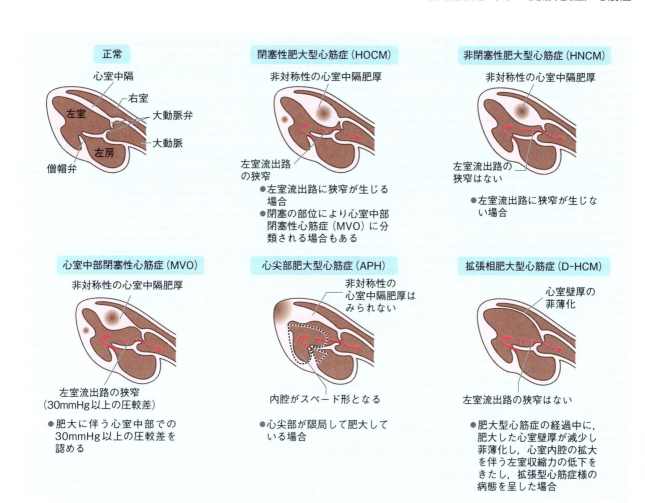

図12 肥大型心筋症の分類

たし，拡張型心筋症様の病態を呈する．

(2) 病態

特定の原因がなく心肥大を呈する疾患で，左室の出口部分に左室中隔が肥厚して心臓が収縮する際に心拍出量が妨げられるため，運動時に息切れや胸痛が出現するようになる．心拍出量が妨げられる場合が閉塞性肥大型心筋症，血流が妨げられない場合が非閉塞性肥大型心筋症で，非閉塞性は自覚症状がないまま，健康診断の際に心電図異常などで発見されることがある（図12）．

心筋の肥大が加齢とともに進展する場合や心筋収縮機能が低下する場合があり，発見された場合は定期的な検査が必要である．また，激しい運動を実施すると，致死性不整脈が出現し，心臓突然死に至る場合もある．

(3) 症状

多くは無症状で経過する．病態が進展すると，閉塞性の場合は，流出路狭窄により動作時や起立時に血圧低下から起こる脳血流減少が生じ，心拍出量低下に伴う倦怠感，めまい，失神が出現する．非閉塞性の場合は，労作性呼吸困難や狭心症に似た胸部圧迫感，不整脈を伴う動悸を認めることがある．

心音の聴診では，収縮早期の駆出性心雑音やⅢ・Ⅳ音を聴取できる．収縮期の雑音は，立位負荷やバルサルバ手技（息こらえ）により増強する．

(4) 検査

胸部X線像による心胸郭比は，正常範囲にあることが多く，心陰影が拡大する場合においても特異的な所見を認めないことがある．

MEMO
肥大型心筋症の頻度
約500人に1人の割合で，患者の50％程度は遺伝子異常による心筋症の家族歴を有するといわれている．

バルサルバ（Valsalva）手技

心電図では，多くの患者で左室肥大による高電位のQRS波やST-T変化を認める．下壁誘導や左胸部誘導では，心室中隔が肥大している場合，異常Q波を認め，非閉塞性では，左胸部誘導で巨大陰性T波を認めることがある．心筋障害が進展すると，脚ブロックや心室内伝導障害の所見が出現する．心電図はスクリーニング検査として有用で，無症候例の多くは，心電図が診断のきっかけとなる．

心エコーでは，心室中隔の肥厚，左室内腔の狭小化，中隔壁運動低下などを認める．左室拡張機能が障害され，肥大型心筋症における典型的な左室流入血流異常では，拡張早期波（E波）の低下，その減速の延長および心房収縮期波（A波）の増高を認める．

(5) 治療

内科的治療として，左室流出路の閉鎖の有無にかかわらず，頻脈と拡張時間の延長に対し，左室の伸展性を増大する目的から β 遮断薬を投与する．また，左室流出路の圧較差を改善するためにカルシウム拮抗薬が処方されるが，強心薬や硝酸薬は，前負荷が減少し左室流出路の狭窄を高める可能性があるため禁忌となる．

外科的治療として，心室中隔切除術によって閉塞部を切除し，圧較差を解消するために僧帽弁置換術を行うことがある．持続性心室頻拍を合併する場合は，植込み型除細動器の適応となる．閉塞性肥大型心筋症に対しては，心臓カテーテルによる経皮的中隔心筋焼灼術を行うこともある．

2）拡張型心筋症

「左室のびまん性収縮障害と左室拡大を特徴とする疾患群」[6] と定義され，診断は，基礎疾患ないし全身性の異常に続発した病態を示す二次性心筋症を除外する必要がある．また，原発性心筋症で心筋収縮不全と左室内腔の拡張を特徴とする疾患群であり，慢性心不全の症状を特徴とした急性増悪を繰り返す予後不良，進行性の疾患で，致死性不整脈による突然死や血栓塞栓症を生じることもある．

(1) 病態（図13）

心筋収縮力が低下し，左右の心房，心室ともに拡大し，特に左室の拡大が顕著でかつ左室壁が薄くなり左室容積が増大するため，心臓のポンプ機能も低下する．また，慢性で進行性の病態のため，心不全や不整脈，血栓塞栓症を併発し，予後不良である．

(2) 症状

特徴的な自覚症状を認めず，無症候性に経過することも多く，心不全による臓器うっ血や心拍出量低下に伴う症状としての呼吸困難や浮腫，易疲労感，食欲不振などを認める．また，洞性頻脈や心房細動，心室性不整脈などを認め，心室頻拍あるいは徐脈性不整脈による症状として，めまいや失神を発症し，突然死もまれではない．頻

植込み型除細動器
（implantable cardioverter defibrillator：ICD）

拡張型心筋症
（dilated cardiomyopathy：DCM）

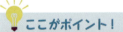
MEMO
拡張型心筋症の疫学
原因不明の心筋症で，半数は特発性心筋症，20～30％は家族性に発症する．
難病に指定されており，日本における心臓移植適応例の8割以上を占めている．

ここがポイント！
心ポンプ機能の低下により，動悸，息切れ，肝腫大や浮腫，易疲労性などの心不全症状が出現するが，自覚症状に乏しい無症状例も少なくない．

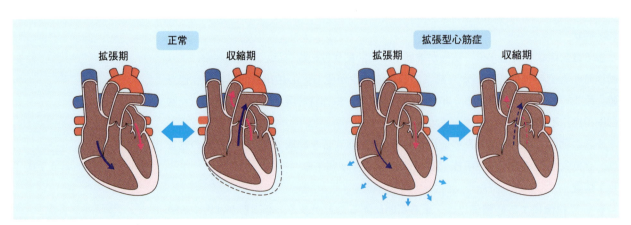

図13　拡張型心筋症の進展過程

7 循環器疾患（3） 心臓弁膜症，心筋症

脈性不整脈として心房細動や心室頻拍を合併することも多く，動悸や胸部不快感などを自覚する．また，心房細動に加えて，左室の血流がうっ滞することから左室内に血栓が生じ，血栓塞栓症を合併することもある．

心不全の増悪時は，聴診上，Ⅲ音が亢進し奔馬調律（ほん ば ちょうりつ）となり，心室拡大により僧帽弁や三尖弁の弁輪が拡大した場合，弁の閉鎖不全による収縮期雑音が聴取される．肺うっ血を生じる場合は，断続性ラ音が聴取される．

（3）検査

胸部 X 線像は，心陰影の拡大や心不全症状が進行した状態において，肺うっ血所見を認める．心電図は，肢誘導の低電位と胸部誘導の wide QRS 波や非特異的な ST-T 変化を認める．心エコーは，左室拡大と左室収縮不全を認め，左室腔の著明な拡大，左室壁の運動低下と菲薄化，左室内血栓などを認める場合がある．

血液検査は，拡張型心筋症を特定するマーカーは存在しないが，脳性ナトリウム利尿ペプチドや NT-proBNP 値が心不全重症度の判定や予後判定指標に用いられる．

心臓カテーテル検査により，左室機能低下に伴う左室圧低下，左室拡張末期圧および肺動脈楔入圧の上昇などを確認し，虚血性心疾患と心筋炎とを鑑別するために，冠動脈造影と心筋生検を行う．

NT-proBNP（N-terminal pro-hormone of brain natriuretic peptide：N 末端プロ脳性ナトリウム利尿ペプチド）
▶ Lecture 5 参照．

（4）治療

一般的な心不全治療では，日常生活指導として塩分・アルコール摂取制限に加えて，運動療法が行われる．病態が進行した場合，低温の乾式サウナによる温熱療法も有効である．

薬物療法は，アンジオテンシン変換酵素阻害薬に加えて，心不全病態ステージ別に β 遮断薬や血管拡張薬，利尿薬を投与する．左室の壁運動異常に対して，両心ペーシングによる心臓再同期療法が適応となる場合や，持続性心室頻拍や心室細動に対しては，植込み型除細動器が適応となる．心房細動や心室壁在血栓を有する場合は，適応を考慮して抗凝固療法，抗血小板療法を実施する．なお，これらの治療に抵抗性を示す場合は，補助循環，植込み型人工心臓，心臓移植などが考慮される．

心不全とそのリスクの進展ステージ
▶ Lecture 5・図 5 参照．

3）不整脈源性右室心筋症

（1）病態

原因不明の右室心筋の変性，脂肪浸潤，線維化を特徴とし，右室の拡大や収縮不全，右室を起源とする心室性不整脈の出現を認める，進行性のまれな心筋症疾患である．右室心筋の脂肪浸潤，線維化が心外膜下から起こり，次第に心内膜側へ拡大して貫通性の病態となる．細胞骨格を構成する蛋白質の遺伝子変異にて発生することがある．また，発症原因が不明の場合もある．発症頻度は 5,000 人に 1 人程度で，好発年齢は 30 歳前後である．緩徐に進行することから疾患の診断や予後予測は困難とされており，心不全死，突然死もありうる[7]．

（2）症状

右室起源による心室性不整脈に伴う症状として動悸や血圧低下などと，右室不全に伴う症状として下腿浮腫や食欲不振などがある．多くは心室頻拍や心室期外収縮で初発し，病態の進行とともに右心不全症状が出現する．病態が左室まで進行すると，左室起源の心室頻拍が出現し，左心不全の病態を呈することもあり，初発症状が失神や致死性不整脈による突然死という事例もある一方，ほぼ無症状の場合もある．

（3）検査

身体所見や胸部 X 線像として特徴的なものはなく，心電図上，V_1〜V_3 誘導の T 波の陰転化や左脚ブロック型の心室頻拍を認めることがある．心エコーは，右室に特異的所見である，瘤形成，肥厚した肉柱などと，右室全体の収縮低下を認める[7]．

（4）治療

不整脈に対しては，薬物療法としてβ遮断薬やⅢ群抗不整脈薬（アミオダロン，ソタロール）などを投与する．持続性心室頻拍や心室細動などの不整脈に対する治療は，左心機能低下例，心停止蘇生例，心室頻拍の既往，右心不全徴候のある例に対しては，植込み型除細動器，カテーテルアブレーションが考慮される．左心機能低下例，心停止蘇生例，心室頻拍の既往，右心不全徴候のある例に対しては，植込み型除細動器が適応となる．

右室の脂肪変性による線維化や瘢痕部位のリエントリーに対しては，カテーテルアブレーションにより回路の切断を図る．慢性心不全症状に対しては，心不全に対する薬物療法が行われ，内科的治療に抵抗性を示す場合は，人工心臓の植込みや心臓移植の適応となる[7]．

4）拘束型心筋症

（1）病態

まれな心筋症で，著明な心拡大や心肥大を伴わず，結合組織の異常増殖による心室の線維化，あるいは炎症などによる浸潤により心室が十分に拡張できないという病態を呈する．心室の拡張障害により心室拡張末期圧が上昇するため，心房の拡大や心房細動を認めると血栓症を合併する場合もある．発症初期では自覚症状が乏しく，病態が進展した状態で診断されることも少なくない．

（2）症状

自覚症状は乏しいが，身体所見として頸静脈怒張や肝腫大，腹水，浮腫などの右心不全症状が出現する．

（3）検査

胸部X線像は，軽症の段階で特に異常所見を認めず，重症に移行すると肺うっ血を呈し心胸郭比が拡大する．心エコーは，重症の弁膜症を伴わないが，左室壁肥厚，心膜肥厚，心房拡大を認め，心房，心室ともに拡張障害を呈する．

（4）治療

治療法は現在，確立されておらず，心不全症状への対症療法が主となる．一般的な心不全治療として，塩分・アルコール摂取制限などの日常生活指導に加えて，心不全に対する運動療法が行われる．薬物療法は，拡張型心筋症と同様に，アンジオテンシン変換酵素阻害薬に加えて，心不全ステージ別にβ遮断薬や血管拡張薬，利尿薬を処方する．心房細動や血栓症を認める場合は，適応を考慮して抗凝固療法，抗血小板療法を実施する．

■引用文献

1) Freeman RV, Otto CM：Spectrum of calcific aortic valve disease：pathogenesis, disease progression, and treatment strategies. Circulation 2005；111（24）：3316-26.
2) 総務省統計局：人口推計．2020年（令和2年）4月報．
   https://www.stat.go.jp/data/jinsui/pdf/202004.pdf
3) Nkomo VT, Gardin JM, et al.：Burden of valvular heart diseases：a population-based study. Lancet 2006；368（9540）：1005-11.
4) 日本循環器学会ほか：弁膜疾患の非薬物治療に関するガイドライン（2012年改訂版）．
   http://jcs2012-ookita-h.medicalvista.info/
5) 池田泰子：心臓弁膜症．増田 卓，松永篤彦編：循環器リハビリテーションの理論と技術．改訂第2版．メジカルビュー社；2020．p.58-74.
6) 日本循環器学会ほか：心筋症診療ガイドライン（2018年改訂版）．
   https://www.j-circ.or.jp/cms/wp-content/uploads/2018/08/JCS2018_tsutsui_kitaoka.pdf
7) 小児慢性特定疾病情報センター：不整脈源性右室心筋症．
   https://www.shouman.jp/disease/details/04_13_017/

拘束型心筋症
（restrictive cardiomyopathy：RCM）

LECTURE 7

⚡気をつけよう！
重症例では，右心不全に伴う左心不全症状が合併することがある．心房拡大を伴う場合には，心房細動を合併することがあるため，不整脈に対する注意が必要である．

7 循環器疾患（3）心臓弁膜症，心筋症

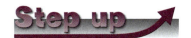

1. 機械弁と生体弁の選択

心臓弁膜症に対する外科手術で使用される人工弁には，機械弁と生体弁がある．機械弁は耐久性にすぐれているものの，生涯にわたり抗凝固療法が必須となる．生体弁は抗凝固療法を必須としない反面，耐久性に問題があるため，適応は手術時の年齢により決められる．人工弁の選択は，患者の希望（スポーツを希望するなどのライフスタイル，妊娠，出産など），合併症（出血性疾患，血栓塞栓症など），病院へのアクセス，服薬コンプライアンスなどを考慮する．大動脈弁では65歳以上で生体弁，60歳未満で機械弁，僧帽弁では70歳以上で生体弁，65歳未満で機械弁を推奨の目安とする．

機械弁は，再置換術の必要がほとんどなく，耐久性がすぐれているため，60歳未満の若年患者において適応されることが多い．一方，生涯，抗凝固療法を継続する必要があり，服薬コントロールおよび薬剤に拮抗するビタミンKを含む食品（納豆，ブロッコリーなど）の摂取が禁忌となる他，出血時間が延長するため，打撲や転倒には十分気をつけなければならない．合併症は，血栓症，塞栓症，出血性合併症，人工弁感染性心内膜炎などがある．

生体弁は，耐久性が20年程度とされており，心房細動の合併例以外は，抗凝固薬を服薬せず，血栓症の発生も少ないため，主に65歳以上の高齢者や若年女性で出産を希望する患者は，生体弁による弁置換術が適応となる．

2. 機械的補助循環の種類と適応[1]

1）機械的補助循環の目的と急性重症心不全への適応

機械的補助循環（mechanical circulatory support：MCS）は薬物治療抵抗性の難治性心不全に用いるが，主な種類として大動脈内バルーンパンピング（IABP），心肺補助装置（経皮的心肺補助装置〈PCPS〉，V-Aバイパス，ECMO〈体外式膜型人工肺〉），補助人工心臓（VAD），循環補助用心内留置型ポンプカテーテル（Impella®；Lecture6参照）などがある．短・中期的な補助は，人工心肺からの離脱困難例，広範囲心筋梗塞，血行動態が破綻した急性心筋炎（劇症型心筋炎）などが対象となり，離脱や長期補助までの橋渡しの装置として用いられる．長期的な補助は，心臓移植適応基準に準じる難治性心不全（拡張型心筋症，拡張相肥大型心筋症，虚血性心筋症など）を対象として，主に心臓移植までの橋渡しの装置として用いられる．急性心不全における機械的補助循環の適応は，NYHA心機能分類Ⅳ度，収縮期血圧90 mmHg以下，心係数2.0 L/分/m^{2}以下，肺動脈楔入圧20 mmHg以上が目安となる．

2）機械的補助循環の種類と適応

(1) 大動脈内バルーンパンピング（IABP）

大動脈内に挿入したバルーンカテーテルを心拍と同期させて拡張期にバルーンを膨張させて拡張期圧の上昇と冠血流を増大させ，収縮期にバルーンを脱気することで後負荷を軽減して心筋の酸素消費量を減少させることを期待する循環補助装置である．

- 適応：内科的治療に抵抗する急性心不全，心原性ショックに用いられ，急性冠症候群における梗塞領域の拡大予防，狭心痛の緩和，切迫梗塞の予防，虚血・低心拍出状態による重症不整脈の改善などに役立つ．
- 禁忌：中等度以上の大動脈弁閉鎖不全を合併する患者，胸部や腹部に大動脈解離，大動脈瘤を有する患者では禁忌となり，高度の大動脈粥状硬化病変や下肢閉塞性動脈硬化症を有する患者に対しての適応は慎重に検討する．
- 合併症：下肢虚血，出血，バルーン破裂，動脈損傷（動脈解離を含む），コレステロール塞栓症，脊髄動脈虚血による脳神経障害，腹部臓器虚血など．

(2) 心肺補助装置（PCPS，V-Aバイパス，ECMO）

PCPSは，遠心ポンプと膜型人工肺を用いた閉鎖回路による人工心肺装置で，心肺を補助する．大腿静脈から挿入した脱血管を介して右房から遠心ポンプを用いて脱血し，人工肺で酸素化した後に大腿動脈へ送血する補助循環装置となる．数週間にわたる連続運用も可能で，呼吸補助装置として用いる場合もある（V-Aバイパス，ECMO）．

- 適応：心肺停止状態あるいは心原性ショック状態の心肺蘇生，難治性心不全の呼吸循環補助，開心術後低拍出状態，薬剤抵抗性難治性不整脈，重症呼吸不全など．
- 禁忌：高度の閉塞性動脈硬化症，中等度以上の大動脈弁逆流症，出血傾向のある患者，最近発症した脳血管障

害・頭部外傷患者，薬剤治療抵抗性の敗血症患者．

● **方法・管理**：流量は循環血液量，送血・脱血管のサイズ，位置によって規定される．補助流量 2.0 L/分以上を目安とし，平均動脈圧 60 mmHg 以上で尿量が確保できる血圧を保ちながら，混合静脈血酸素飽和度 60～70％以上を目標とする．回路にはヘパリンを持続注入し，システム内血栓形成，ガス交換能低下や血漿リークが出現した場合，回路を交換する．離脱は，補助流量が 1.5 L/分以下にまで減少できれば，オン・オフテストを施行し離脱の可否を判断する．

● **合併症**：送血・脱血管挿入部での出血，血管損傷，下肢の血栓症・虚血，後腹膜血腫，神経系合併症，感染症，肺障害など．

(3) 補助人工心臓

最大限の薬物治療を行い，かつ IABP や PCPS などの補助循環治療によっても低心拍出状態から脱することができず，臓器循環や末梢組織への十分な酸素供給が得られない患者が適応となる．心臓移植の適応患者は，移植待機期間の予測，待機期間中の死亡率，手術のリスクを考慮して，適切なタイミングで装着する．対象患者がカテコラミン依存状態に陥ると 6 か月生存率は 50％未満である．

a. 体外設置型補助人工心臓（体外設置型 VAD）

ダイアフラム型の拍動流空気駆動ポンプで，両心補助が可能であり，体格の小さい患者でも使用できる．脱血管カニューレ挿入部位は左房や左室に使い分けができ，どちらも上行大動脈へ送血される．

● **適応**：数か月単位で回復，離脱が見込める心不全患者や，両心補助が必要な患者が適応となり，体格が小さいなどの理由で体内植込み型 VAD が使用できない患者も心臓移植までの橋渡し装置として使用される．

● **禁忌**：回復が期待できない多臓器不全患者，がんなどの予後不良な悪性疾患，予後不良の中枢神経疾患（脳梗塞，脳出血を含む）患者，治療抵抗性の重篤な感染症，重度の呼吸不全，高度の出血傾向などがある患者は禁忌となる．中等度以上の大動脈弁閉鎖不全症，上行大動脈高度石灰化の患者への適応も困難とされている．

● **管理**：ワルファリンと抗血小板薬を併用して抗凝固療法を行い，プロトロンビン時間（PT-INR）を 3.0～4.0 程度の範囲に維持する．ポンプチューブの皮膚挿入部の固定や消毒を入念に行い，ポンプ部の血栓形成に留意する．装着後は入院管理が必要で，原則として外出や退院は許可されない．

● **合併症**：出血，感染症（ケーブル貫通部，ポンプポケット，敗血症など），脳神経障害（脳梗塞，脳出血など），不整脈，心膜液貯留，装置の故障，右心不全，溶血，肝・腎・肺などの内臓機能障害，精神障害，他の塞栓症（心筋梗塞など）など．

b. 体内植込み型補助人工心臓（体内植込み型 VAD）

連続流型（遠心，軸流）ポンプで，左室補助目的に用いられる．いずれも左室から脱血し，上行大動脈へ送血する．

● **適応**：心臓移植適応がある難治性心不全で，最大限の薬物療法や IABP 補助にて低心拍出状態が改善せず，末梢循環へ十分な酸素供給が得られない患者が対象となる．長期在宅療養が可能で社会復帰が期待でき，かつ補助人工心臓の限界や併発症を理解し，家族の理解と支援が得られることが条件となる．

● **禁忌**：体外設置型 VAD に準じ，長期在宅療養が行えない場合は適応除外となる．

● **管理**：ワルファリンと抗血小板薬に基づく抗凝血療法を行い，プロトロンビン時間（PT-INR）を調整する．駆動ケーブルの皮膚挿入部の消毒，固定を入念に行い，感染に注意し在宅療養の基準を満たせば，退院，社会復帰も可能である．体外設置型 VAD に比べ高い QOL（生活の質）が期待できる．

● **合併症**：体外設置型 VAD と同様で，他に消化管圧迫による食欲不振や消化管穿孔，消化管出血，大動脈閉鎖不全症の出現などがある．

■引用文献

1）日本循環器学会ほか：急性心不全治療ガイドライン（2011 年改訂版）．補助循環の種類と適応（IABP，PCPS，人工心臓）．
http://jcs2011-izumi-h.medicalvista.info/treatment05_03.html

■参考文献

1）井上 博，増山 理総編集：エキスパートをめざす循環器診療 4 弁膜疾患，心筋・心膜疾患．南江堂；2006.
2）日本循環器学会ほか：弁膜疾患の非薬物治療に関するガイドライン（2012 年改訂版）．
http://jcs2012-ookita-h.medicalvista.info/

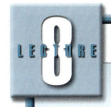

循環器疾患（4）
大動脈疾患，末梢動脈疾患

到達目標

- 大動脈疾患，末梢動脈疾患の病態と疫学を理解する．
- 大動脈疾患，末梢動脈疾患の診断方法を理解する．
- 大動脈疾患，末梢動脈疾患の治療方法を理解する．
- 大動脈疾患，末梢動脈疾患に対する理学療法を理解する．
- 大動脈疾患，末梢動脈疾患に対する理学療法施行時のリスク管理を理解する．
- 血栓症，塞栓症の病態と治療を理解する．

この講義を理解するために

　大動脈疾患は，大動脈の外膜が肥厚・狭窄・拡張・破裂・解離することにより大動脈壁が脆弱化し大動脈瘤を発症する場合や，慢性的な高血圧症の他，マルファン症候群などの先天性の結合組織障害により発症します．また，外傷が原因となり大動脈瘤を発症する場合もあります．

　末梢動脈疾患には，塞栓などによって生じる急性動脈閉塞症と，動脈硬化や炎症によって徐々に狭窄や閉塞を生じる慢性動脈閉塞症があります．主幹動脈が狭窄・閉塞した結果として虚血が起こり，下肢のしびれ，間欠性跛行，重症になると安静時疼痛，潰瘍，壊死などの症状が現れます．

　この講義では，大動脈疾患では大動脈瘤を，末梢動脈疾患では運動療法の適応がある下肢閉塞性動脈疾患などを取り上げます．

　大動脈疾患，末梢動脈疾患においては，全身の動脈病変に留意し，リスク管理や他の動脈硬化性疾患の治療と予防を併せて行うことが重要です．

　この講義を学ぶにあたり，以下の項目を学習しておきましょう．

- □ 動脈系の解剖を理解しておく．
- □ 動脈硬化について理解しておく．
- □ 虚血性心疾患の病態を復習しておく（Lecture 6 参照）．
- □ 虚血性心疾患の理学療法について復習しておく（Lecture 6 参照）．

講義を終えて確認すること

- □ 大動脈疾患，末梢動脈疾患の病因と症状について説明できる．
- □ 大動脈疾患，末梢動脈疾患の危険因子をあげられる．
- □ 末梢動脈疾患の特徴を理解し，間欠性跛行や下肢潰瘍を起こす疾患との鑑別方法がわかる．
- □ 大動脈疾患，末梢動脈疾患の診断方法と重症度に応じた治療方法について説明できる．
- □ 大動脈疾患，末梢動脈疾患に対する理学療法の目的と内容について説明できる．
- □ 大動脈疾患，末梢動脈疾患に対する理学療法に必要な評価項目をあげられる．
- □ 間欠性跛行の改善に効果的な運動療法について説明できる．

講義

1. 大動脈疾患

1）大動脈瘤

（1）病態
大動脈瘤は，大動脈の壁の一部が，全周性あるいは局所性に拡大または突出した状態であり，大動脈の正常径（胸部3cm，腹部2cm）の1.5倍以上に拡張し，部分的に動脈壁が拡張あるいは突出した構造（嚢状）を示す疾患である．

（2）病型分類（表1）
大動脈病変は，病因的分類，形態学的分類（図1），部位的分類（図2）に分けられる．また，胸腹部大動脈瘤の分類としてクロフォード分類（図3）がある．

（3）症状
破裂前の大動脈瘤は無症状であることが多く，画像や触診によって偶然発見されることがある．既往に高血圧症，閉塞性動脈硬化症，マルファン症候群，炎症性大動脈疾患，高安病などを有する症例が発症する可能性がある．

大動脈瘤による臓器の圧迫を示す症状としては，嗄声，ホルネル症候群，嚥下障害，顔面浮腫，咳嗽，血痰がある．大動脈瘤の増大に伴い，胸背部痛や拍動性腫瘤，各臓器の虚血症状が現れ，瘤内の血栓形成に伴う症状として，四肢や内臓の血栓症や，足先や爪先への塞栓症（ブルートゥ症候群）があり，その多くは多発性である．大動脈瘤の破裂に伴う急性症状としては，ショックや心タンポナーデなどが致命的となる．

大動脈瘤（aortic aneurysm）

MEMO
大動脈瘤の疫学
欧米の報告[1]では，加齢により発症率が増加し，60歳以上では4～9％に動脈瘤を認め，腹部大動脈瘤では，相対的手術適応のある4cm以上の有病率が55～64歳までは1％で，65歳以上は2～4％に達している．性差では，男性の発症率が4～5倍高く，55歳以下の女性にはまれな病態とされている．また，腹部大動脈瘤に冠動脈疾患を合併する症例は5％，閉塞性動脈硬化症を合併する症例は10％である．胸部大動脈瘤の有病率は10万人あたり6人で，年齢層は60～70代，性差は男性が女性よりも2～3倍，有病率が高く，高血圧を合併する症例が約6割以上に認められ，胸部大動脈瘤症例のうち20～25％が腹部大動脈瘤を合併している．

クロフォード（Crawford）分類
マルファン（Marfan）症候群
ホルネル（Horner）症候群
ブルートゥ（blue toe）症候群

ここがポイント！
大動脈瘤の重症度
- 瘤径による動脈瘤の破裂を1年以内に起こす頻度は，4cm未満で0％，4～4.9cmでは0～1.4％，5～5.9cmでは4.3～16％，6cm以上では10～19％である．
- 大動脈径6cm以上では，6cm未満に比べ，5年間に破裂する頻度は5倍高いとされているため，瘤径が5～6cmで手術適応となる．
- 瘤径の増大速度は0.3～0.5cm/年といわれており，これ以上の速度で瘤径が増大する場合も手術適応となる．
- 手術適応例における5年生存率は，胸部大動脈瘤で15～40％，腹部大動脈瘤で20～40％である．

表1 大動脈瘤の病型分類

病因的分類	● 先天性動脈瘤：マルファン症候群（結合組織異常）など ● 後天性動脈瘤：動脈硬化性（中膜嚢胞壊死など），炎症（高安病など），感染性（結核，細菌感染，梅毒など），外傷性
形態学的分類 （図1参照）	● 真性大動脈瘤：内膜，中膜，外膜の血管壁の構造を保持し，紡錘状や嚢状の瘤が形成される ● 仮性大動脈瘤：通常の動脈壁の構造をとらず，動脈周囲の血腫や線維性結合組織により瘤壁が形成される ● 解離性大動脈瘤：大動脈解離後に大動脈が拡張し瘤が形成される
部位的分類 （図2参照）	● 大動脈基部，上行大動脈，大動脈弓部，遠位弓部，下行大動脈，胸腹部大動脈，腹部大動脈（腎動脈上），腹部大動脈（腎動脈下），大動脈分岐部

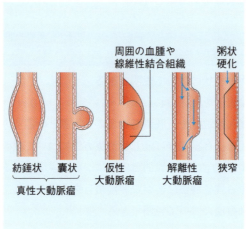

図1 大動脈病変の形態学的分類

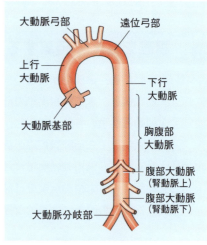

図2 大動脈病変の部位的分類

(4) 検査

胸部 X 線検査では，上行大動脈で右方に突出する陰影，弓部で左第 1 弓に瘤状の陰影，下行大動脈で輪郭に連続する紡錘状あるいは円形の陰影として認められる．腹部大動脈は，動脈壁の石灰化を認める場合もある．

腹部超音波検査は，迅速で非侵襲的に行えるため緊急時に有用であり，瘤径や部位についてのスクリーニングが可能である．

CT は，造影剤やマルチスライス CT による大動脈の迅速かつ的確な診断が可能である．大動脈瘤の部位や大きさ，拡大の進行度，動脈瘤壁の厚さ，壁在血栓の状態や量，動脈瘤周囲の臓器，主要血管との分岐や位置関係をとらえることができる．MRI は，撮影時間を CT より要するが，X 線被曝をせず，より詳細に大動脈瘤とその周辺臓器の情報が得られる[2]．

動脈硬化性病変の評価は，形態（プラーク）と血管機能不全との 2 つのアプローチ法がある．血管機能検査には，心臓足首血管指数（CAVI），脈波伝播速度（PWV），足関節上腕血圧比（ABI）がある（後述）．

(5) 治療

a. 内科的治療

大動脈疾患は，収縮期血圧 130 mmHg 未満，拡張期血圧 80 mmHg 未満を目標に，厳格な血圧管理を行う．降圧目標は低めに設定し，高血圧症，脂質異常症，糖尿病，高尿酸血症，肥満，喫煙など，動脈硬化の危険因子をコントロールする．また，脳血管障害，頸部動脈疾患，冠動脈疾患，腎動脈硬化症，下肢動脈疾患，他部位の動脈硬化性疾患，特に，冠動脈疾患を合併する場合もあるため，全身の動脈病変についても留意する[2]．

その他，喫煙，暴飲暴食，過労，睡眠不足，精神的ストレスなどを避けて，重量物の挙上など，急激な血圧上昇を生じる運動や動作を避けるように指導する．

b. 血管内治療（図 4）

下行大動脈瘤については，動脈瘤の形状や部位によりカテーテルによる血管内治療として胸部大動脈ステントグラフト内挿術（TEVAR），腹部大動脈瘤には腹部大動脈ステントグラフト内挿術（EVAR）が施行される．開胸・開腹手術を行わないため，高齢者などの高リスク患者も適応となる場合がある．なお，合併症として，逆行性大動脈解離，脳卒中，脊髄損傷，ステントのリーク，腎障害，下肢動脈閉塞などがある．

c. 外科的治療

血管内治療が適応外の場合，人工血管置換術が行われる．大動脈基部から上行・弓部大動脈病変の手術は，原則，体外循環手術となり，下行大動脈から胸腹部大動脈手術も体外循環が使用される[2]．腎動脈下部の腹部大動脈瘤手術は，体外循環を使用せず，大動脈を人工血管へ置換する際に大動脈を遮断し，大動脈病変を切除し，人工血

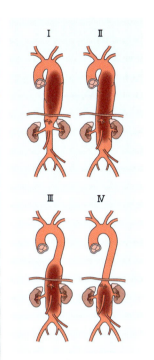

図 3　胸腹部大動脈瘤のクロフォード分類

心臓足首血管指数（cardio-ankle vascular index：CAVI）
脈波伝播速度（pulse wave velocity：PWV）
足関節上腕血圧比（ankle-brachial pressure index：ABI）
冠動脈疾患（coronary artery disease：CAD）
血管内治療（endovascular treatment：EVT）
胸部大動脈ステントグラフト内挿術（thoracic endovascular aortic repair：TEVAR）
腹部大動脈ステントグラフト内挿術（endovascular aneurysm repair：EVAR）

MEMO
大動脈瘤の手術適応基準
胸部大動脈瘤で径 5〜6 cm 以上，腹部大動脈瘤で径 5 cm 以上が手術適応とされる．実際には瘤の形状などにより異なる．

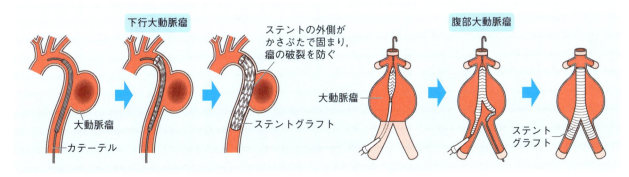

図 4　大動脈瘤の血管内治療

> **⚠️ 気をつけよう！**
> 広範囲の大動脈の置換を実施する場合は，循環停止による合併症として脊髄動脈の灌流障害による対麻痺など，臓器障害が発生することもある．

管にて大動脈を再建する[2]．高度の動脈硬化などにより大動脈の遮断が困難な場合は，低体温法による体外循環装置を用いて循環を停止し，大動脈病変の切除や吻合を行う．

2) 大動脈解離

(1) 病態

大動脈壁が大動脈の中膜で二層に剥離し，大動脈に沿って二腔となっている状態をいう．二腔のうち，本来の大動脈腔を真腔といい，新たに生じた腔を偽腔という（図5）．真腔から偽腔へ血液が流入する主な内膜裂孔をエントリー，真腔へ再流入する内膜裂孔をリエントリーという．

大動脈解離の発症メカニズムとして，弾性線維を含む中膜と，栄養血管と膠原線維に富む外膜が肥厚・狭窄・拡張・破裂・解離することで，大動脈壁が局所的あるいは全周的に脆弱化し，高血圧や大動脈の運動などの血行力学的な負荷により発症すると考えられている．偽腔は大動脈圧に耐えられないため，瘤の形成や破裂を生じ，真腔が狭小化することから，冠動脈や頸動脈，肋間・腰動脈，腹腔動脈，上腸間膜動脈，腎動脈，総腸骨動脈などに虚血が生じ，心筋梗塞，脳梗塞，対麻痺，肝障害，腸管虚血，腎機能障害，高血圧，腎梗塞などの重要臓器障害や下肢虚血による死因となる（図6）．

大動脈解離 (aortic dissection)

> **📖 MEMO**
> **大動脈解離の発症頻度**
> 東京都CCUネットワークの調査（2021年）によると，東京都内で，急性大動脈解離は，年間10万人に10人程度発症が認められると報告されている．

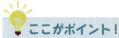
スタンフォード (Stanford) 分類
ドベーキー (DeBakey) 分類

(2) 病型分類（表2）

スタンフォード分類は，内膜裂孔（エントリー）の位置にかかわらず，解離が上行大動脈に及んでいるか否かでA型とB型に分け，ドベーキー分類は，解離の範囲とエントリーの位置によりⅠ型，Ⅱ型，Ⅲ型（a，b）と分類している．ドベーキー分類は，上行大動脈から腹部大動脈までの広範囲に解離が及ぶものをⅠ型，上行大動脈に解離が限局するものをⅡ型，左鎖骨下動脈より末梢で下行大動脈に解離がとどまるものをⅢa型，腹部大動脈まで解離が及ぶものをⅢb型とする．

病期による分類は，発症〜48時間以内は超急性期，発症〜2週間以内は急性期，2週間〜2か月以内は亜急性期，3か月目以降は慢性期としている．

(3) 偽腔の血流状態による分類

偽腔の血流は，大動脈解離の予後へ影響を及ぼす病態であり，偽腔開存型，偽腔閉塞型，ULP（潰瘍様突出像）型の3型に分類される．真腔から偽腔内への血流を認め，真腔と偽腔が明確に識別できる場合を偽腔開存型，内膜裂孔が明らかではなく，偽腔内への血液の流入を認めず偽腔が血栓化して閉塞している場合を偽腔閉塞型，偽腔と真腔との間に局所的な血流を認める部位（ULP）がある場合をULP型と定義している[2]．

> **💡 ここがポイント！**
> ULP (ulcer like projection；潰瘍様突出像) がある部位は真腔から偽腔内への血流があるため，血栓化した偽腔にULPを認めると，厳密な意味での偽腔閉塞型の定義を満たさないことと，ULPは慢性期に拡大することが多く大動脈解離に関連する事象の危険因子となるため，ULP型は，特に慢性期において留意する必要がある[2]．

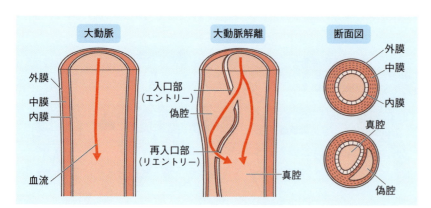

図5 大動脈解離のしくみ

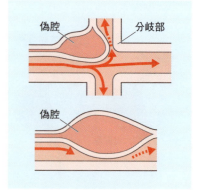

図6 偽腔による血流障害

8 循環器疾患（4） 大動脈疾患，末梢動脈疾患

表2 大動脈解離の病型分類

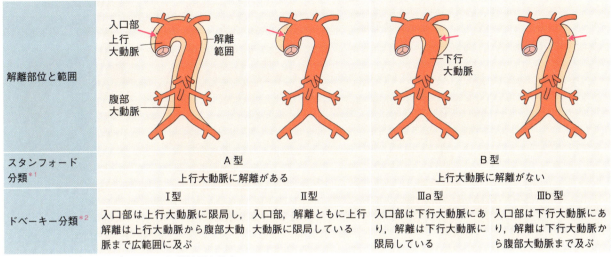

→は入口部（エントリー），▭は解離範囲を示す．
*1 解離の範囲による分類．
*2 偽腔の血流による分類．

(4) 症状

大動脈解離は，疼痛，失神に加えて，解離が生じたことによって起こる続発症や合併症がある．解離は，突然発症する急激な胸背部痛が特徴で，胸部痛は上行大動脈の解離，背部痛は下行大動脈の解離と関連している．自覚症状を認めない症例も数％存在し，大動脈解離が心臓や総頸動脈へ及ぶ場合は失神発作を生じる．大動脈解離に続発する症状として，大動脈解離で臓器の循環障害が生じることで，脳虚血による意識障害，冠動脈狭窄による狭心症，大動脈弁逆流による心雑音，心タンポナーデ，嗄声，脊髄動脈虚血による対麻痺，腎血流の低下による腎不全，腸管麻痺が生じる．四肢の血行障害が認められる場合は，四肢の血圧に差が生じ，20 mmHg以上の左右差や上下肢差を認める際は，各動脈の上流に病変部位が疑われる（**図7**）．

(5) 検査

大動脈解離は画像検査が主となり，特に単純・造影CTは，動脈解離の存在や解離の形態および進展範囲，内膜裂孔の有無と裂孔部位の同定，大動脈瘤破裂や臓器虚血などの合併症の有無の診断が可能である．また，偽腔閉塞型解離において，閉塞した解離腔内への局所的な内腔の突出部として認識されるULPは，経時的な拡大を認めることがあり，慢性期も注意深い経過観察が必要である．

超音波検査は，大動脈弁の逆流の有無や大動脈基部，上行大動脈，弓部大動脈，腕頭動脈，左総頸動脈，左鎖骨下動脈などの分岐や径の他，解離の進行や胸水貯留などを観察することが可能で，腹部大動脈の分岐する腹腔動脈，上腸間膜動脈，腎動脈，総腸骨動脈を観察できる．

(6) 治療

a. 内科的治療

急性スタンフォードB型と診断され，合併症を認めない場合は，非侵襲的治療の適応となり，大動脈壁の圧力を減少し解離の進行を抑制するために，収縮期血圧100～120 mmHgを目標とする降圧療法を行う．

b. 外科的治療

急性スタンフォードA型と診断された場合，緊急・準緊急手術を考慮する．急性スタンフォードB型と診断され，合併症を有する場合も侵襲的治療の適応となり，外科的治療として，大動脈解離部位を人工血管に置換して真腔の血流を確保するため

MEMO
胸部X線や心電図，聴診から，大動脈解離の特異的な所見を示唆することは難しいが，血液検査ではC反応性蛋白質（C-reactive protein：CRP）値上昇やDダイマー値上昇などの特徴があり，スクリーニングとして用いられる．

MEMO
なんらかの理由で手術ができなかった大動脈解離における2週間後の生存率が43％であったとの報告があり，国際多施設共同研究では，内科的治療における死亡率は発症から24時間で20％，48時間で30％，7日間で40％，1か月で50％と報告されている[3]．

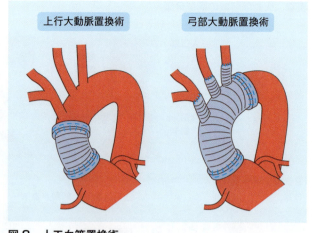

図8　人工血管置換術

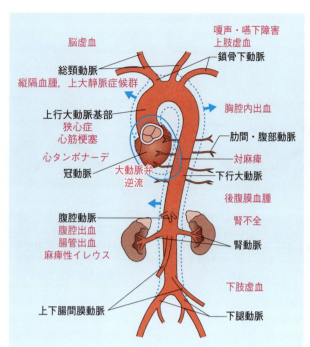

図7　大動脈解離による部位別の症状

に，循環停止下の人工血管置換術を施行する（図8）．外科的治療の適応は，内膜裂孔部位の診断が重要で，スタンフォードA型では，偽腔開存型もしくは血栓で閉塞していても緊急・準緊急手術を考慮する．スタンフォードB型では，切迫解離，瘤破裂，臓器障害を認める場合が手術適応となる．

慢性期の大動脈解離においても，スタンフォードA型では大動脈径が50〜55 mm以上で，スタンフォードB型で切迫破裂や急速な拡大を認める場合は，手術適応となる．また，スタンフォードB型で高齢者や手術不適応などの場合には，低侵襲である大動脈内ステントグラフト内挿術が行われる．

下行大動脈病変（下行大動脈瘤，スタンフォードB型）は，血管内治療である胸部大動脈ステントグラフト内挿術（TEVAR）の適応となる．解剖学的条件を満たす急性・亜急性期のスタンフォードB型は，外科手術よりTEVARが推奨されており，基本的目標はステントグラフトによる内膜裂孔の閉鎖による偽腔血流の減少と真腔血流の増加であり，偽腔の血栓化による偽腔の拡大，破裂を予防できる．

c．慢性期の治療

慢性期で病状が安定している大動脈解離は，比較的生命予後が良好であり，CTなどでの定期的なフォローアップに加えて，目標血圧を収縮期血圧130 mmHg未満，拡張期血圧80 mmHg未満とする内科的治療による再解離や瘤の破裂の予防が目標となる．なお，慢性期の大動脈解離が5 mm/半年以上の拡大または60 mm以上に達すると侵襲的治療の適応となり，55 mm以上60 mm未満では全身状態や解剖学的部位，手術の侵襲度などの総合的観点から治療についての適応を協議する[2]．

2．末梢動脈疾患

1）発症時期による分類

末梢動脈疾患は，冠動脈以外の末梢動脈が病変となる疾患であり，末梢動脈の循環障害（虚血）を生じ，急性虚血と慢性虚血に分類される（表3）．

（1）急性虚血

側副血行路が未発達の状態で動脈が急性閉塞し，動脈血流が低下する病態をいう．

MEMO
術後の予後
手術早期の死亡率は，急性期のスタンフォードA型で5〜26％，急性期のスタンフォードB型で30〜50％であり，5年生存率は，急性期のスタンフォードA型で60〜80％，急性期のスタンフォードB型で60〜90％という報告がある[3]．

末梢動脈疾患（peripheral arterial disease：PAD）

MEMO
側副血行路
動脈の狭窄や閉塞によって虚血が起こった部位で，減少した血流を補うために発達した血管をいう．

8　循環器疾患（4）　大動脈疾患，末梢動脈疾患

表3　発症時期による末梢動脈疾患（PAD）の分類

病態	急性虚血		慢性虚血
	急性動脈閉塞	慢性虚血の急性増悪	
主な原因	塞栓症，血栓症解離，外傷	慢性虚血状態から生じる血栓症，塞栓症	動脈硬化
側副血行路	未発達	あり	あり

血流改善が得られない場合は，急性虚血を発症した血管が灌流する臓器障害や不全に陥る．発症原因として，動脈血栓症・塞栓症や動脈解離，外傷などがある．発症部位は，冠動脈以外の末梢動脈で，四肢や腹部内臓動脈など多岐に及ぶ．

また，慢性虚血症状の状態で，局所の血栓形成や塞栓により突然増悪して急性虚血症状を呈する場合は，慢性虚血の急性増悪となる．

（2）慢性虚血

虚血の原因は器質的動脈病変に起因することが多く，生活習慣病である動脈硬化が大半となる．末梢組織の血流の供給と需要のバランスが崩れると側副血行路が発達するため，急性虚血との違いは，側副血行路の存在の有無となる．慢性虚血の症状は，運動時に虚血が生じる間欠性跛行(かんけつせいはこう)から，安静時にも疼痛が出現する重症虚血まで多岐にわたる．

2）動脈病変の成因による分類

（1）器質的病変

a．動脈硬化性疾患

末梢動脈疾患発症の原因となる動脈硬化は，動脈内膜の粥状硬化と動脈中膜の硬化が多い．動脈の石灰化病変は，治療成績を不良とする原因とされ，中膜硬化は主に糖尿病が関与し，下腿動脈に好発する．

b．非動脈硬化性疾患

血管炎として，バージャー病，高安動脈炎，膠原病関連血管炎などが末梢動脈疾患の原因としてあげられる．外的圧迫による動脈狭窄として胸郭出口症候群などがあり，比較的若年での発症が多く，動脈硬化の危険因子を認めない症例が発症する．

（2）機能的病変

機能的末梢動脈疾患は，動脈の収縮や拡張が過度になり，動脈壁に器質的な異常を認めないことが特徴で，器質的末梢動脈疾患よりも頻度は低い．発症原因は，交感神経失調，神経障害，薬剤，レイノー現象，振動病などがある．

3）慢性下肢動脈閉塞

末梢動脈疾患のなかで，下肢に生じる慢性動脈閉塞は下肢閉塞性動脈疾患（LEAD）といわれ，無症候性のものと有症候性のものに分けられる（**図9**）．

（1）無症候性下肢閉塞性動脈疾患（無症候性LEAD）

臨床検査や画像診断から，動脈狭窄，閉塞所見があるものの自覚症状に乏しい，あるいは認めない状態を示す．下肢の予後は比較的良好であるが，生命予後は症候性と同等のため，動脈硬化症の管理が必要となる．無症候性LEADはさまざまな虚血状態があり，特に重症虚血を認める症例は小さな外傷を契機に，包括的高度慢性下肢虚血（CLTI）へ陥ることがある．そのため，無症候性であっても心血管疾患発症イベントのリスクや生命予後が症候性と同等であることから，動脈硬化症のリスク管理が必要である．

（2）間欠性跛行を呈する下肢閉塞性動脈疾患（有症候性LEAD）

間欠性跛行とは，一定の距離を歩行すると下肢にだるさ，しびれ，疼痛が生じて歩

MEMO
慢性虚血を示唆する所見
下肢の動脈拍動の減弱，四肢の皮膚の色調や温度の変化，汗腺の機能障害に基づく皮膚の乾燥，筋萎縮，発毛の遅れ，爪の肥厚や成長遅延など．

気をつけよう！
糖尿病性足潰瘍を生じると，足部動脈病変により創傷治癒不全や切断につながることがある．

バージャー（Buerger）病

レイノー（Raynaud）現象

下肢閉塞性動脈疾患（lower extremity artery disease：LEAD）

包括的高度慢性下肢虚血（chronic limb-threatening ischemia：CLTI）

MEMO
疼痛ではなく，つっぱり感や脱力感として自覚することもある．

LECTURE
8

一過性脳虚血発作
(transient ischemic attack:
TIA)
上肢〔閉塞性〕動脈疾患
(upper extremity artery
disease: UEAD)
慢性腸間膜虚血
(chronic mesenteric
ischemia: CMI)
急性腸間膜虚血
(acute mesenteric ischemia:
AMI)
腎動脈疾患
(renal artery disease: RAD)

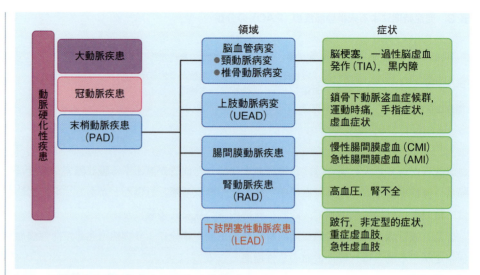

図9 下肢閉塞性動脈疾患（LEAD）の位置づけ

足関節血圧（ankle pressure：AP）

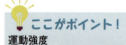

ここがポイント！
歩行後の足関節上腕血圧比の低下は時間経過とともに負荷前値に戻る．その回復時間は虚血に対する代償機能を反映しているため，回復時間が遅いほど機能障害が強いことがわかる．

近赤外分光法（near infrared spectroscopy：NIRS）

COPD（chronic obstructive pulmonary disease；慢性閉塞性肺疾患）

ここがポイント！
運動強度
跛行を生じる強度で歩行し，疼痛が中等度に達すれば休むことを30〜60分繰り返し，週3回の頻度で，少なくとも3か月間行うことが推奨されている[2]．

ここがポイント！
典型的な安静時疼痛は，足趾に認められ，下肢を挙上することで増悪し，下垂させると改善する．

フォンテイン（Fontaine）分類
ラザフォード（Rutherford）分類

足趾血圧（toe pressure：TP）
経皮的酸素分圧
(transcutaneous oxygen tension：tcPO$_2$)
皮膚灌流圧（skin perfusion pressure：SPP）

行が不可能となるが，休息によって症状が回復し，再度歩行が可能になる現象をいう．下肢筋の運動時虚血を示す重要な症状であるが，腰部脊柱管狭窄症などの神経性疾患との鑑別が重要となり，機能検査（四肢血圧測定〈足関節血圧，足関節上腕血圧比〉，歩行負荷試験，近赤外分光法，サーモグラフィ）や画像検査によって診断を確定する．

LEADの基本的治療は，全身の動脈硬化のリスクファクターへの治療と生活習慣の改善であり，跛行症状の第一選択として運動療法と薬物療法を行い，十分な効果が得られない場合に血行再建術を考慮する[2]．

血行再建術の適応条件として，以下の5項目を満たすか，患者とともに検討する．
①跛行によって，日常生活もしくは患者にとって重要な活動が阻害されている．
②良好な治療効果と予後が予測される．
③運動を制限するような他の疾患（冠動脈疾患やCOPDなど）を有さない．
④運動療法や薬物療法によっても跛行改善効果が不十分であった，もしくは不十分と予測される．
⑤低いリスクで実施でき，長期開存が期待できる解剖学的形態である．

(3) 包括的高度慢性下肢虚血（CLTI）（図10）

下肢虚血や組織欠損，神経障害，感染などの肢切断リスクをもち，治療介入が必要な下肢病変の総称である[2]．対象肢を，組織欠損，虚血，足部感染の三要素で評価し，客観的にLEADと診断された成人で，以下のいずれかの臨床症状を有していることがCLTIの条件である．
①血行動態検査で確定された安静時疼痛．
②糖尿病性潰瘍または2週間以上継続する下肢潰瘍．
③下腿または足部の壊疽．

重症度分類では，フォンテイン分類（表4）でⅢ・Ⅳ度，ラザフォード分類（表5）で4・5・6度に相当する．CLTIの責任動脈病変の分布を図11に示す．

検査は，足関節血圧，足趾血圧，経皮的酸素分圧（tcPO$_2$），皮膚灌流圧などの非侵襲的な検査が行われ，次に，血管病変の部位を画像検査（ドプラ超音波法，CTA，MRA）で確認する．病変の広がりが単区域か多区域かを明らかにし，血流障害の責任病変を推定する．

治療は，2年以上の生命予後が期待され，自家静脈の使用が可能な場合に外科的血

8 循環器疾患（4）大動脈疾患，末梢動脈疾患

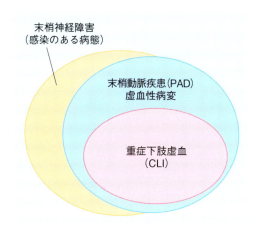

図10 包括的高度慢性下肢虚血（CLTI）
CLTIは感染と虚血と両者を含有する病態を表す．

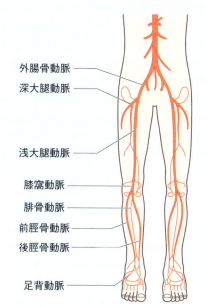

図11 CLTIの責任動脈病変の分布
糖尿病や透析患者は，腸骨・大腿動脈病変に加え，下腿動脈病変を合併していることが多い．腸骨・大腿・下腿動脈のうち，2領域以上の動脈に血流障害があるとCLTIに陥りやすい．

表4 フォンテイン分類

分類		臨床症状
Ⅰ		無症状あるいはしびれ，冷感
Ⅱ	Ⅱa	軽度の間欠性跛行（200 m以上歩行可）
	Ⅱb	中等度～重度の間欠性跛行（200 m以下）
Ⅲ		安静時疼痛
		虚血性潰瘍（重症虚血肢）
Ⅳ	Ⅳa	限局した虚血による壊疽
	Ⅳb	代償不良による壊疽

表5 ラザフォード分類

重症度	細分類	臨床所見	客観的基準
0	0	無症状：血行動態に有意な閉塞性病変を認めない	トレッドミル運動負荷試験[*]正常
Ⅰ	1	軽度の間欠性跛行	トレッドミル運動負荷試験[*]終了可：運動後の足関節圧<50 mmHgであり，安静時より20 mmHg以上低下
	2	中等度の間欠性跛行	細分類1と3の間
	3	重度の間欠性跛行	トレッドミル運動負荷試験[*]終了不可，運動後の足関節圧<50 mmHg
Ⅱ	4	安静時疼痛	安静時の足関節圧<40 mmHg 足関節と中足骨の容積脈波測定の平坦化 足趾血圧<30 mmHg
Ⅲ	5	小範囲の組織欠損： 広範囲に足部虚血を伴う難治性潰瘍，限局性壊疽	安静時の足関節圧<60 mmHg 足関節と中足骨の容積脈波測定の平坦化 足趾血圧<40 mmHg
	6	広範囲の組織欠損： 中足骨部以上までの広がり 足部の機能回復不能	細分類5と同様

[*]速度2マイル/時＝3.2 km/時，傾斜12％，5分間．

行再建を行う．グラフトには大伏在静脈を第一選択とする．小伏在静脈や上肢の静脈を用いることもある．血管内治療は，2年以上の生命予後が期待できない場合や使用可能な自家静脈がない場合，手術が高リスクの場合などで考慮される．

薬物療法では，プロスタグランジン製剤やシロスタゾールが安静時疼痛の緩和や創部治癒に効果が期待されている．その他，補助療法や再生医療が行われる．

気をつけよう！
$tcPO_2$とSPPはより皮膚に近い部分の血流を反映するため，CLTIの良い指標となる．しかし，測定条件に影響されることがあるため，注意を要する．

MEMO
薬物療法により，大切断の回避や生命予後の改善を示すエビデンスはない．

MEMO
再生医療
肝細胞増殖因子や線維芽細胞増殖因子を用いる遺伝子治療や，自家骨髄単核球などを用いる細胞治療が具体化されており，患肢の新規血管形成による微小循環改善を目的とした治療となる．

LECTURE 8

ここがポイント！
急性下肢虚血
（acute limb ischemia：ALI）
心疾患や脳血管疾患などの併存や再灌流障害により死亡率は15〜20％と高率となるため，高齢者や併存疾患などのリスク因子を十分に把握して全身管理を行うことが重要である．

MEMO
● 急性下肢虚血の発症率
欧米の報告では，人口1万人あたりの発症率は1年間で1〜2.3人である[2]．

● 塞栓症の好発部位
上肢が約20％，大動脈・腸骨動脈領域が約15％，大腿膝窩動脈領域が約55％程度とされている[1]．

気をつけよう！
動脈の狭窄病変に塞栓子が詰まることがある．慢性虚血肢では側副血行路が退縮していることがあるので注意する．

ベーチェット（Behçet）病

気をつけよう！
初期病変から二次性血栓が進展・増悪すると，症状はさらに悪化し，感覚神経障害や腓骨神経麻痺を認める場合は，緊急性が高い．

4）急性下肢動脈閉塞

急性動脈閉塞により生じる急性下肢虚血（ALI）は，迅速な診断と適切な治療を行わなければ，下肢切断に至る可能性のある病態で，生命予後も不良である．

(1) 急性下肢虚血（ALI）の病因
病因は，大きく塞栓症，血栓症，外傷性，医原性に分類される．塞栓症はより多く再発するため，再発予防として塞栓源の部位の同定と除去を行う．

a. 塞栓症
突然，塞栓子が末梢動脈を閉塞し，組織が虚血に陥る病態で，塞栓源から心原性塞栓症と非心原性塞栓症に分類される．塞栓による血管閉塞は，末梢血管の分岐部に起こりやすく，どの末梢動脈でも起こりうる．

b. 血栓症
閉塞性動脈硬化症などの慢性閉塞性病変が，脱水，心拍出量低下，プラーク破綻などにより急性の動脈閉塞を発症する．側副血行路が発達しているため，比較的ゆっくり進行し，間欠性跛行を合併することが多い．また，バージャー病，ベーチェット病，高安動脈炎，各種の膠原病などは，動脈に血栓性閉塞を発症する．

(2) 症状（身体所見）
急性発症し増悪する患肢の疼痛や感覚鈍麻，蒼白，脈拍消失，運動麻痺が特徴的である．その他，虚脱，筋肉硬直，水疱形成，壊疽の状態を把握する．加えて，大腿・膝窩動脈の拍動や腫瘤の触診，ドプラ法による足背・後脛骨動脈の聴診を行う．

(3) 検査
画像検査として，血管の超音波検査，心エコー，造影CTを施行する．閉塞部位の範囲，原疾患や塞栓源の精査および多発塞栓症の評価のため，頭部から下肢まで胸腹部，骨盤を含めた造影CTを可能な限り施行する[2]．

(4) 重症度分類
ラザフォードの急性下肢虚血の臨床分類が汎用されており，感覚障害，筋力低下，ドプラ音聴取の評価項目から4群（カテゴリー：Ⅰ．救肢可能，Ⅱ．危機的〈a．境界型，b．即時型〉，Ⅲ．不可逆性）に分類されている．感覚神経が障害され，運動神経の障害が軽度ないし中等度であれば，緊急の血行回復にて救済できる可能性がある．

(5) 治療
初期治療としては，診断とともに，ヘパリン禁忌でない限りヘパリンを投与し，炎症を抑え二次血栓を予防する．

ラザフォードの急性下肢虚血の臨床分類のカテゴリーⅡa，Ⅱbは6時間以内，カテゴリーⅠは24時間以内の血行再建が必要となる．血行再建としては，血栓塞栓除去

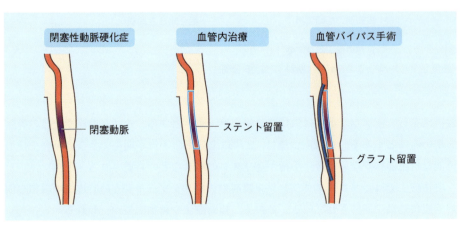

図12 急性下肢動脈閉塞の治療

8 循環器疾患（4） 大動脈疾患，末梢動脈疾患

表6 末梢動脈疾患に対する理学療法評価項目

情報収集	患者特性・疾患	年齢，性別，疾患名，現病歴，既往症，合併症，BMI
	非侵襲的検査	ABI，TBI，NIRS
	画像診断	超音波検査，血管造影，CT，MRA
	処方	治療方針，治療内容（薬物療法，血行再建術，切断術）
問診	症状	冷感，しびれ，疼痛，間欠性跛行の有無と程度，罹患期間
	日本語版 WIQ*	歩行障害（痛み），歩行距離，歩行スピード，階段の4項目
	危険因子	糖尿病，高血圧症，脂質異常症，喫煙
	生活習慣	運動習慣，食事内容，飲酒，喫煙，服薬コンプライアンス
	社会的背景	職業，家族構成，家屋，住居環境
視診		皮膚色調，潰瘍・壊死の有無，潰瘍の位置・大きさ・深さ・発赤の有無，浮腫の有無，皮膚・筋萎縮の有無，爪変形の有無
触診		皮膚温，脈拍（足背動脈，後脛骨動脈，膝窩動脈）
検査		下肢挙上検査，感覚検査 筋力測定，関節可動域測定 トレッドミル運動負荷試験（間欠性跛行の診断） ADL評価（FIM，BIなど） QOL評価（SF-36など）
動作・姿勢分析		座位姿勢，立位姿勢，歩容
合併症関連	虚血性心疾患	心電図，超音波検査，胸部X線，冠動脈造影，血液生化学検査，心肺運動負荷試験
	脳血管疾患	頭部CT・MRI，筋緊張，反射，上田12段階，ブルンストロームのステージ，バランス，認知機能（MMSEなど），高次脳機能障害

*WIQ：日本脈管学会が作成した間欠性跛行の評価質問紙.
（杉本郁夫，太田 敬：脈管学 2009；49〈別冊〉：9-13[4]）

表7 末梢動脈疾患の間欠性跛行改善のためのトレッドミル歩行

運動様式	トレッドミル歩行
運動強度	中等度の疼痛が3〜5分以内に出現する速度と勾配
運動内容	①中等度の疼痛が生じたら歩行を中断する（跛行出現まで運動すると効果が現れない） ②疼痛が消失するまで安静をとる（通常10分以内） ③①+②を繰り返す ※10分以上の歩行が可能となったら，速度と勾配を増加する．時速3.2km/時までは速度を上げ，それ以降は勾配によって強度を増加する
運動時間	1回あたり30分から始め60分まで延長する
運動頻度（期間）	週3回（3か月間）
ポイント	●監視下で行う ●疼痛を伴うため，十分に説明し同意を得る ●重症下肢虚血患者は，運動によって悪化する危険性が高いので，積極的な歩行トレーニングは行わない

術またはバイパス手術と末梢動脈疾患のカテーテルによる血管内治療が選択肢となる[2]（図12）.

5）末梢動脈疾患に対する理学療法評価 （表6）[4]

以下の3点に留意する.

①末梢動脈疾患に対する評価：症状，病変，危険因子，身体所見，姿勢，歩容，歩行距離など，末梢動脈疾患に関連する評価を行う.

②動脈硬化性疾患（脳血管疾患，虚血性心疾患）の評価：症状の有無を確認するとともに重症度を評価し，各病態に応じた運動療法ができるようにリスクを層別化する.

③認知機能，運動機能の評価：末梢動脈疾患は高齢者が多いことから，加齢に伴う機能低下の有無を確認する.

6）末梢動脈疾患に対する理学療法プログラム

間欠性跛行を呈するフォンテイン分類Ⅱ度に対しては，トレッドミルを用いた積極的な運動療法が推奨されている．運動療法によって歩行距離の延長が期待できる.

一方，重症下肢虚血の患者には運動療法の適応はなく，理学療法介入は潰瘍の治療と二次的障害の予防が主となる.

（1）運動療法

トレッドミル歩行が推奨されており，運動が禁忌となる合併症の有無や身体機能などを十分に確認したうえで行う（表7）．原則として監視下に，また疼痛を伴うので信頼関係を築き，十分に説明して同意を得てから行う．間欠性跛行を呈さないフォンテイン分類Ⅰ度の患者には危険因子是正の一環として，心疾患がある患者には有酸素トレーニングとしての運動療法の意義も考慮する.

（2）物理療法

重症下肢虚血においては，虚血状態の改善と潰瘍治癒の促進を目的として，温熱療

重症下肢虚血（critical limb ischemia：CLI）

MEMO
塞栓症と血栓症を鑑別するため，間欠性跛行・心疾患・不整脈・脳梗塞の既往，カテーテル検査・外傷・血行再建手術の病歴を聴取する.

気をつけよう！
血栓溶解療法を実施する際には，脳出血や消化管出血など，出血性疾患の病歴について確認しておく.

MEMO
間欠性跛行に対する運動療法の効果
複数の因子が重なることで，効果が現れると考えられている.
①側副血行路の発達
②骨格筋血流の再分配
③骨格筋内の酸素利用効率の改善
④血液粘性の減少
⑤歩行効率（歩行技術）の改善
⑥疼痛閾値の上昇
⑦血管内皮機能の改善
⑧心肺機能の改善

表8 指導内容

①是正の必要がある危険因子
②自己管理の目標値
③自己管理の項目と方法

表9 合併症のチェックポイント

①脳血管疾患による運動麻痺や認知機能の低下はないか？
②虚血性心疾患による症状や不整脈はないか？
③加齢による機能低下はないか？

肺血栓塞栓症（pulmonary thromboembolism：PTE）
深部静脈血栓症（deep vein thrombosis：DVT）
静脈血栓塞栓症（venous thromboembolism：VTE）

⚡気をつけよう！
下肢の深部静脈で大きな血栓が形成され，血栓が遊離して塞栓化した場合，肺血管床が閉塞してショック状態や突然死に至る可能性がある．

LECTURE 8

💡ここがポイント！
急性肺血栓塞栓症の多くは下肢の深部静脈血栓症（DVT）を塞栓源とするため，急性肺血栓塞栓症の診断時は，同時に下肢DVTの有無を検索する．

📖MEMO
サイトカインや組織因子により血管内皮機能不全が生じ，さらに凝固が亢進し，凝固系や線溶系の制御機構の破綻に伴い凝固系が持続的に促進される．血流停滞と血管内皮機能障害，凝固亢進状態がそろうと血栓が形成される．

⚡気をつけよう！
災害発生時の避難所生活は，身体活動量の低下による血流の停滞や水分の摂取不足による血液の濃縮が生じやすい状況であるため，下肢静脈血栓塞栓症を発症しやすい．

法が処方される．なかでも人工炭酸泉の足浴は，炭酸ガスの効果で血管が拡張する血流増加作用と創部の殺菌効果を有し，潰瘍の改善に有効である．

（3）装具療法

運動療法時の二次的障害の発生を予防するため，適した靴や装具を処方する．潰瘍に対するフットケアの一環として，潰瘍への物理的刺激を軽減して足部を保護するため，部位や程度に合わせて靴を選び，インソールを用いて圧を分散させる．

（4）患者教育

末梢動脈疾患の治療には，患者の自己管理が必須である．自己管理を達成できる能力を有しているかを評価し，個々の危険因子に応じて指導する（**表8**）．

7）末梢動脈疾患に対する理学療法におけるリスク管理

（1）末梢動脈疾患の増悪の有無

冷感，しびれ，疼痛などの症状，皮膚状態，跛行距離，歩容などを定期的に確認し，末梢動脈疾患の増悪を見逃さないように観察する．

（2）末梢動脈疾患に起こりうる合併症（表9）

以下の2点に留意し，末梢動脈疾患に起こりうる合併症を整理しておく．

①末梢動脈疾患は動脈硬化が進行しているため，脳血管疾患や虚血性心疾患の発症リスクが高い．

②末梢動脈疾患は高齢者に多い．

（3）合併症の重症度とリスクの評価

合併症があった場合，理学療法介入の対象になるか，あるいは阻害因子になるか，また，リスク管理として運動はどの程度許容されるのか，実施に際して転倒や外傷の危険はないかを考える必要がある．

8）静脈血栓塞栓症（VTE）

肺血栓塞栓症（PTE）と深部静脈血栓症（DVT）は一連の病態で，静脈血栓塞栓症（VTE）と称される．肺動脈が血栓塞栓子により閉塞する疾患が肺血栓塞栓症で，塞栓源の約90％は下肢や骨盤内の静脈内で形成された血栓となる[5]．

（1）危険因子

静脈血栓塞栓症の主な危険因子である血栓形成の三大要因として，①血液凝固能亢進，②血管内皮機能障害，③血流の停滞がある（**図13**）．

肺血栓塞栓症の塞栓源の多くは下肢や骨盤内の静脈の血栓であるため，起立，歩行，排便などの際に下肢の筋肉が収縮し，筋ポンプ機能により静脈還流量が増加することで，血栓が遊離して発症すると推測されている．

病院は静脈血栓塞栓症が生じる危険因子が重複しやすい環境であり，入院患者は安静解除後の起立，歩行や排便，排尿の際に注意が必要である．また，入院生活に伴う身体活動量の低下，手術侵襲による血液凝固能亢進などが発症に起因する（**図14**）．

（2）症状

急性肺血栓塞栓症を疑う症状として，呼吸困難，胸痛，頻呼吸，意識消失，ショック，頻脈，低血圧などがあり，深部静脈血栓症を疑う自覚症状として，疼痛，発赤，腫脹，熱感などがある．

（3）検査

● **胸部X線**：急性肺血栓塞栓症は，胸部X線で心拡大や肺動脈中枢部の拡張や肺野の透過性亢進が認められる場合がある．

● **動脈血液ガス分析**：急性肺血栓塞栓症は，低酸素血症，低二酸化炭素血症，呼吸性アルカローシスを認め，深部静脈血栓症は，特異的な動脈血液ガスの異常を認めない．

98

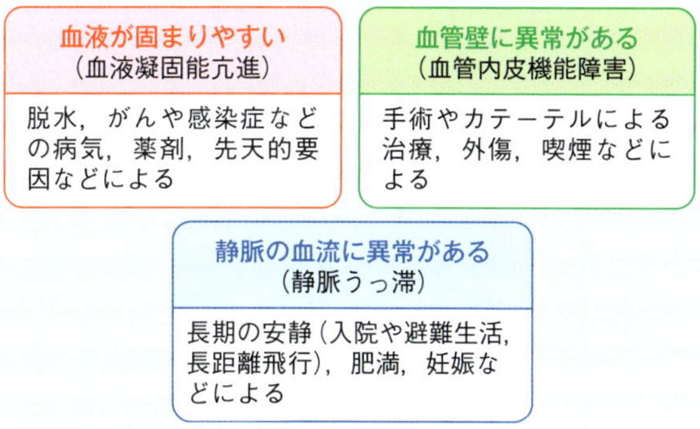

8 循環器疾患（4）大動脈疾患，末梢動脈疾患

図 13 静脈血栓塞栓症（VTE）の危険因子

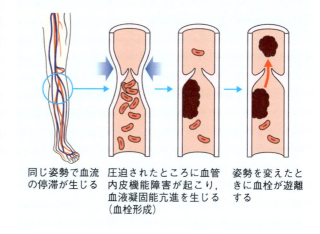

図 14 静脈血栓塞栓症（VTE）の発症機序

- D ダイマー：急性肺血栓塞栓症，深部静脈血栓症において，感度は高いが特異度が低いため，診断の除外として使用される．
- CT：急性肺血栓塞栓症，深部静脈血栓症を診断する際に有用である．
- 肺シンチグラフィ（換気，血流）：急性肺血栓塞栓症は，肺シンチグラフィにて肺血流を確認する．
- 肺動脈造影（DSA を含む）と心臓カテーテル検査：急性肺血栓塞栓症は，1～2 mm 径の血栓まで診断可能である．
- 超音波検査：急性肺血栓塞栓症は，右心負荷の診断や肺動脈主幹部と右主肺動脈の血栓を検出し，深部静脈血栓症は，下肢静脈内血栓の検出が可能である．

（4）治療

治療目標は，速やかに静脈血栓を除去・溶解して再発を防ぎ，静脈血流を確保して静脈弁の機能を温存することになる．

- 急性深部静脈血栓症：重症度と経過により，抗凝固療法，血栓溶解療法，血栓摘除術などを選択する[5]．
- 中枢型深部静脈血栓症の初期，維持期：非経口抗凝固薬とワルファリンを投与する．非経口抗凝固薬はワルファリンの効果が安定するまで継続し，血栓溶解療法，血管内治療，静脈血栓摘除術を施行する際は，未分画ヘパリンを投与し，非経口抗凝固薬あるいは直接作用型経口抗凝固薬を投与する[5]．
- 末梢型深部静脈血栓症の抗凝固療法：抗凝固療法を行わず 7～14 日後に超音波検査を実施し中枢側への進展を観察し，高リスク患者には抗凝固療法を施行する[5]．

■引用文献
1) 堀 進悟：大動脈瘤の疫学．日内会誌 2010；99（2）：226-30．
2) 増田 卓，松永篤彦編：循環器リハビリテーションの理論と技術．改訂第2版．メジカルビュー社；2020．
3) 保坂晃弘，宮田哲郎：大動脈疾患患者の予後・QOL．臨床リハ 2011；20（8）：736-9．
4) 杉本郁夫，太田 敬：間歇性跛行評価ツールである WIQ の使用法．脈管学 2009；49（別冊）：9-13．
5) 山本 剛，福士 圭：静脈血栓塞栓症の抗凝固療法．循環器ジャーナル 2023；71（1）：76-81．

■参考文献
1) 日本循環器学会，日本血管外科学会ほか：2022 年改訂版 末梢動脈疾患ガイドライン．
https://www.j-circ.or.jp/cms/wp-content/uploads/2022/03/JCS2022_Azuma.pdf
2) 日本循環器学会，日本医学放射線学会ほか：肺血栓塞栓症および深部静脈血栓症の診断，治療，予防に関するガイドライン（2017 年改訂版）．
https://js-phlebology.jp/wp/wp-content/uploads/2019/03/JCS2017_ito_h.pdf

---

MEMO

病歴や危険因子，診察所見から検査前にその疾患が存在するかどうかの可能性を推定する評価方法として，Wells score（巻末資料・表 2，3 参照）がある．プライマリケア，家庭医向けに世界で広く普及しており，深部静脈血栓症を診断する際に推奨されている．

DSA (digital subtraction angiography)

下肢静脈エコー検査のスクリーニング手順
▶巻末資料・図 1 参照．

深部静脈血栓症治療プロトコール
▶巻末資料・図 2 参照．

MEMO

抗凝固薬は，急性肺血栓塞栓症の死亡・再発率を減少させるため，治療薬の第一選択である．

直接作用型経口抗凝固薬（direct oral anticoagulant：DOAC）

MEMO

スクリーニング検査や偶発的な検査によって発見された無症候性末梢型深部静脈血栓症は，超音波検査での経過観察が推奨される．静脈血栓塞栓症既往例，担がん患者，下肢整形外科手術患者など，静脈血栓塞栓症リスクの高い術前患者は進展リスクや出血リスクを慎重に検討し，抗凝固療法を行う[5]．

静脈血栓塞栓症（VTE）の理学療法と予防

1）安静度と静脈血栓塞栓症（VTE）のリスク因子

これまで，深部静脈血栓症の急性期は抗凝固療法と下肢などの運動により静脈血栓が遊離し肺血栓塞栓症が生じることが危惧され，ベッド上安静でヘパリン持続点滴が施行されていた．実際は，抗凝固療法を施行し早期に歩行しても，新規の肺血栓塞栓症を発症することなく，深部静脈血栓症の血栓が減少し，疼痛も改善する．下肢の疼痛が軽度で，巨大な浮遊血栓を認めず，全身状態が良好などの条件を満たした状態で行う早期歩行は，深部静脈血栓症の増悪防止と患者のADL（日常生活活動）の向上が期待できる．

静脈血栓塞栓症は，手術後や出産後，内科疾患の急性期に数多く発症し，生命予後へ影響する転帰をとることから，発症の予防が非常に重要となる．発症リスクとしては，静脈血栓塞栓症の既往や血栓性素因のある大手術が最高リスク，40歳以上のがんの大手術などが高リスクとされている．

2）静脈血栓塞栓症（VTE）の予防方法

(1) 早期歩行，積極的な運動

早期歩行と積極的な運動は，静脈血栓塞栓症予防の基本である．歩行は下肢を積極的に動かすことで下腿の筋ポンプ機能を活性化し，下肢の静脈うっ滞が減少する．早期離床が困難な患者は，禁忌のない場合，下肢の挙上やマッサージ，自動的および他動的な下肢関節運動を実施する．

(2) 圧迫療法

深部静脈血栓症は，浮腫や疼痛など下肢症状の改善，長期後遺症の予防と治療のため，弾性ストッキングまたは弾性包帯による圧迫療法が勧められている．弾性着衣の圧迫により，筋収縮時に静脈への圧迫力が増強して筋ポンプ機能が増強する．微小循環においては，圧迫により毛細血管の還流改善や浮腫の軽減などが考えられる．圧迫療法に，下肢の挙上や運動などを組み合わせて行うとより効果が期待される．

圧迫療法は，疼痛改善や血栓抑制効果を認める一方，疼痛が改善しない場合もある．また褥瘡の発生率を高めるため，弾性ストッキング装着中は，皮膚障害，虚血性の壊死に十分注意する．特に，末梢動脈の閉塞性疾患や急性の炎症を合併している場合，また深部静脈血栓症の急性期や糖尿病を合併している場合の急性期には弾性ストッキングの着用は，適応を考慮して実施する．

(3) 弾性ストッキング（図1）

慢性期は，弾性ストッキングによる大きな合併症も少なく，症状改善がみられる場合がある．下肢の浮腫や疼痛が強い場合に着用し，症状改善が確認された場合は，継続使用が勧められる．弾性ストッキングの圧迫圧が高くなると着用が難しく，不快感も増すため，着用コンプライアンスが低下する．

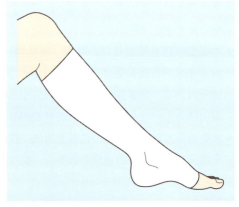

図1 弾性ストッキング
しわやねじれを直し，圧力のむらができないよう，全体の生地を均等にならす．

(4) 間欠的空気圧迫法（図2）

下肢に装着したカフへ，機器から空気を間欠的に送入して下肢を圧迫マッサージする方法である．弾性ストッキングと同様に，下肢の静脈うっ滞を減少させる．高リスクでも有意に静脈血栓塞栓症の発生率を低下させることから，出血のリスクが高い場合に有用となる．このため，手術前，あるいは手術中から装着を開始し，十分な歩行が可能になるまでは施行する．安静臥床中は終日装着し，離床しても十分な歩行が可能になるまでは，臥床時も装着を続ける．

静脈血栓塞栓症が高リスクで出血リスクがある外科・整形外科術後に特に推奨される．

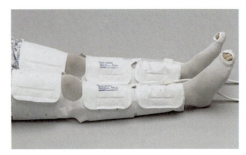

図2 間欠的空気圧迫法

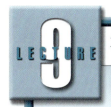

LECTURE 9 循環器疾患(5)
その他の心不全と基礎疾患

到達目標

- 診療録,診療記録から心不全の基礎疾患と心不全管理に関連する情報を抽出できる.
- 基礎疾患に配慮した心不全患者の理学療法評価と治療を実践できる.

この講義を理解するために

　本来の心不全は「状態」を表す用語でしたが,その臨床的な症候群である「心不全」状態をきたす代表的な基礎疾患として,これまでの講義において,虚血性心疾患,心臓弁膜症などの器質的心疾患,心筋障害,大動脈・末梢動脈疾患などについて学習してきました.これらの疾患以外にも,不整脈や高血圧症など,慢性的に心筋にストレスを加える病態や,薬剤,特に抗がん剤による心筋障害,妊娠なども心不全をきたす疾患として注目されており,COVID-19(新型コロナウイルス感染症)も心臓死が一定の割合を占めることが判明しています.

　また,心不全は左心だけでなく,右心にも生じて両心不全を呈するため,右心不全の代表である肺高血圧症についての知識も必要です.心不全はさまざまな病態の終末像であり,終末期における心不全の管理や緩和ケア,アドバンス・ケア・プランニング(ACP)も関心を集めています.これらは,明確なエビデンスが蓄積できていないものも多くありますが,いずれも進行性の慢性心不全に移行するため,他の原因疾患による心不全と同等,あるいはそれ以上に予防的な理学療法評価と介入が必要と考えられます.予後についても,その背景が多様であることから複雑な因子が関与します.抗がん剤の投与が必要な場合は,治療対象であるがんの治療成績によっても変化し,治療成績の向上に伴って増加している「がんサバイバー」の心不全管理も,循環器理学療法の重要な対象です.

　これらの心不全患者においては,サルコペニアとフレイルが密接に関連しており,身体運動機能が病態の進展と障害の発生や進行を抑制するための基盤として重要で,疾患管理の枠組みのなかで理学療法が明確な目標を定める必要があります.したがって,診療録,診療記録(カルテ)からこれらの心不全の基礎疾患に関する情報を十分に抽出し,検査,診断,治療と疾患管理の経過に至るまでを統合して現状におけるリスク層別化を行うこと,また,運動機能その他の理学療法に特有の情報もあわせて,全体像の評価として統合し,目標を設定する必要があります.

　この講義を学ぶにあたり,以下の項目を学習しておきましょう.

- □ 高血圧症と動脈硬化の予防について学習する.
- □ 不整脈性心不全と心房細動について復習する (Lecture 2 参照).
- □ 肺循環について学習しておく.
- □ 腫瘍について調べておく.
- □ 終末期医療と緩和ケアについて調べておく.

講義を終えて確認すること

- □ 心不全の基礎疾患としての高血圧症,動脈硬化,不整脈,肺高血圧症,悪性腫瘍とその治療について説明できる.
- □ 心不全患者の評価と目標設定が行える.
- □ 終末期の心不全患者に対する治療と緩和ケアの選択肢について説明できる.

講義

血圧，心拍出量，末梢血管抵抗，平均動脈圧
▶ Lecture 1 参照.

MEMO
心臓自律神経活動
延髄（心臓血管中枢）から発せられる交感神経および副交感神経の二重支配による心拍数や血圧の調節であり，心拍数の変動解析や神経体液因子によって測定されることが多い.

心不全（heart failure：HF）の定義
▶ Lecture 5 参照.

心不全とそのリスクの進展ステージ
▶ Lecture 5・図 5 参照.

表 1 高血圧による代表的な臓器障害

心臓	左室肥大，虚血性心疾患，心不全
脳	脳血管障害，麻痺，認知機能障害
腎	蛋白尿，腎障害，腎不全
血管	動脈硬化性プラーク，頸動脈内膜中膜複合体肥厚，大動脈瘤，解離性大動脈瘤，末梢動脈疾患
眼底	高血圧性網膜症

（東條美奈子：循環器理学療法の理論と技術. 改訂第 2 版. メジカルビュー社；2020. p.75-6[1]）

アテローム（粥状）動脈硬化
▶ Lecture 6・図 1 参照.

MEMO
ウインドケッセル（wind-kessel）効果
左室収縮によって拍出された血液は大動脈壁が伸展してその50%程度を動脈内に蓄え，心拡張期に動脈壁の弾性によって末梢に送るため，収縮期血圧の抑制と後負荷の軽減や，拡張期血圧と冠動脈血流量の維持や，血圧と血流量変動の平坦化などの効果を有するが，加齢とともに低下することが知られている.

1．高血圧症と動脈硬化

1）病理と疫学的な特徴

血圧は，簡便に測定できる循環器の指標である．動脈は，心拍出量に対して常に拡張する方向に圧負荷を受け，逆に平滑筋によって常に血管抵抗を発生し調節している．また，血圧は，心拍出（ポンプ）と末梢血管抵抗の相互作用のバランスで成立する圧力の値である．重要臓器，特に脳の灌流を保つためには，65 mmHg 以上の平均動脈圧が必要であり，慢性的な高血圧は動脈硬化や臓器出血を生じる原因となるだけでなく，心臓自律神経活動の面からは交感神経の緊張が持続している状態であり，これも心不全の発生機序の一つになると考えられている.

心臓，特に体循環のポンプである高圧系の左〔心〕室の心筋は，ポンプ機能を代償するために肥大や拡大を生じる．高血圧症は，広義の心血管疾患（脳血管疾患，心疾患，動脈疾患，末梢動脈疾患，腎疾患など）の重大な危険因子であり，日本では特に高齢者において高血圧症の有病率が高く，その結果として高血圧性心不全が増加している．高血圧症は左室肥大を誘発し，心筋のリモデリングを促進し，心機能の低下や心不全の発症に寄与する．一方，動脈硬化は高血圧症と密接に関係しており，高血圧症は動脈硬化の程度を反映すると同時に増悪因子でもある．動脈硬化は，脳血管障害や心血管疾患における臓器障害（**表 1**）[1]の主たる要因となる血管の病変である．動脈硬化性疾患の病態はさまざまで，形態学的には血管内腔の狭小化から閉塞へと進展する．病理学的にはアテローム（粥状）硬化と，動脈壁の硬化度（スティフネス）の上昇を生じる．病理学的には弾性線維と膠原線維の量的・質的変化を生じた状態の両者がある.

加齢に伴う血圧の変化（高血圧化）は，中年期には収縮期〔血〕圧と拡張期〔血〕圧の両方が上昇するため平均血圧が上昇する．およそ 60 歳以降の高齢者では収縮期圧が上昇を続ける一方で拡張期圧は低下するため，収縮期圧と拡張期圧の差である脈圧が増大する．動脈硬化がその機序として考えられるが，部位別の特徴を考えると，中枢動脈の硬化がウインドケッセル効果を減弱させることによって脈圧が増大し，細動脈硬化に伴う平均血圧の上昇は動脈硬化と高血圧症の悪循環を促進させ，アテローム硬化の進展や動脈硬化度の上昇など，中枢性の動脈硬化を進行させて脈圧の増大を惹起することが考えられている．これらの動脈硬化の危険因子である加齢や高血圧，糖・脂質代謝の障害，慢性炎症が介在して動脈硬化と血圧の上昇が負の連鎖を形成する.

2）心不全の進展因子に対する管理

高血圧性心不全の進展因子には，基礎疾患である高血圧症の管理不良，肥満，糖尿病，喫煙などがあげられており，これらの因子を包括的に適切に管理することが心不全の進行の抑制や予後の改善に必要である．標準的な薬物療法として，「肺高血圧症治療ガイドライン」[2]に基づく降圧が推奨されている.

3）運動療法の効果

動脈硬化の進行した高齢者においては，心血管疾患の併発が危惧されるだけでなく，間欠性跛行などの下肢症状が生じやすい．一方，「動脈硬化性疾患予防ガイドライン」[3]では，フレイルは高齢者に合併しやすい病態であり，心血管疾患のリスクであるとして，高齢者における動脈硬化予防の包括的な管理にフレイルの評価を含めることを提案している.

運動療法は，フレイルに対する効果への期待に加えて，軽症や中等症の高血圧症に対しては，有酸素運動が降圧に有益とされている．ただし，軽症の高血圧症に対して

は運動療法による直接的な降圧効果が期待できるものの，中等症以上の高血圧症では循環器疾患の二次予防に資するためには，前提として薬剤による降圧が必要であり，厳格な降圧や血圧測定の指標についての議論が続けられている（**表2**）[4]．動脈硬化のタイプ別に臨床や研究で利用されている評価法を**表3**[5]に示す．

2. 不整脈性心不全と心房細動

1）病理と疫学的な特徴

（1）不整脈

不整脈は正常洞調律以外の脈の総称であり，診断は心電図検査によってなされる．リズム，波形，心拍数の情報から心拍出量に対する影響を推測し心電図を判読することは，理学療法評価としてきわめて重要な意義がある．不整脈は心不全の大きな原因となるが，複数の機序が考えられる．

（2）不整脈による心拍出量の減少とショック

致死性不整脈や高度の徐拍，頻拍が持続する場合，心拍出量が減少して低心拍出症状の進行やショックを生じる．臨床的には，急性心不全の一部が該当する．

（3）不整脈誘発性心筋症（AIC）と頻脈誘発性心筋症（TIC）

明らかな基礎的・器質的心疾患がなく，心房粗動，心房細動，心房頻拍などの上室性不整脈と，心室期外収縮，心室頻拍などの心室性不整脈が頻発する例において，長期間続く頻脈や不整脈によって左室収縮機能が低下する心筋症である．頻脈誘発性心筋症は，頻脈が改善することで左室収縮機能の改善が期待できるとされている．

2）心不全の進展因子に対する管理

心房細動の治療は，段階的かつ高血圧，肥満，睡眠時無呼吸症候群，その他のリスク因子の管理の一環として重要で，脳心血管病予防に関する包括的リスクチャート[2]が診療ガイドとなり是正が図られる．除細動が行えない場合，心拍数の調整（薬物・非薬物療法によるレートコントロール）と抗凝固療法が治療の中心となる．食事療法，薬物療法，運動療法を組み合わせた疾患管理が，循環器病予防対策として必要である．

3. 肺高血圧症

1）病理と疫学的な特徴

広義には，肺動脈圧が 25 mmHg（国際的には 20 mmHg に変更される可能性がある）以上となるものと定義され，さまざまな原因によって右心不全を生じる病態である．原因には，特発性肺動脈性高血圧症，結合組織の疾患に関連する肺高血圧症，慢性肺疾患，左心疾患，慢性血栓塞栓性肺高血圧症（CTEPH）などがあり，ニース分類（**表4**）[2]，ニューヨーク心臓協会（NYHA）心機能分類，WHO（世界保健機関）の肺高血圧症の機能分類（**表5**）で表現される．

心臓超音波検査によって肺高血圧症を疑わせる所見があれば，病群分類を特定するために追加検査が必要で，右室負荷による心電図変化として肺性 P 波，右軸偏位，右室肥大，右室ストレイン，補正 QT（QTc）間隔の延長などがある．血液ガスや心不全指標などの非特異的検査，各疾患に特異的な血液検査，画像検査などの所見に基づき，確定診断には右心カテーテル検査を行って診断と治療方針を決定する．

なかでも，CTEPH[6]には，労作時の息切れに加えて，突然の呼吸困難，胸痛，失神など急性期症状のエピソード，下肢深部静脈血栓症を疑わせる下肢の腫脹と疼痛のエピソード，肺野の聴診で肺血管性雑音やⅡp（Ⅱ）音の亢進，Ⅲ・Ⅳ音，肺動脈弁逆流音，三尖弁逆流音のうち，少なくとも1つ以上の異常を聴取するなどの症状がある．

管理と治療には，さまざまな病態による肺高血圧症で共通する運動耐容能や運動時

MEMO

塩分摂取量の多い日本においては，高血圧症に対する運動療法の有効性は 1990 年代に提唱されており，いわば循環器理学療法を二次予防の方法論としてとらえた嚆矢ともいえる．

不整脈
▶ Lecture 2 参照．

心電図検査
▶ Lecture 2 参照．

致死性不整脈，高度の徐拍，頻拍
▶ Lecture 2 参照．

不整脈誘発性心筋症（arrhythmia-induced cardiomyopathy：AIC）
頻脈誘発性心筋症（tachycardia-induced cardiomyopathy：TIC）
器質的心疾患（organic heart disease：OHD）

心房細動の治療（AHA によるステージ分類）
▶巻末資料・表4参照．

MEMO

心房細動に対するレートコントロール（心拍数調整療法）
除細動が困難な場合や頻拍に対して心拍数の抑制を図る薬物療法で，近年では主にβ遮断薬が用いられている．

肺高血圧症
（pulmonary hypertension）

慢性血栓塞栓性肺高血圧症
（chronic thromboembolic pulmonary hypertension：CTEPH）
▶ Lecture 11・表 3 参照．

ニューヨーク心臓協会（New York Heart Association：NYHA）

NYHA 心機能分類
▶ Lecture 4・表 5 参照．

WHO
（World Health Organization：世界保健機関）

表2　成人の血圧値の判定および診断や管理に関する基準の一覧

脳血管障害 超急性期	脳梗塞の血栓溶解療法予定患者：収縮期血圧＞185 mmHg または拡張期血圧＞110 mmHg の高血圧が治療対象で，≦185/110 mmHg および血栓溶解療法開始後（少なくとも24 時間）は＜180/105 mmHg を目標に降圧する
脳血管障害 急性期（1〜2 週間以内）	脳梗塞で収縮期血圧＞220 mmHg または拡張期血圧＞120 mmHg の場合は前値の85〜90％を目標に降圧する 脳出血で収縮期血圧＞180 mmHg または拡張期血圧＞130 mmHg の場合は前値の80％を目標に降圧する
脳血管障害 慢性期（発症 1 か月以降）	＜140/90 mmHg を目標とするが，両側頸動脈高度狭窄や脳主幹動脈閉塞を有する場合には降圧しすぎないようにする．また，ラクナ梗塞や脳出血例では140/90 mmHg よりもさらに低い降圧目標値を設定する

高血圧の分類	診察室血圧 (mmHg)				家庭血圧 (mmHg)				24 時間自由行動下血圧 (mmHg)			
	収縮期血圧		拡張期血圧		収縮期血圧		拡張期血圧		収縮期血圧		拡張期血圧	
Ⅲ度	≧180	かつ/または	≧110		≧160	かつ/または	≧100		24 時間≧130 昼間≧135 夜間≧120	かつ/または	≧80 ≧85 ≧70	
Ⅱ度	179〜160	かつ/または	109〜100		159〜145	かつ/または	99〜90					
Ⅰ度	159〜140	かつ/または	99〜90		144〜135	かつ/または	89〜85					
（孤立性） 収縮期高血圧	≧140	かつ	＜90		≧135	かつ	＜85					
高値血圧	139〜130	かつ/または	89〜80		134〜125	かつ/または	84〜75					

75 歳以上の降圧目標：140/90 mmHg 未満，65〜74 歳の降圧目標：130/80 mmHg 未満，HFpEF（左室駆出率の保たれた心不全）の降圧目標：130 mmHg 未満，冠動脈疾患患者の降圧目標：130/80 mmHg 未満

正常高値血圧	129〜120	かつ	＜80	124〜115	かつ	＜75
正常血圧	＜120	かつ	＜80	＜115	かつ	＜75
低血圧	特定の基準はないが，一般的にはおおむね収縮期血圧＜100 mmHg					
起立性低血圧	立位になった際に3 分間以内に臥位と比較して，収縮期血圧20 mmHg 以上の低下 かつ/または拡張期血圧10 mmHg 以上の低下					
CS1*	収縮期血圧 ＞140 mmHg					
CS2	収縮期血圧 140〜100 mmHg					
CS3	収縮期血圧＜100 mmHg					

* CS：クリニカルシナリオによる分類.

（木村雅彦：図解理学療法検査・測定ガイド．第3 版．文光堂；2023．p.61[4]）をもとに作成）

表3　脳血管疾患における動脈硬化の寄与度と関連する動脈硬化の臨床的評価

疾患名	原因の分類	脳血管疾患の特徴	動脈硬化のタイプ		
			アテローム硬化	血管壁の硬化度	内膜中膜の肥厚
			血管エコー，CT によるカルシウムスコアの測定，MRA による血管狭小化の評価	脈波伝播速度，ベータスティフネス指標，大動脈年齢	血管エコー
			動脈硬化の種類による影響の違い		
脳梗塞	多発梗塞	皮質の多発性の大きな梗塞による認知症，麻痺，失語，失認などを伴う重症脳卒中が多い	大	小	小
	局在性病変型梗塞	皮質（角回，前後大脳動脈領域など），皮質下（視床，マイネルト〈Meynert〉基底核など）の高次脳機能障害	大	小	小
小血管病変	多発ラクナ梗塞	直径1.5 cm 以下の小梗塞の多発（橋，視床，基底核，白質に好発）	大	中	大
	皮質下虚血病変	大脳白質の広範なびまん性病変，ビンスワンガー〈Binswanger〉病など	大	中	大
脳出血	脳内出血	さまざまな部位で生じる．出血部位によって多彩な症状を呈する	小	大	小
	くも膜下出血	くも膜下腔に出血が生じ，脳脊髄液中に血液が混入した状態．出血部位によって症状が異なる	小	大	小

MR：MR アンギオグラフィ.

（柴田茂貴：極める循環器理学療法—循環器病を有する患者の障害像に挑む．文光堂；2020．p.90-2[5]）をもとに作成）

9 循環器疾患（5） その他の心不全と基礎疾患

表4 肺高血圧症の分類（ニース分類，再改訂版）

第1群　肺動脈性肺高血圧症（PAH）	1.1 特発性 PAH　　　　　　　　　　　　　1.4 各種疾患に伴う PAH 1.2 遺伝性 PAH　　　　　　　　　　　　　1.4.1 結合組織病 　　1.2.1 BMPR2　　　　　　　　　　　　1.4.2 HIV 感染症 　　1.2.2 ALK1，ENG，SMAD9，CAV1，　1.4.3 門脈圧亢進症 　　　　　KCNK3　　　　　　　　　　　　1.4.4 先天性心疾患 　　1.2.3 不明　　　　　　　　　　　　　　1.4.5 住血吸虫症 1.3 薬物・毒物誘発性 PAH
第1'群　肺静脈閉塞性疾患（PVOD）および/ 　　　　または肺毛細血管腫症（PCH） 第1"群　新生児遷延性肺高血圧症（PPHN）	
第2群　左心性心疾患に伴う肺高血圧症	2.1 左室収縮不全 2.2 左室拡張不全 2.3 弁膜疾患 2.4 先天性/後天性の左心流入路/流出路閉塞および先天性心筋症
第3群　肺疾患および/または低酸素血症に伴 　　　　う肺高血圧症	3.1 慢性閉塞性肺疾患 3.2 間質性肺疾患 3.3 拘束性と閉塞性の混合障害を伴う他の肺疾患 3.4 睡眠呼吸障害 3.5 肺胞低換気障害 3.6 高所における慢性曝露 3.7 発育障害
第4群　慢性血栓塞栓性肺高血圧症（CTEPH）	
第5群　詳細不明な多因子のメカニズムに伴 　　　　う肺高血圧症	5.1 血液疾患：慢性溶血性貧血，骨髄増殖性疾患，脾摘出 5.2 全身性疾患：サルコイドーシス，肺組織球増殖症，リンパ脈管筋腫症 5.3 代謝性疾患：糖原病，ゴーシェ病，甲状腺疾患 5.4 その他：腫瘍塞栓，線維性縦隔炎，慢性腎不全，区域性肺高血圧症

（Simonneau G, Gatzoulis MA, et al.：Updated clinical classification of pulmonary hypertension. J Am Coll Cardiol 2013；62〈25 Suppl〉：D34-41）
（日本循環器学会ほか：肺高血圧症治療ガイドライン〈2017 年改訂版〉[2]）

表5　NYHA 心機能分類と WHO による肺高血圧症の機能分類の対応

	NYHA 心機能分類	肺高血圧症の機能分類（WHO）
I度	通常の身体活動では無症状	● 身体活動に制限のない肺高血圧症患者 ● 普通の身体活動では呼吸困難や疲労，胸痛や前失神などは生じない
II度	通常の身体活動で症状発現，身 体活動がやや制限される	● 身体活動に軽度の制限のある肺高血圧症患者 ● 安静時には自覚症状がない ● 普通の身体活動で呼吸困難や疲労，胸痛や前失神などが起こる
III度	通常以下の身体活動で症状発現， 身体活動が著しく制限される	● 身体活動に著しい制限のある肺高血圧症患者 ● 安静時に自覚症状がない ● 普通以下の軽度の身体活動で呼吸困難や疲労，胸痛や前失神などが起こる
IV度	安静時でも症状発現	● どんな身体活動もすべて苦痛となる肺高血圧症患者．これらの患者の一部は 　右心不全の症状を呈している ● 安静時にも呼吸困難および/または疲労がみられる ● どんな身体活動でも自覚症状の増悪がある

NYHA：ニューヨーク心臓協会，WHO：世界保健機関.

の換気亢進指標が重要であるため，6 分間歩行試験や呼気ガス分析を用いた心肺運動負荷試験（CPX）が用いられ，さらに運動時の血行動態を詳細に把握するために運動負荷右心カテーテル検査を行うこともある．

特発性肺動脈性肺高血圧症（IPAH）と遺伝性肺動脈性肺高血圧症（HPAH）では，予後規定因子として，6 分間歩行距離が「低リスク＞440 m，中リスク 165〜440 m，高リスク＜165 m」，CPX における peak $\dot{V}O_2$（最高酸素摂取量）は「低リスク＞15 mL/分/kg（＞65％予測値），$V_E/\dot{V}CO_2$ slope＜36，中リスク peak $\dot{V}O_2$ 11〜15 mL/分/kg（35〜65％予測値），$V_E/\dot{V}CO_2$ slope 36〜44.9，高リスク peak $\dot{V}O_2$＜11 mL/分/kg（＜35％予測値），$V_E/\dot{V}CO_2$ slope≧45」が求められている．

肺高血圧症では，peak $\dot{V}O_2$ が 10.4 mL/分/kg 以下で，運動時の最大収縮期血圧が

心肺運動負荷試験
（cardiopulmonary exercise testing：CPX）
▶ Lecture 4 参照.

特発性肺動脈性肺高血圧症
（idiopathic pulmonary arterial hypertension：IPAH）
遺伝性肺動脈性肺高血圧症
（heritable pulmonary arterial hypertension：HPAH）

peak $\dot{V}O_2$（最高酸素摂取量）
▶ Lecture 4 参照.

LECTURE
9

105

$V_E/\dot{V}CO_2$ (minute ventilation/carbon dioxide output ratio；分時換気量/二酸化炭素排出量) slope
▶ Lecture 4・Step up 参照．

嫌気性代謝閾値 (anaerobic threshold：AT)
▶ Lecture 4・Step up 参照．

PDE5 (phosphodiesterase 5；ホスホジエステラーゼ 5)

バルーン肺動脈拡張術 (balloon pulmonary angioplasty：BPA)
経皮経管的肺動脈拡張術 (percutaneous transluminal pulmonary angioplasty：PTPA)

肺動脈内膜摘除術 (pulmonary endarterectomy：PEA)

QOL (quality of life；生活の質)

たこつぼ心筋症 (takotsubo cardiomyopathy)

MEMO
多くは心尖部が無収縮となり，左室心尖部とその周囲が拡張したまま収縮しない心臓の形が，古来よりタコ漁に用いられるたこつぼに似ていることから日本で報告・命名され，そのまま英語病名になっている．

腫瘍循環器学 (onco-cardiology)

MEMO
悪性新生物 (malignant neoplasm)
病理学的にはがん (cancer, carcinoma) と肉腫 (sarcoma) があり，未診断や検診のレベルでは「がん」，診断名では「癌」の字が用いられる．本書では「がん」と表記する．

心臓悪液質 (cardiac cachexia；カヘキシー)
▶ Lecture 5, 11 参照．

虚血性心疾患 (ischemic heart disease：IHD)
▶ Lecture 6 参照．

120 mmHg 以下や，運動時の右左シャント増悪例は予後が不良であり，「peak $\dot{V}O_2$＞15 mL/分/kg や嫌気性代謝閾値 (AT) における $V_E/\dot{V}CO_2$ slope＜45」が治療目標とされるなど，運動耐容能や換気亢進指標が重要な管理・効果判定指標とされる．

2) 心不全の進展因子に対する管理

基礎疾患がさまざまである肺高血圧症には多数の心不全進展因子が関与するが，近年では適切な薬物療法 (エンドセリン受容体拮抗薬，プロスタサイクリン誘導体製剤，PDE5 阻害薬など) と酸素療法に加えて，バルーン肺動脈拡張術 (BPA；経皮経管的肺動脈拡張術〈PTPA〉)，肺動脈内膜摘除術 (PEA) など外科的治療を要する．

3) 運動療法の効果

軽度から中等度の肺高血圧症において，適度な有酸素運動は全身の血行動態を改善して運動耐容能を改善し，QOL (生活の質) の向上に貢献する．肺高血圧症は，多様な病態から生じることからも，運動の適否や運動処方，運動療法の効果について個別の判断が必要であり，さらなるエビデンスの蓄積が待たれている．

4. たこつぼ心筋症 (心理的ストレス)

たこつぼ心筋症は，強い心理的なショックや身体的ストレスが原因となって中年から高齢の女性に多く発症する心筋障害であり，広域災害の避難者などに高率に発生することでも注目されている．

胸部の圧迫感や疼痛，動悸，呼吸困難など，急性冠症候群に類似した症状で発症するが，冠動脈造影検査では原因となる冠動脈病変を認めず，壁運動の観察では冠動脈支配領域では説明がつかない左室の一部が一過性に無収縮となる症候群である．

一般的には可逆性で数週間以内に回復するが，時に重篤な心不全を生じる．進展因子には，心理的ストレスや急性の身体的ストレスなどが含まれ，管理と心不全治療薬による治療が必要である．運動療法は，明確な指針やエビデンスは不足しているものの，主に回復期においては適度な運動が，ストレス管理とともに推奨される．

5. 悪性新生物 (悪性腫瘍)

腫瘍循環器学[7]は，がんの治療に伴う心血管系の合併症を扱う新しい分野である．悪性新生物は，日本の死因第 1 位であり，臓器や病期ごとに大きく異なるものの，5 年生存率という長期経過をアウトカムとする重大な疾患である．心臓悪液質を生じ，死亡に至る疾患である．心臓は，がんがほとんど発生しないまれな臓器で，循環器疾患とがんに共通する危険因子として，喫煙，肥満，低身体活動などが知られており，がんの予防には生活習慣の改善と感染症の管理が必要である．また，がんの診断と治療技術が進歩した今日の超高齢社会にあっては，がん患者数そのものと，診断後に治療が奏効して生存した患者 (がんサバイバー) が著しく増加し，心疾患を併存する例が増えている．虚血性心疾患や心不全などのイベントから回復した心不全患者が，その後にがんを発症することや，既往としてがんのリスク因子を有する人が増えるなど，寿命が延伸したことで結果的にがんと循環器疾患を経験する高齢者が増加し，腫瘍循環器学がその重要性を増している．

近年では，ライフステージやジェンダーの視点から，AYA (思春期・若年成人) 世代とよばれる 15〜30 歳代の女性のがん発生率の高さが指摘されている．この小児から成人への移行期を含めた世代では，小児期に発症頻度が高いがんと成人期に発症頻度が高いがんの両方が存在することが特徴である．日本では毎年約 2 万人の AYA 世代のがん患者が発生しているとされており，この年代の女性死亡原因の首位である．また，ライフステージでは，生活の中心が家庭や学校から社会に移行する時期や婚姻や

9 循環器疾患（5）その他の心不全と基礎疾患

出産の期間に重なることから，心身への影響がきわめて大きいことが指摘されている.

1）循環器とがん

　循環器からがんをとらえた場合，がん患者においては，心臓悪液質由来の各臓器の症状や出血傾向，貧血，腫瘍による盗血現象に伴う酸素搬送能の障害が心負荷となって心筋虚血が生じることや，電解質失調による致死性不整脈が誘発される．また，がんの治療として用いられるアントラサイクリン系抗がん剤は心毒性があり，放射線治療などでは全身や心損傷を含めた循環器への副作用が生じ，がん治療の中断を余儀なくされることや，がん以外の合併症が死亡原因となることもある．細胞毒性を有する化学療法剤を用いた場合，その心毒性は副反応症状が最も激しい治療期間中だけでなく治療終了後にも蓄積されていくため，進行に合わせた心不全管理が必要となることがある．また，近年登場した分子標的薬や免疫チェックポイント阻害薬などでも，高血圧症，動脈硬化，不整脈，血栓塞栓症，弁膜症，末梢血管障害，心膜疾患，免疫関連有害事象などによる心不全が発生するとされている．これらのがん治療関連心血管疾患（CTRCD）という新しい病態カテゴリーは，腫瘍循環器学において予防，診断，治療に関する職種間連携が必要な学際的な領域として注目され，チーム医療やトランスレーショナルリサーチ（橋渡し研究）が発展しつつある（**表6**）[8].

　日本臨床腫瘍学会やヨーロッパ心臓病学会による「Onco-cardiology ガイドライン」[9]では，以下の項目について論じられている.

- ステージ A/B 心不全のマネジメント（**表7**）[10]：がん治療の心血管疾患リスクに関与する因子は，年齢，がんの既往，既存の心血管疾患リスク因子や心血管疾患，心毒性を有するがん治療歴など多岐にわたるが，予防には非がん患者と同様に喫煙，肥満，低身体活動などの，がんと心血管疾患に共通する危険因子の是正が必要である.
- がん薬物治療におけるマネジメント：血管新生阻害薬投与中のがん患者に対しても，非がん患者と同等の血圧コントロールを行うことが望ましい.
- がん治療関連心血管毒性（CTR-CVT；**表8**）に対する管理として，心毒性のある薬剤の使用を最小限に抑え，アンジオテンシン変換酵素（ACE）阻害薬，アンジオテンシンⅡ受容体拮抗薬（ARB），β遮断薬などで血圧管理および心保護を図り，放射線治療誘発性の心血管（循環器）毒性を考慮して，個人の平均心臓被曝量を定め低減する必要がある.
- がん薬物治療中の心機能のモニタリング：トロポニン上昇が認められた場合，心筋炎または他の心筋障害を考慮し，精査が必要である．心電図の異常，NT-proBNP，好中球比率，C反応性蛋白質（CRP）に加えて，心臓超音波検査では心筋の長軸方向の収縮機能の指標であるストレイン（GLS）が左室駆出率（LVEF）より

表6　がん治療関連心血管疾患（CTRCD）と治療

無症状の CTRCD		有症状の CTRCD（心不全）治療	
重症	新たに LVEF が 40％未満に低下	最重症	強心薬，機械的循環補助，心移植を考慮
		重症	心不全による入院加療の適応
中等症	新たに LVEF が 49～40％ないし 10％以上の低下，かつ，GLS が 15％以上上昇もしくはバイオマーカーの上昇	中等度	外来通院による利用や心不全治療が必要
軽症	LVEF≧50％，かつ GLS が 15％以上低下，かつ/または，バイオマーカーの上昇	軽症	軽度の心不全症状を警戒した治療が必要

LVEF：左室駆出率，GLS：global longitudinal strain.
（Lyon AR, et al.：Eur Heart J 2022；43〈41〉：4229-361[8]をもとに作成）

MEMO

AYA（adolescent and young adult；思春期・若年成人）世代の発症頻度が高いがん
15～19 歳では白血病や胚細胞腫瘍，性腺腫瘍，リンパ腫，脳腫瘍，骨腫瘍などが発生しやすく，20～29 歳では胚細胞腫瘍や性腺腫瘍など生殖細胞から発生するものや甲状腺がんなどが白血病よりも多くなり，30～39 歳では乳がんや子宮頸がん，大腸がん，胃がんなど，成人期に多いがんが増える.

MEMO

盗血現象（steal phenomenon）
食後に消化器への血流配分が多くなり，相対的に他の臓器や組織への血流が減少するように，再配分における不利が生じる現象をいう.

致死性不整脈
▶ Lecture 2 参照.

MEMO

抗がん剤の心毒性
抗がん剤の種類によって発現機序は異なるが，心不全，虚血性心疾患，高血圧，血栓塞栓症，不整脈などの組織臓器障害や，自覚症状として呼吸困難，咳嗽，息切れ，動悸，下肢浮腫などを呈する場合もある.

免疫関連有害事象（immune-related adverse events：irAE）

がん治療関連心血管疾患（cancer therapeutics-related cardiac dysfunction：CTRCD）

がん治療関連新血管毒性（cancer therapy-related cardiovascular toxicity：CTR-CVT）

アンジオテンシン変換酵素（angiotensin converting enzyme：ACE）阻害薬

アンジオテンシンⅡ受容体拮抗薬（angiotensin Ⅱ receptor blocker：ARB）

心保護（cardioprotection）

NT-proBNP（N-terminal pro-brain natriuretic peptide：N末端プロ脳性ナトリウム利尿ペプチド）

LECTURE
9

表 7　日本および欧米における心不全の定義とステージ分類

日本循環器学会による定義	日・米・欧の心不全学会による国際的な定義
ガイドラインの定義 なんらかの心臓機能障害，すなわち心臓に器質的および/または機能的異常が生じて心ポンプ機能の代償機転が破綻した結果，呼吸困難，倦怠感や浮腫が出現し，それに伴い運動耐容能が低下する臨床症候群 （一般向けの説明） 心臓が悪いために，息切れやむくみが起こり，だんだん悪くなり，生命を縮める病気	心不全は現在または以前の臨床症候群である stable（安定した）→ persistent（持続する）心不全， recovered（回復した）→ remission（寛解期の）心不全 などの用語を用いて，より正確な説明の機会を提供するよう提言 器質的および/または機能的な心臓の異常を原因とする症状や症候を有する 少なくとも次の一つを伴う：ナトリウム利尿ペプチド高値，または全身のうっ血の客観的証拠が認められる

日本循環器学会によるステージ		日・米・欧の心不全学会による国際的なステージ	
A	器質的心疾患のないリスクステージ	A (at risk)	心不全リスクはあるが，症状または症候は認めず，既往もない．心疾患を示す器質的な所見やバイオマーカーの異常を認めない →ステージ B への進展予防（心不全の発症予防）のために，高血圧などの危険因子に対する介入を行う
B	器質的心疾患のあるリスクステージ	B (pre-HF)	症状や症候はないが，器質的心疾患，心機能異常，ナトリウム利尿ペプチドの上昇または心筋トロポニン値の上昇のいずれかを有する
C	心不全ステージ	C (HF)	器質的および/または機能的な心機能の異常を原因とする心不全症状や症候を有する，またはその既往がある
D	難治性心不全ステージ	D (advanced HF)	安静時にも重度の症状や症候がある．ガイドラインに準拠した治療や管理を行ってもなお再発を繰り返す，ガイドラインに準拠した治療や管理に対して抵抗性や不耐性を示す，循環補助や移植や緩和ケアなどの進行例に対する治療を考慮する必要がある

HF：心不全.

（日本循環器学会ほか：2021 年 JCS/JHFS ガイドラインフォーカスアップデート版．急性・慢性心不全診療[10] をもとに作成）

表 8　がん治療関連心血管毒性（CTR-CVT）の分類

- がん治療に伴う心機能低下，心不全（がん治療関連心血管疾患〈CTRCD〉）
- 心筋障害
- 血管毒性（動脈血栓症，静脈血栓症など）
- 高血圧
- 不整脈/QT 延長

C 反応性蛋白質（C-reactive protein：CRP）
GLS（global longitudinal strain）
左室駆出率（left ventricular ejection fraction：LVEF）

左室駆出率（LVEF）による心不全の分類
▶ Lecture 5・表 2 参照.

も先に低下する.

- 心血管イベントを発症した患者に対する薬物療法の選択：がん治療が有効であり，かつ心血管イベントが軽症であれば，モニタリングと対症療法を行いながら治療を継続するが，継続困難であれば代替療法を検討する．免疫チェックポイント阻害薬による心筋障害にはステロイド療法が有効な可能性がある.
- がん治療終了直後の 12 か月間は，将来的な心血管疾患が発生するリスク因子が多数存在するため，治療終了後 1 年間の心血管疾患のリスク評価やがんサバイバーシッププログラムなどが推奨される.

2）がん関連血栓症（CAT）

がんもしくはがん治療に関連して発生した血栓症全般を指す疾患概念で，動脈系，静脈系を問わず，血栓症の背景疾患として悪性腫瘍の存在を示唆する場合もある.

代表的ながん関連血栓症として，脳卒中患者におけるトルソー症候群が知られている．脳塞栓症の多くは心原性脳塞栓症であるが，悪性腫瘍によって形成された血栓が遊離し塞栓子となったもので，悪性腫瘍を背景とする本症候群では抗血栓療法の効果が乏しく，再発のリスクが高いと考えられる．したがって，多発脳梗塞例などでは，特に既往歴や背景疾患などの情報を十分に収集して注意する.

3）運動療法の効果

がん治療中，治療後の運動療法は，心血管系の健康を維持し，心不全のリスクを低減するうえで有用と考えられている.

6. 終末期の緩和ケアとアドバンス・ケア・プランニング（ACP）

心不全のステージ D は，治療に対する反応が得られなくなり，末期心不全として心臓悪液質やリビング・ウィル（終末期医療全般についての意向）と向き合う段階である．積極的な治療よりも苦痛を緩和するケアが主たる介入となる．緩和ケアは，

9　循環器疾患（5）　その他の心不全と基礎疾患

表9　緩和ケアの定義（WHO，2002年）

緩和ケアとは，生命を脅かす病に関連する問題に直面している患者とその家族のQOLを，痛みやその他の身体的・心理社会的・スピリチュアルな問題を早期に見出し的確に評価を行い対応することで，苦痛を予防し和らげることを通して向上させるアプローチである

緩和ケアは
- 痛みやその他のつらい症状を和らげる
- 生命を肯定し，死にゆくことを自然な過程と捉える
- 死を早めようとしたり遅らせようとしたりするものではない
- 心理的およびスピリチュアルなケアを含む
- 患者が最期までできる限り能動的に生きられるように支援する体制を提供する
- 患者の病の間も死別後も，家族が対処していけるように支援する体制を提供する
- 患者と家族のニーズに応えるためにチームアプローチを活用し，必要に応じて死別後のカウンセリングも行う
- QOLを高める．さらに，病の経過にも良い影響を及ぼす可能性がある
- 病の早い時期から化学療法や放射線療法などの生存期間の延長を意図して行われる治療と組み合わせて適応でき，つらい合併症をよりよく理解し対処するための精査も含む

（大坂 巌ほか：Palliat Care Res 2019；14〈2〉：61-6[11]）

WHOによると「生命を脅かす病に関連する問題に直面している患者とその家族のQOLを，痛みやその他の身体的・心理社会的・スピリチュアルな問題を早期に見出し的確に評価を行い対応することで，苦痛を予防し和らげることを通して向上させるアプローチである」（**表9**）[11]とされている．高度に医療技術が発達した先進国においては，その倫理観がさまざまな局面で問われる．前述のような医療者側の価値観に加えて，患者自身が将来の人生について，どのように生活して，具合が悪くなった際にどのような医療を受けたい，あるいは受けたくないか，どのような医療や介護を受けて最期を迎えるかなどの希望について自ら考え，判断し，表明しておくこと（事前指示）が求められている．これを文書化したものを事前指示書とよび，自分の考えを，あらかじめ家族や親しい人，医療者に対して明確に示しておくことが推奨されている．

　この事前指示書をもとに，家族や医療者，ケア担当者などの専門職が話し合い，具体的な内容について確認し合う過程をアドバンス・ケア・プランニング（ACP）とよび，延命治療の希望の有無や緩和ケアの受け入れ方，死亡するときの場所の選択などを明確にする．ACPは，患者が最終的に受けるケアを自らの意思に沿って選択した過程を記録し，家族や医療チームが一致した理解のもとで終末期の医療やケアの方針をあらかじめ決めておくことができる，心不全患者の尊厳を守る一つの形である．

■引用文献

1）東條美奈子：高血圧性心疾患．増田 卓，松永篤彦編：循環器理学療法の理論と技術．改訂第2版．メジカルビュー社；2020．p.75-6．

2）日本循環器学会，日本肺高血圧・肺循環学会ほか：肺高血圧症治療ガイドライン（2017年改訂版）．https://www.j-circ.or.jp/cms/wp-content/uploads/2017/10/JCS2017_fukuda_h.pdf

3）日本動脈硬化学会：動脈硬化性疾患予防ガイドライン2022年版．https://www.j-athero.org/jp/jas_gl2022/

4）木村雅彦：バイタルサイン―脈拍・血圧（呼吸を含む）．内山 靖編：図解理学療法検査・測定ガイド．第3版．文光堂；2023．p.61．

5）柴田茂貴：動脈硬化が全身臓器に及ぼす影響．木村雅彦編：極める循環器理学療法―循環器病を有する患者の障害像に挑む．文光堂；2020．p.90-2．

6）日本肺高血圧・肺循環学会：慢性血栓塞栓性肺高血圧症（CTEPH）診療ガイドライン2022．http://jpcphs.org/pdf/guideline/cteph_guideline2022.pdf

7）日本腫瘍循環器学会ホームページ．https://j-onco-cardiology.or.jp/

8）Lyon AR, et al.：2022 ESC Guidelines on cardio-oncology developed in collaboration with the European Hematology Association（EHA）, the European Society for Therapeutic Radiology and Oncology（ESTRO）and the International Cardio-Oncology Society（IC-OS）. Eur Heart J 2022；43（41）：4229-361．

9）日本臨床腫瘍学会，日本腫瘍循環器学会編：Onco-cardiologyガイドライン．

10）日本循環器学会，日本心不全学会ほか：2021年JCS/JHFSガイドラインフォーカスアップデート版．急性・慢性心不全診療．

11）大坂 巌，渡邊清高ほか：わが国におけるWHO緩和ケア定義の定訳―デルファイ法を用いた緩和ケア関連18団体による共同作成．Palliat Care Res 2019；14（2）：61-6．

MEMO

免疫チェックポイント阻害薬（immune checkpoint inhibitor：ICI）
がん細胞はT細胞に対して特定の蛋白質を結合させて認識を免れ，攻撃されることを防いでいるため，この免疫チェックポイントを阻害して，T細胞のがん細胞に対する攻撃性を改善する治療薬である．一方，間質性肺炎，大腸炎，1型糖尿病，甲状腺機能障害，皮膚障害，重症筋無力症，筋炎，心筋炎などの副作用も知られている．

MEMO

がんサバイバーシッププログラム
がんの診断と治療の両方によって生じる影響を受けながら生活していくうえでの問題点や課題を乗り越えるための医療者による支援プログラムであり，社会全体へのはたらきかけも含むものもある．

がん関連血栓症（cancer associated thrombosis：CAT）
トルソー（Trousseau）症候群

アドバンス・ケア・プランニング（advance care planning：ACP），緩和ケア
▶ Lecture 15参照．

心不全とそのリスクの進展ステージ
▶ Lecture 5・図5参照．

LECTURE 9

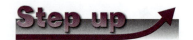

1. 睡眠呼吸障害

　睡眠については，近年特に注目が集まっており，厚生労働省が「健康づくりのための睡眠ガイド 2023」[1]を，日本睡眠学会や精神科領域からも診療ガイドラインが，また日本呼吸器学会からは「睡眠時無呼吸症候群（SAS）の診療ガイドライン 2020」[2]などがまとめられている．睡眠時無呼吸症候群（SAS）の重症度を表1に示す．

　睡眠障害のなかで，特に睡眠呼吸障害（sleep-disordered breathing：SDB）が心血管疾患のリスク因子であり，不整脈や突然死が関連するという議論は以前からなされており，周期的な低酸素血症や吸気努力の際に胸腔内に強い陰圧が加わること，睡眠と覚醒の分断による交感神経・副交感神経活動の亢進などが不整脈の原因として有力視されている（図1）．AHA（アメリカ心臓協会）は，日常生活において修正可能な健康関連因子として，適正体重の維持，禁煙，運動習慣，健康的な食事の管理，血圧管理，血清脂質管理，血糖値管理と，睡眠の8つを Life's Essential 8 としている．日本でも 2010 年に「循環器領域における睡眠呼吸障害の診断・治療に関するガイドライン」がまとめられ，2023 年の改訂[3]においては，睡眠呼吸障害が循環器疾患の発症そのものに関与することが指摘されている．また，末期腎不全患者の 50〜90％は睡眠呼吸障害を高率に合併しており，夜間の体液移動や体液貯留に伴う上気道の浮腫に起因する閉塞性睡眠時無呼吸（obstructive sleep apnea：OSA）と，呼吸調節系の不安定性によって発現する中枢性睡眠時無呼吸（central sleep apnea：CSA）の両方の機序と症状が混在して発生すると考えられている．

1）睡眠呼吸障害（SDB）の疾患背景と診断

　日本循環器学会の診断基準は，日本呼吸器学会の「睡眠時無呼吸症候群（SAS）の診療ガイドライン 2020」[2]と同様に，睡眠障害国際分類第3版（ICSD-3）に準じている．SDB の多くを占めると考えられる成人の閉塞性睡眠時無呼吸症候群の診断基準には，すでに高血圧，気分障害，認知機能障害，冠動脈疾患，脳卒中，うっ血性心不全，心房細動，2型糖尿病の併存が診断されているという項目があり，危険因子となる高血圧，糖尿病，慢性腎臓病（CKD），高尿酸血症，上室性の頻脈性不整脈には特に注意が喚起されている．一方，循環器疾患の側面からみると，肺高血圧症に SDB を併存することが最も多く，治療抵抗性高血圧や心房細動，そして心不全のなかでも HFrEF（LVEF の低下した心不全）に多いとされる．また，心房粗動や心房細動，心不全，神経疾患など循環器疾患は，チェーン・ストークス（Cheyne-Stokes）呼吸を伴う中枢性睡眠時無呼吸（central sleep apnea with Cheyne-Stokes respiration：CSA-CSR）を合併しやすく，心不全管理の面からも，一定時間呼吸運動を観察しないと気づきにくいチェーン・ストークス呼吸についても注意深い評価が必要である．

　具体的な終夜ポリグラフ検査として，パルスオキシメータなどの簡易なモニターによるスクリーニングを経て，精確には脳波などを含めたポリソムノグラフィー（PSG）によって AHI（無呼吸低呼吸指数）を求め，また，上気道の解剖学的異常や神経性調節異常，呼吸調節系の不安定性，覚醒閾値などから総合的に病型を診断する．理学療法評価におけるフィジカルアセスメントでは，起床時の頭痛などの低換気による動脈血二酸化炭素の蓄積を疑わせる所見や，SDB 以外にも睡眠の過不足，睡眠関連運動障害（むずむず脚症候群〈restless legs syndrome：RLS〉，睡眠時周期性四肢運動

表1　睡眠時無呼吸症候群の重症度

軽症	5≦AHI<15
中等症	15≦AHI<30
重症	30≦AHI

AHI（Apnea Hypopnea Index；無呼吸低呼吸指数）：1時間あたりの無呼吸（apnea；10秒以上の呼吸停止）と低呼吸（hypopnea；換気量が通常の50％以下に低下した状態が10秒以上続くもの）の発生回数の合計で求める．

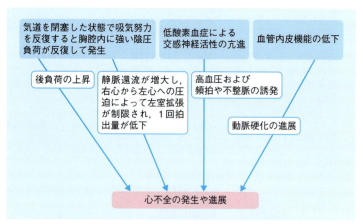

図1　睡眠時無呼吸による主要な血行動態への影響の概念

〈periodic limb movement in sleep：PLMS〉）などのエピソードに注意が必要である．

2）睡眠呼吸障害（SDB）に対する治療

　原因によって治療は異なり，閉塞性睡眠時無呼吸の原因が上気道の解剖学的要因や神経性調節異常などであれば，それぞれに対する薬物療法や，非薬物療法として陽圧人工換気である CPAP（持続気道陽圧），舌下神経電気刺激療法などが適応となる．また，睡眠薬については，非ベンゾジアゼピン系睡眠薬やオレキシン受容体拮抗薬を検討してもよいとされている．CSA-CSR の治療に対しては，心不全治療薬のアンジオテンシン受容体ネプリライシン阻害薬（ARNI）が追加されており，これは心不全治療の結果として中枢性のチェーン・ストークス呼吸が改善するものととらえられる．加えて，横隔神経電気刺激療法が適応されることもある．

　また，下肢への弾性ストッキングの装着が，血管内からの間質への体液シフトを抑制することで肥満者や腎不全患者に対する AHI を改善する効果が報告されており，臨床使用における深部静脈血栓症（DVT）予防だけではない効果にも注目するとよい．

2．多様な背景を有する心不全患者

　「心不全パンデミック」とも称される今日であるが，心不全は左室収縮能の指標である心駆出分画（EF）で評価するだけでも，HFrEF（左室駆出率の低下した心不全）だけでなく，HFpEF（左室駆出率の保たれた心不全；図2）[4] や HFmrEF（左室駆出率が軽度低下した心不全）など多様であり，さらに背景となる年齢や基礎疾患，サルコペニアやフレイルを含めた併存症も多様であり，かつそれらを多数保有する患者も多い．2024年に日本循環器学会は「多様性に配慮した循環器診療ガイドライン」[5] を改訂し，今後さらに増加するとされる，多様な背景因子や疾患を保有する心不全患者に対する配慮について示している．

1）性差

　虚血性心疾患の代表である急性心筋梗塞は，日本では男性に多い疾患とされるが，女性にも発症する．そのなかでも心室中隔穿孔，左室自由壁破裂，僧帽弁乳頭筋断裂など機械的合併症は，男性に比べ女性に多く発症し，院内発生の出血性合併症も女性に多いため注意喚起されている．また，心不全に対する包括的心臓リハビリテーションとして，多くのガイドラインでは，心不全ステージを問わず「強く推奨される」と包括的に評価されているものの，いまだ HFpEF，高齢，女性においては，運動療法を含む心臓リハビリテーションプログラムのエビデンスが不足しており，特に女性心不全患者に対する効果は研究の蓄積が始まっている段階である．男性と同等もしくはそれ以上の運動耐容能改善効果や予後改善効果が得られると考えられる一方で，女性の包括的心臓リハビリテーションプログラムへの参加率が低いことも指摘されており，実施に際しては性差を考慮することが推奨されている．

2）フレイル

　日本の高齢心不全患者の予後予測指標として身体的フレイルが注目されており，評価指標は Cardiovascular Health study（CHS）基準に加えて，歩行速度，握力，6分間歩行距離，SPPB（Short Physical Performance Battery）を用いることが強く推奨されており，評価・治療介入における理学療法士の積極的な関与が求められている．

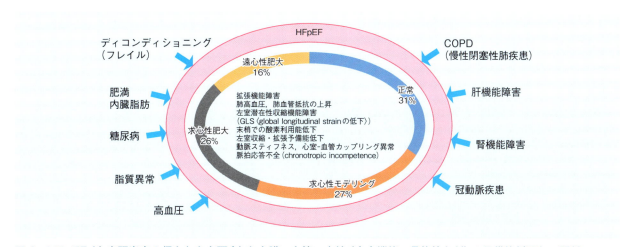

図2　HFpEF（左室駆出率の保たれた心不全）と心臓，血管，末梢（内皮機能，骨格筋など）の予備能低下との関係
（McDonagh TA, et al：Eur Heart J 2021；42〈36〉：3599-726[4] をもとに作成）

高齢心不全患者の予後指標である精神・心理的フレイルの評価については，MMSE（Mini-Mental State Examination），Mini-Cog，5-item Geriatric Depression Scale（5-GDS）を用いることが強く推奨されている．

3）認知機能の低下

精神・心理的フレイルに関連して，認知機能が低下した循環器病患者においては，治療の段階や尊厳について十分に配慮する必要があるため，アドバンス・ケア・プランニング（ACP）が必要な対象といえる．しかし，実際に自己判断や意思の表明に制限がある場合にACPをどのように行うべきかについては議論の余地がある．本人の意思決定能力をふまえたうえでの意思の形成・表明・実現支援のプロセスをたどる大原則は不変であるが，循環器病においては認知機能の障害が可逆性である場合もあり，注意深い評価が必要であると指摘されている．

4）多職種連携

日本では「チーム医療」と称される多職種医療体制には，interprofessional work，interprofessional collaboration，interdisciplinary team，multidisciplinary team，transdisciplinary team などの呼び方がある．いずれも多職種がおのおのの高い専門性を活かし，患者中心の治療やケアの目的と情報を共有して，互いに連携し補完し合いながら役割を果たすことで，循環器疾患患者の予後を改善することが期待される．さらに，集中治療領域ではABCDEバンドルに「F（ファミリー）」が加わり，また，リハビリテーション医学においても，患者の家族が治療に参加することが有意義であると指摘され，虚血性心疾患・心不全患者の予後の改善やQOLの向上に寄与する可能性があると考えられている．

5）健康の社会的決定要因（SDOH）

疾患の予後について，公衆衛生学的に検討する場合，地域差や国による医療サービスの違いや，さらに各国の医療や教育の制度，経済状況による違いが大きく影響する．一般に，先進国では，医療サービスや教育基盤の充実によって，提供される医療水準や患者側のリテラシーが高い傾向にある一方で，社会的孤立や孤独が深刻な問題となっている．循環器病においても，医療サービスへのアクセスが困難な場合や，教育期間が短い場合，循環器病の発症リスクが高まる可能性が指摘されている．また，ソーシャルサポートが不十分なことで，虚血性心疾患や脳血管疾患などの循環器病の発症や死亡のリスク，心不全患者の再入院リスクが上昇する可能性がある．

健康の社会的決定要因（social determinants of health：SDOH）は，疾患の背景には生物学的な要因だけでなく，教育，就業，生活環境，社会環境などの社会的要因が存在することをとらえるべきという考え方である．WHO（世界保健機関）は，SDOHの項目を，①社会格差，②ストレス，③幼少期の生育歴，④社会的排除，⑤労働状況，⑥失業状況，⑦社会的支援の状況，⑧薬物依存の有無，⑨食生活の内容，⑩交通事情に分類しており，世界的には貧困や不十分な教育がその根底に共通する問題点とされている．

日本における循環器病の危険因子には，不適切な食生活，運動不足，喫煙，過度の飲酒，睡眠の過不足などがあげられており，教育歴や職業・経済状況，社会的支援，その他の社会的環境など，SDOHの影響を受けていると考えられる．個人の健康行動の修正に限界がある場合，環境面などのSDOHへの介入が長期的に持続可能な行動変容を通じて循環器病のリスク低減に有効な可能性がある．関連して，今日のデジタルテクノロジーの活用（DX〈デジタルトランスフォーメーション〉）は，遠隔監視や介入などの場面で，心臓リハビリテーションや循環器理学療法に活用できる有益なツールであり，SDOHへの介入が期待されている．一方，機器の価格や通信環境など，SDOHの面から指摘される問題もあり，今後の取り組みが必要である．

■引用文献

1) 健康づくりのための睡眠指針の改訂に関する検討会：健康づくりのための睡眠ガイド2023.
https://www.mhlw.go.jp/content/001305530.pdf
2) 日本呼吸器学会：睡眠時無呼吸症候群（SAS）の診療ガイドライン2020.
https://www.jrs.or.jp/publication/file/guidelines_sas2020.pdf
3) 日本循環器学会，日本高血圧学会ほか：循環器領域における睡眠呼吸障害の診断・治療に関するガイドライン（2023年改訂版）.
https://www.j-circ.or.jp/cms/wp-content/uploads/2023/03/JCS2023_kasai.pdf
4) McDonagh TA, Metra M, et al.：2021 ESC Guidelines for the diagnosis and treatment of acute and chronic heart failure. Eur Heart J 2021；42（36）：3599-726.
5) 日本循環器学会，日本心臓病学会ほか：多様性に配慮した循環器診療ガイドライン（2024年改訂版）.
https://www.j-circ.or.jp/cms/wp-content/uploads/2024/03/JCS2024_Tsukada_Tetsuo.pdf

糖尿病
病態，検査，治療，合併症

到達目標

- 糖尿病の病態と分類を理解する.
- 糖尿病の症状を理解する.
- 糖尿病の検査と診断方法を理解する.
- 糖尿病の治療（食事療法，運動療法，薬物療法）を理解する.
- 糖尿病の主な合併症とその対処方法を理解する.

この講義を理解するために

　糖尿病は世界で最も罹患人口の多い疾患であるといわれています. 初期には自覚症状がないまま進行し，心臓，脳，腎臓，四肢などの血管疾患や，神経障害などを生じる疾患です. 身体に急激な変化があるわけではないことから，気づきにくいにもかかわらず重篤な状態をまねくため，潜在的な脅威としてとらえておく必要があります. 心大血管リハビリテーションに限らず，理学療法の対象となる患者全般に多く合併していることが予測されます.

　この講義では，最初に糖尿病の基本的な知識として，糖尿病の病態やその発症メカニズム，症状および糖尿病によって引き起こされるさまざまな合併症について学習します. 次に，糖尿病で行われる検査と診断を，最後に治療に対する考え方などを学習します.

　この講義を学ぶにあたり，以下の項目を学習しておきましょう.

　　□ エネルギー代謝（特に糖質）と血糖調節のしくみを復習しておく（Lecture 3 参照）.
　　□ 膵臓の解剖と生理学的機能，インスリンの作用について学習しておく.
　　□ 腎臓の解剖と生理学的機能を復習しておく（Lecture 1 参照）.
　　□ 眼球の解剖学的構造を学習しておく.

講義を終えて確認すること

　　□ 糖尿病の病態を，糖代謝の異常という観点から理解できた.
　　□ 糖尿病の病型を成因による分類，病態による分類から理解できた.
　　□ 糖尿病の症状が理解できた.
　　□ 糖尿病の診断に必要な検査とその意味について理解できた.
　　□ 糖尿病治療の基本原則（食事療法，運動療法，薬物療法）と概要が理解できた.
　　□ 糖尿病の合併症とその対処方法が理解できた.

講義

MEMO
厚生労働省の実態調査は,国民全員を調査しているわけではなく,図1[1)]で示されている患者総数は推計値である.

糖尿病(diabetes mellitus:DM)

MEMO
膵β細胞 (pancreatic β cell)
膵臓のランゲルハンス (Langerhans) 島の全上皮細胞数の70%を占める細胞で,インスリンを分泌する.

ここがポイント!
糖尿病の病態は,高血糖や低血糖による直接の影響(急性合併症)と,持続的高血糖により引き起こされる二次的障害(慢性合併症)がある.
▶後述の「糖尿病合併症」参照.

覚えよう!
糖尿病は,高血糖が持続していても自覚症状がなく,気づかないうちに合併症が進行するため「サイレントキラー」ともよばれている.

GLUT4 (glucose transporter 4;グルコース輸送担体4)

MEMO
食後高血糖
空腹時の血糖値が正常範囲でも,食後の血糖値が高く,それが正常範囲に低下するまで時間を要する状態をいう.

1. 日本における糖尿病の疫学

2016年の厚生労働省の調査によると,糖尿病治療中または糖尿病が強く疑われる人は1,000万人で増加し続けている(**図1**)[1)].一方,糖尿病の可能性を否定できない予備軍は,1,000万人と減少傾向にある.年代別にみると,加齢とともに右肩上がりに増加しており,糖尿病患者と予備軍の約半数が70歳以上である(**図2**)[2)].

2. 糖尿病とは

糖尿病は,インスリン作用不足に基づく慢性の高血糖状態を主徴とする代謝性疾患群である.インスリンは,膵β細胞で合成・分泌されるホルモンで,細胞への糖の取り込みを促進できる生体内唯一のホルモンである.そのため,インスリン作用不足が生じると細胞に糖を正常に取り込めず,慢性の高血糖となる.

インスリン作用不足には,①十分なインスリンが分泌されなくなるインスリン分泌低下と,②インスリンは分泌されているがそれに見合った作用が得られていないインスリン抵抗性の2つがある(**図3**).

1) 正常なインスリン分泌

インスリンが標的器官の細胞にある受容体に結合すると,細胞内に糖を取り込む情報が出される.この情報を受けて,細胞内部にあるGLUT4が細胞表面に移動し,血液中の糖を細胞内に取り込む(**図4**).

正常な状態のインスリン分泌には,食間や夜間などの空腹時に血糖を正常範囲内に維持するための基礎インスリン分泌と,食後の血糖上昇に反応して速やかに分泌される追加インスリン分泌がある(**図5**).食後に上昇した血糖は,追加インスリン分泌によって細胞内に取り込まれ,正常範囲内へと戻る.

2) インスリン分泌低下

膵β細胞からのインスリン分泌が低下した状態を指す.遺伝子異常などの先天的な要因や,自己免疫疾患や感染症による膵β細胞の破壊や消失が原因となる.インスリンが不足した結果,細胞は糖を取り込めなくなる.

3) インスリン抵抗性

インスリンは分泌されているが,インスリンに対する感受性が低下し,血中のインスリン濃度に見合った作用が得られていない状態を指す.インスリン拮抗物質の存在

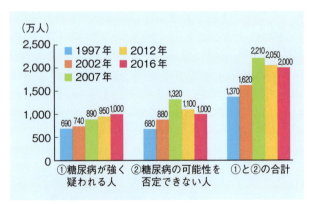

図1 糖尿病患者数の推移
(厚生労働省:平成28年国民健康・栄養調査[1)])

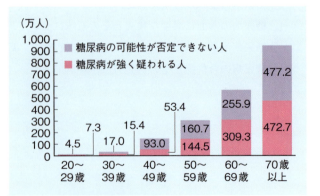

図2 年代別糖尿病患者数
(厚生労働省:平成30年版厚生労働白書[2)])

LECTURE 10

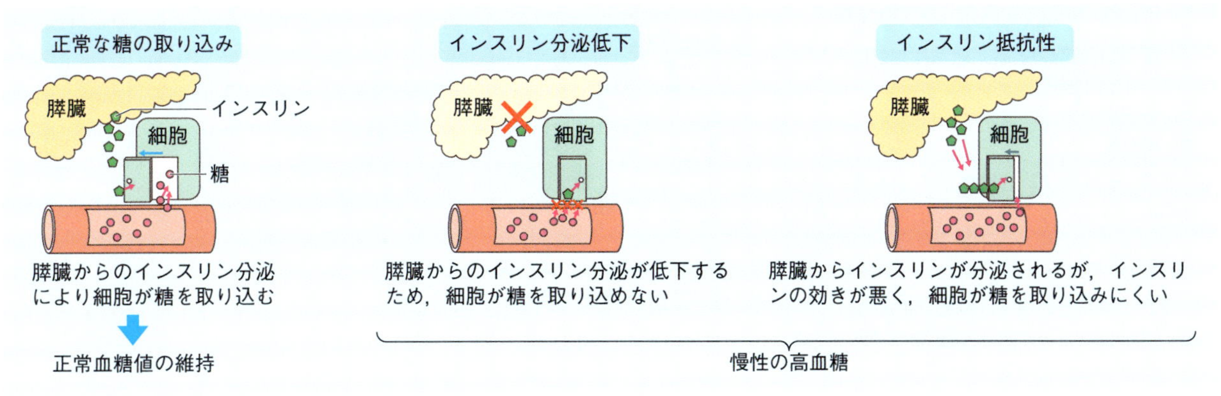

10 糖尿病 病態，検査，治療，合併症

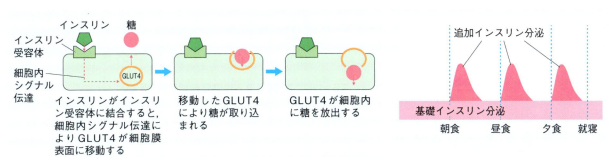

図3 糖尿病における高血糖の機序

図4 インスリンによる糖の取り込み作用
GLUT4：グルコース輸送担体4.

図5 生理的インスリン分泌

やインスリン受容体数の減少，インスリン受容体を介する細胞内の情報伝達能力の低下などで亢進する．遺伝因子の他，蓄積された内臓脂肪組織から分泌されるさまざまな生理活性物質が原因となる後天的な因子の関与が大きい．インスリン抵抗性が亢進すると，インスリンがあってもGLUT4が細胞の表面に出てくることができなくなり，細胞は糖を取り込みにくくなる．

3. 糖尿病の症状

発症の初期には無症状の場合が多く，自分が糖尿病であることに気がつかない患者が多い．高血糖状態が持続すると，糖尿病に特徴的な症状が現れてくる．
- 脱水症状によるもの：多飲，口渇，多尿．
- 同化不全（糖の細胞内取り込みの低下）：体重減少，易疲労感．

糖尿病が放置され，慢性的に高血糖状態が持続する進行期では，網膜症，腎症，神経障害の微細血管症や全身の動脈硬化症が引き起こされ，脳から心臓，腎臓，足に至るあらゆる器官に多岐にわたる糖尿病合併症（後述）がみられるようになる．結果として，著しくADL（日常生活活動）やQOL（生活の質）を低下させるため，合併症を早期から適切に管理し，その発症を予防することが重要である．

ADL（activities of daily living；日常生活活動）

QOL（quality of life；生活の質）

4. 糖尿病の分類

1）成因による分類

糖尿病は，成因から，1型糖尿病，2型糖尿病，その他の特定の機序や疾患によるもの，妊娠糖尿病の4つに分類される（**表1**）[4]．この講義では，1型糖尿病と2型糖尿病について学習する．

表1 糖尿病と糖代謝異常*の成因分類

I. 1型（膵β細胞の破壊，通常は絶対的インスリン欠乏に至る）
　A. 自己免疫性
　B. 特発性
II. 2型（インスリン分泌低下を主体とするものと，インスリン抵抗性が主体で，それにインスリンの相対的不足を伴うものなどがある）
III. その他の特定の機序，疾患によるもの
　A. 遺伝因子として遺伝子異常が同定されたもの
　　①膵β細胞機能にかかわる遺伝子異常
　　②インスリン作用の伝達機構にかかわる遺伝子異常
　B. 他の疾患，条件に伴うもの
　　①膵外分泌疾患
　　②内分泌疾患
　　③肝疾患
　　④薬剤や化学物質によるもの
　　⑤感染症
　　⑥免疫機序によるまれな病態
　　⑦その他の遺伝的症候群で糖尿病を伴うことの多いもの
IV. 妊娠糖尿病

注：現時点では上記のいずれかにも分類できないものは分類不能とする．
*一部には，糖尿病特有の合併症をきたすかどうかが確認されていないものも含まれる．

（清野 裕ほか：糖尿病 2012；55〈7〉：485-504[4]）

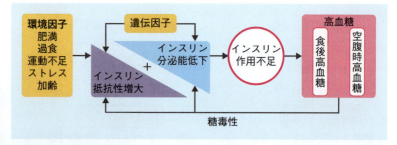

図6　2型糖尿病の病態

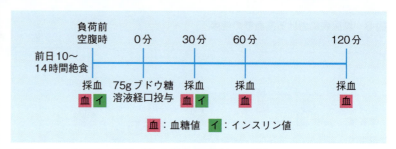

図7　75 gOGTT（経口ブドウ糖負荷試験）の手順

ここがポイント！
1型糖尿病のまとめ
- インスリン分泌能低下が主体となる．
- 小児〜青年期に発症する．
- インスリン不足により急激に高血糖となる．
　→ケトアシドーシス
- インスリン依存状態．
- 肥満とは関係ない．
- 自己免疫疾患が関与する．
- 遺伝の影響が少ない．
- インスリン療法が中心となる．

ここがポイント！
2型糖尿病のまとめ
- インスリン分泌能低下とインスリン抵抗性増大の両者が関与する．
- 中高年に多い．
- 自覚症状が乏しい．
- 軽度〜高度の肥満が多い．
- 運動不足や過食などの生活習慣が関与する．
- インスリン抵抗性の改善．
　→食事療法，運動療法，薬物療法
- 重度なインスリン分泌能低下．
　→インスリン療法

（1）1型糖尿病

自己免疫性あるいは特発性（原因不明の機序）により膵β細胞が不可逆的に破壊され，インスリン分泌が急速に低下し，高血糖となった状態である．生理的インスリン分泌（図5参照）が低下・消失するインスリンの絶対的不足の状態である．遺伝因子にウイルス感染など，なんらかの誘因や環境因子が加わって発症すると考えられている．

日本では，全糖尿病のうち5％程度の発症率で，小児から青年期に多い．

（2）2型糖尿病

インスリン分泌能低下とインスリン抵抗性増大という2つの成因により高血糖となった状態である（図6）．成因のどちらが強く関与するかは，個人によって異なる．インスリン分泌能低下やインスリン抵抗性増大は複数の遺伝因子によって生じるが，そこに加齢，過食や肥満，運動不足，ストレスなどの環境因子（主に生活習慣）が加わってインスリン作用不足となり，糖尿病を発症する．発症に生活習慣の関与が大きいことから，生活習慣病の代表格として扱われる．

特徴として，中高年に多く，日本の糖尿病患者の約95％以上を占める．ゆっくりと進行し，発症しても自覚症状が乏しいため，治療が適切になされない場合も多い．糖尿病合併症は，無症候の時期も高血糖の持続により徐々に進行していくため，自覚症状が出現した時点で重症化していることもある．

2）病態による分類

インスリン分泌能による分類にはインスリン依存状態と，インスリン非依存状態がある．

（1）インスリン依存状態

インスリンが絶対的に欠乏し，生命維持のためにインスリン療法が不可欠な状態を

指す．主に1型糖尿病が該当するが，2型糖尿病でもインスリン分泌能が重度に低下している場合や，感染症や外傷，ケトーシスなどによって一時的にインスリン依存状態になることがある．

(2) インスリン非依存状態

インスリンの絶対的欠乏はないが，相対的に不足している状態で，生命維持のためにインスリン療法は要さない．主に2型糖尿病が該当するが，1型糖尿病でも緩やかに発症・進行し，インスリン分泌能がある程度残存すると，インスリン非依存状態になることがある．

5．糖尿病の検査と診断

1）主な検査

(1) 血糖値

血糖値は食事によって大きく変動するため，検査のタイミングによって以下のように分類される．

- 空腹時血糖値：10時間以上何も食べず（水は可）測定した血糖値．血糖値が最も低くなるタイミングの値で，診断と治療効果の判定の両方に用いられる．
- 食後2時間血糖値：食事を始めてから2時間後に測定した血糖値．血糖コントロールの状態，特に食後高血糖の有無をみるために用いられる．
- 随時血糖値：食事の時間と関係なく測定した血糖値．診断や血糖コントロールの指標に用いられる．

(2) 経口ブドウ糖負荷試験 (OGTT)（図7）

75 gOGTTは，75 gのブドウ糖を経口負荷することで，食後における糖の流れを再現し，食後の血糖動態を把握する検査である．軽度の糖代謝異常（耐糖能異常）にも反応する検査として有用である．

(3) 糖化ヘモグロビン (HbA1c)

高血糖の状態が続くと，ヘモグロビンA (HbA) と糖が結合し，HbA1cとなる．HbA1cは過去1～2か月間の平均血糖値を反映することから，診断に加えて血糖コントロールの指標としても用いられる．基準値は4.6～6.2％である．

(4) インスリン分泌能の指標（インスリン分泌指数）

インスリン分泌指数は，75 gOGTTで，負荷後30分の血中インスリン増加量を血糖値の増加量で除した値である．糖尿病患者ではこの値が0.4未満となり，境界型でも0.4未満は糖尿病への進展率が高い．

$$\text{インスリン分泌指数} = \frac{\Delta \text{血中インスリン値（30分値}-0\text{分値）}(\mu U/mL)}{\Delta \text{血糖値（30分値}-0\text{分値）}(mg/dL)}$$

(5) インスリン抵抗性の指標 (HOMA-R)

インスリン抵抗性の簡便な指標で，早朝空腹時の血糖値と血中インスリン値から計算される．値が1.6以下の場合は正常，2.5以上の場合はインスリン抵抗性があると考えられる．ただし，インスリン療法中の患者には用いない．

$$\text{HOMA-R} = \text{空腹時血糖値}(mg/dL) \times \text{空腹時血中インスリン値}(\mu U/mL) \div 405$$

2）日本糖尿病学会による糖尿病診断の指針

(1) 糖代謝異常の判定区分（図8）[4]

空腹時血糖値，75 gOGTT 2時間値の組み合わせにより，糖尿病型，正常型，境界型を判定する．随時血糖値≧200 mg/dL，およびHbA1c≧6.5％の場合も糖尿病型と判定する．

MEMO
インスリン分泌能
インスリンを分泌できる能力のこと．インスリン分泌能がどの程度残存しているかによって，治療方針が変わる．

経口ブドウ糖負荷試験 (oral glucose tolerance test：OGTT)

HbA1c (hemoglobin A1c；ヘモグロビンA1c)

ヘモグロビンA (hemoglobin A：HbA)

HOMA-R (homeostasis model assessment for insulin resistance)

MEMO
境界型
血糖値が正常型にも糖尿病型にも当てはまらない状態．空腹時血糖値異常 (impaired fasting glucose：IFG) と，食後高血糖を示す耐糖能異常 (impaired glucose tolerance：IGT) に分類される．

ここがポイント！
境界型は糖尿病に移行する危険性が高く，糖尿病に準ずる状態であることから，この段階から生活習慣の改善と経過観察が勧められる．特にIGTは，食後高血糖によって動脈硬化を促進しやすい．

ここがポイント！
1型糖尿病と2型糖尿病は，同じ診断基準が用いられる．

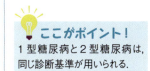

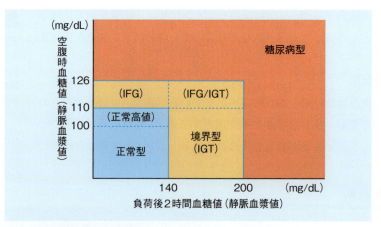

図8 糖代謝異常の判定区分
IFG：空腹時血糖値異常，IGT：耐糖能異常．
（清野 裕ほか：糖尿病 2012；55〈7〉：485-504[4]）をもとに作成）

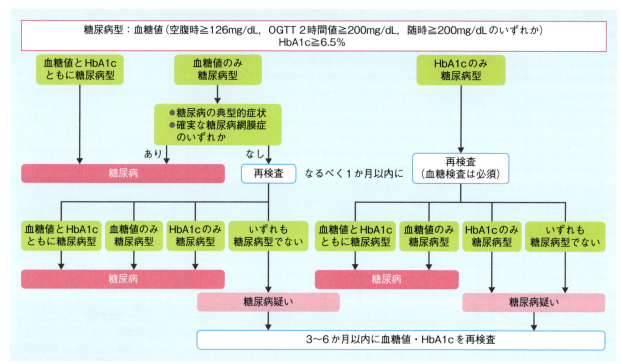

図9 糖尿病の臨床診断のフローチャート
OGTT：経口ブドウ糖負荷試験．
（清野 裕ほか：糖尿病 2012；55〈7〉：485-504[4]）をもとに作成）

(2) 糖尿病の診断（図9）[4]

初回検査で糖尿病型と診断され，別の日に行った検査で再び糖尿病型が確認されれば糖尿病と診断する（HbA1cのみの反復検査による診断は不可とする）．

ただし，以下の条件のうち1つがある場合は，初回検査だけでも糖尿病と診断してよい．

①血糖値とHbA1cが同一採血で糖尿病型を示す．
②糖尿病の典型的症状（口渇，多飲，多尿，体重減少）が存在する．
③確実な糖尿病網膜症が存在する．

(3) 過去に糖尿病の既往がある場合

検査した血糖値が糖尿病型の基準値以下であっても，過去に上記の条件が満たされた記録があった場合は糖尿病と判断して対応する．

6. 糖尿病の治療

　治療の目標は，血糖，血圧，血清脂質，体重などを良好なコントロール状態に維持することで，糖尿病合併症の発症・進展を阻止し，ひいては「糖尿病のない人と変わらない寿命とQOLを実現すること」とされている．近年では，高齢化などで増加するサルコペニアやフレイルなどの併存症の関与が注目されており，これらの併存症を予防・管理することも重要である．血糖コントロールの目標は，年齢，罹病期間，合併症の状態，低血糖のリスクならびにサポート体制などを考慮して，個別に設定することが推奨されている[5]．

1) コントロールの指標

(1) HbA1c値，血糖値

　HbA1cは値が安定しているため，血糖コントロール状態の最も重要な指標であり，コントロール目標値が示されている（図10）[3]．しかし，日内変動など，細かな変化の把握には適さない．血糖値はHbA1c値で把握しきれない血糖の細かな変化を補完する重要な代謝指標とされている．合併症予防のための目標値であるHbA1c 7.0%未満に対応する血糖値としては，空腹時血糖値130 mg/dL未満，食後2時間血糖値180 mg/dL未満がおおよその目安となる．血糖値の正常化を目指す際の目標値であるHbA1c 6.0%未満に対応する血糖値の目安は，空腹時血糖値110 mg/dL未満，食後2時間血糖値140 mg/dL未満である．

(2) 糖化アルブミン (GA)

　血中の主要な蛋白質であるアルブミンに糖が結合したもので，過去約2週間の平均血糖値を反映する．HbA1cより直近のコントロール状態を把握するのに役立つ．基準値は11～16%である．

(3) 1,5-アンヒドログルシトール (1,5-AG)

　主に食物中から摂取され，通常はそのほとんどが尿細管で再吸収される．高血糖により尿糖が出現してくると1,5-AGの再吸収が阻害されるため，高血糖になると低値を示す．血糖値の増減を鋭敏に反映するので，食後高血糖など，短期間の血糖変動の指標になる．基準値は14 μg/mL以上である．

(4) 血圧

- 収縮期血圧：130 mmHg未満（家庭血圧の場合は125 mmHg未満）．
- 拡張期血圧：80 mmHg未満（家庭血圧の場合は75 mmHg未満）．

MEMO

血糖コントロールの指標として，HbA1c値，血糖値，糖化アルブミン (GA)，1,5-アンヒドログルシトール (1,5-AG)，その他に血圧，血清脂質，体重のコントロールの指標と目標値がある．

糖化アルブミン
(glycated albumin：GA)

1,5-アンヒドログルシトール
(1,5-anhydroglucitol：1,5-AG)

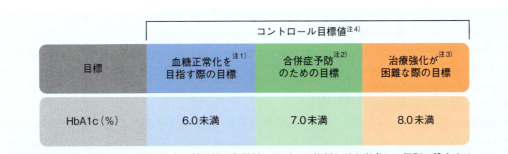

治療目標は年齢，罹病期間，臓器障害，低血糖の危険性，サポート体制などを考慮して個別に設定する．
注1) 適切な食事療法や運動療法だけで達成可能な場合，または薬物療法中でも低血糖などの副作用なく達成可能な場合の目標とする．
注2) 合併症予防の観点からHbA1cの目標値を7%未満とする．対応する血糖値としては，空腹時血糖値130 mg/dL未満，食後2時間血糖値180 mg/dL未満をおおよその目安とする．
注3) 低血糖などの副作用，その他の理由で治療の強化が難しい場合の目標とする．
注4) いずれも成人に対しての目標値であり，また妊娠例は除くものとする．

図10　65歳未満の血糖コントロール目標値（HbA1c値）
（日本糖尿病学会編：糖尿病治療ガイド2022-2023．文光堂；2022．p.34[3]）

LDL (low-density lipoprotein) コレステロール

HDL (high-density lipoprotein) コレステロール

non-HDL コレステロール
総コレステロールから HDL コレステロールを引いた値．

BMI (body mass index)

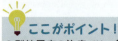
2型糖尿病の治療では，食事療法と運動療法の組み合わせ，すなわち生活習慣の改善が基本となり，必要に応じて薬物療法が行われる．

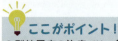
糖尿病合併症を予防するには，血糖だけではなく，血圧，血清脂質，体重のコントロールとともに，禁煙，節酒，運動習慣の獲得など，生活習慣の是正が重要である．

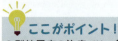
2型糖尿病は自覚症状が乏しく，治療が中断されやすいため，治療の必要性を理解してもらうための患者教育が重要である．

表2　食事指導のポイント
- 腹八分目とする
- 食品の種類を多彩にする
- 動物性脂質（飽和脂肪酸）を控えめにする
- 食物繊維を多く含む食品（野菜，海藻，きのこなど）を摂る
- 朝食，昼食，夕食を規則正しくとる
- ゆっくりよくかんで食べる
- 単糖類を多く含む食品の間食を避ける

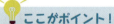
目標体重の目安
年代別に，総死亡が最も低い BMI を参考に，以下の式から算出する．
- 65歳未満：身長×身長×22
- 前期高齢者（65～74歳）：身長×身長×22～25
- 後期高齢者（75歳以上）[*]：身長×身長×22～25

[*]フレイル，ADL の低下，合併症，体組成，身長，摂食状況や代謝状態をふまえて適時判断する．

(5) 血清脂質
- LDL コレステロール：120 mg/dL 未満（冠動脈疾患がある場合は 100 mg/dL 未満）．
- HDL コレステロール：40 mg/dL 以上．
- 中性脂肪：150 mg/dL 未満（早朝空腹時）．
- non-HDL コレステロール：50 mg/dL 未満（冠動脈疾患がある場合は 130 mg/dL 未満）．

(6) 体重
- 標準体重 (kg) ＝ [身長 (m)]^2×22～25（目標 BMI）
- BMI＝体重 (kg)/[身長 (m)]^2

2) 治療方針の立て方

治療の原則は，食事療法，運動療法，薬物療法の3つを組み合わせながら，生涯をとおして治療を継続していくことである．

(1) 1型糖尿病（インスリン依存状態）
1型糖尿病が疑われる場合は，インスリンの絶対的不足によりインスリン依存状態となっているため，直ちにインスリン療法を開始する．

(2) 2型糖尿病（インスリン非依存状態）
2型糖尿病の場合，糖尿病のコントロールを行うとともに合併症の有無をチェックし，合併症があればその治療も併せて行う．また，自覚症状が乏しいことが多く，治療が中断しがちなため，糖尿病のコントロールの重要性やそのために必要な糖尿病の病態，検査値の意味や治療内容などについて，患者自身が十分に理解することが重要である．

2型糖尿病の多くはインスリン非依存状態のため，最初に適切な食事療法と運動療法を指導する．HbA1c 値や血糖値など具体的でわかりやすい代謝指標を用いて，各療法の実施状況とその成果について患者と話し合う．適切な食事療法と運動療法を2，3か月継続しても目標の血糖コントロールを達成できない場合は，薬物療法を併用する．初診時の HbA1c が 9.0％以上の場合は，最初から食事療法と運動療法に加えて薬物療法を考慮する．

3) 食事療法

食事療法はインスリン依存状態，インスリン非依存状態にかかわらず糖尿病治療の基本である．ポイントは，適正なエネルギー摂取量とバランスのとれた食事とすることである（表2）．

(1) エネルギー摂取量
年齢，肥満度，身体活動量，病態，患者のアドヒアランスなどを考慮して決定し，体重の変化や血糖コントロールを勘案して見直す．

治療開始時の目安とするエネルギー摂取量の算出方法として，以下の式が用いられる．

エネルギー摂取量 (kcal)＝目標体重 (kg)×エネルギー係数

(2) 栄養素の構成
炭水化物，蛋白質，脂質，ビタミン，ミネラルなど，各栄養素を過不足なく摂取する．一般的にはエネルギー摂取量の 40～60％ を炭水化物とし，食物繊維を多め（20 g/日以上）に摂取するとよい．

高血圧症や腎症を合併する場合は食塩，脂質異常症を合併する場合は飽和脂肪酸やショ糖，果糖の摂りすぎに注意する．

(3) 食事療法の進め方
患者の病態や治療内容，体重，血圧を参考に，嗜好も考慮して適切なエネルギー摂取量と栄養素の配分を決定する．

10 糖尿病 病態，検査，治療，合併症

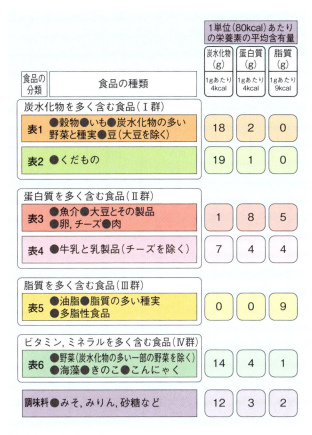

図 11 食品分類表
（日本糖尿病学会編：糖尿病食事療法のための食品交換表．第 7 版．文光堂；2013．p.13[6])）

表 3 運動療法の効果

- 運動の急性効果として，ブドウ糖，脂肪酸の利用が促進され，血糖値が低下する
- 運動の慢性効果として，インスリン抵抗性が改善する
- エネルギー摂取量と消費量のバランスが改善され，減量効果がある
- 加齢や運動不足による筋萎縮や骨粗鬆症の予防に有効である
- 高血圧や脂質異常症の改善に有効である
- 心肺機能を上げる
- 運動能力が向上する
- 爽快感，活動気分など，日常生活の QOL を高める効果も期待できる

表 4 運動療法を禁止あるいは制限したほうがよい場合

1. 糖尿病の代謝コントロールが極端に悪い場合
    - 空腹時血糖値 250 mg/dL 以上
    - 尿中ケトン体中等度以上陽性
2. 増殖前網膜症以上の場合（眼科医と相談する）
3. 腎不全の状態にある場合（専門の医師の意見を求める）
4. 虚血性心疾患や心肺機能に障害のある場合（専門の医師の意見を求める）
5. 骨・関節疾患がある場合（専門医の意見を求める）
6. 急性感染症
7. 糖尿病性壊疽
8. 高度の糖尿病性自律神経障害
    - これらの場合でも日常生活における体動が制限されることはまれであり，安静臥床を必要とすることはない
    - 糖尿病の場合は，特に無症候性（無痛性）心筋虚血への注意が必要である

（日本糖尿病学会編：糖尿病治療ガイド 2022-2023．文光堂；2022．p.58[3])）

食品の選択には，『糖尿病食事療法のための食品交換表（第 7 版）』[6]を用いると，一定のエネルギー量を守りながら多彩な食品を選ぶことができる（図 11）[6]．

4）運動療法

運動療法は糖尿病治療の基本の一つであり，表 3 の効果がある．

(1) 適応と禁忌

開始にあたっては，血糖コントロールや合併症などの病態に加えて，年齢，運動習慣，体力などの身体状況を十分に把握し，運動の可否や実施内容を判断する．運動療法を禁止あるいは制限したほうがよい場合を表 4[3]に示す．

(2) 運動療法の進め方

有酸素運動とレジスタンストレーニングが基本となる．運動の頻度，時間，強度などを個々の患者に合わせて設定する．高齢の糖尿病患者では，バランス運動を追加するとよい[7]（Step up 参照）．

運動の時間帯は食後 1 時間頃が望ましい．インスリンや経口血糖降下薬を使用している場合は，運動誘発性の低血糖に注意する．血糖が下がりやすい時間帯を避け，特にインスリン療法中の患者は，運動の影響を受けにくい腹壁に注射するとともに，運動量に応じて血糖自己測定を行い，補食やインスリンの減量を行う．

5）薬物療法

薬物療法は，食事療法，運動療法が行われているにもかかわらずコントロールが不十分な場合に開始する．糖尿病治療薬は，作用機序からインスリン分泌非促進系，インスリン分泌促進系，インスリン製剤の 3 種類に分けられる．また，使用方法から経口薬と注射薬に分けられる．

MEMO
エネルギー係数
身体活動レベルならびに病態に基づいたエネルギー必要量（kcal/kg 目標体重）をいう．現体重と目標体重との間に乖離がある場合は，以下の目安を参考に，柔軟に対処する．

エネルギー係数の目安
- 軽い労作（大部分が座位の静的活動）：25〜30 kcal/kg 目標体重
- 普通の労作（座位中心だが通勤，家事，軽い運動を含む）：30〜35 kcal/kg 目標体重
- 重い労作（力仕事，活発な運動習慣がある）：35〜kcal/kg 目標体重

栄養素と食事
▶ Lecture 3 参照．

MEMO
血糖自己測定（self-monitoring of blood glucose：SMBG）
自己検査用の穿刺器具と測定器を用いて，患者自身で指先などを穿刺して少量の血液を採取し，血糖値を測定する．

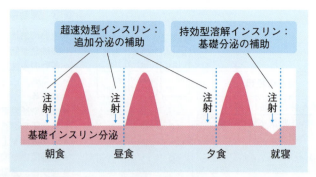

図12 強化インスリン療法の例

(1) 経口薬と注射薬

薬剤は，できるだけ低血糖を起こさないように留意して，個々の患者に合わせて選択する．少量から始め，血糖コントロール状態をみながら徐々に増量する．食事療法や運動療法による血糖コントロールの改善に伴って糖毒性が改善されると，これらの薬剤も減量または中止が可能になることがある．十分な血糖コントロールが得られない場合は，作用機序の異なる薬剤の併用や別の治療法を考慮する．

(2) インスリン療法

インスリン療法の基本は，健常者にみられる血中インスリンの変動パターンをインスリン注射によって模倣することである．基本的にはインスリン依存状態の患者に適応されるが，インスリン非依存状態の患者でも，著明な高血糖や他の薬剤で良好な血糖コントロールが得られない場合には適応になる．

強化インスリン療法（図12）は，インスリンの頻回注射または持続皮下インスリン注入に血糖自己測定を併用し，患者自身がインスリン注射量を決められた範囲内で調整しながら良好な血糖コントロールを目指す治療法である．基礎分泌分を中間型または持効型溶解インスリンで，追加分泌分を超速効型または速効型インスリンで補う．1型糖尿病患者の多くは，インスリン追加分泌，基礎分泌ともに障害されるため，強化インスリン療法が基本となる．

7．糖尿病合併症

主に高度のインスリン作用不足や薬剤の作用過剰による急性合併症と，長年の高血糖持続によって引き起こされる慢性合併症に分類される．

1）高血糖による急性合併症

(1) 糖尿病性ケトアシドーシス

意識障害が生じ，重度になると昏睡に陥る．若年で，インスリン依存状態の患者に起こりやすい．インスリン注射の中断などによる極度のインスリン欠乏と，インスリン拮抗ホルモンの増加により，高血糖（血糖値≧250 mg/dL），高ケトン血症，アシドーシス（pH 7.3未満）をきたした状態である．前駆症状として，脱水による激しい口渇，多飲，多尿，体重減少，強い全身倦怠感がある．

(2) 高血糖高浸透圧症候群

高度の脱水症状と意識障害，けいれんなどがみられる．高齢のインスリン非依存状態の患者に起こりやすい．感染症や脳血管障害，手術などが契機となる．著しい高血糖（血糖値≧600 mg/dL）と，高度な脱水による高浸透圧血症により循環不全をきたした状態であるが，著しいアシドーシスは認めない（pH 7.3〜7.4）．

10 糖尿病 病態，検査，治療，合併症

（3）治療，対処法

糖尿病性ケトアシドーシス，高血糖高浸透圧症候群とも，治療は輸液による脱水と電解質の補正ならびにインスリンの適切な投与である．

2）低血糖による急性合併症

治療や激しい運動によって血糖が下がりすぎて低血糖となることがある．低血糖は脳に障害を残しうるため，高血糖よりも緊急事態となることが多い．低血糖により，交感神経刺激症状，中枢神経症状の順に引き起こされる．

（1）交感神経刺激症状

血糖値が正常の範囲を超えて急速に降下した結果，発汗，不安，動悸，頻脈，手指振戦，顔面蒼白などがみられる．

（2）中枢神経症状

血糖値が50 mg/dL 程度に下がって，脳および神経細胞の代謝が低下した結果，頭痛，眼のかすみ，空腹感，眠気（生あくび）などがみられる．50 mg/dL 以下になるとさらに意識レベルが低下し，異常行動，けいれんなどが出現し昏睡に陥る．

（3）治療，対処法

低血糖時の対応として，経口摂取が可能な場合は，ブドウ糖やブドウ糖を含む飲料水を摂取させる．経口摂取が不可能な場合，医師であればグルコース注射液を静脈内投与し，家族であればグルカゴンを点鼻あるいは筋肉注射するとともに，直ちに医療機関に連絡する．

低血糖の予防法を表5に示す．

3）易感染性

糖尿病患者は血流障害，神経障害，好中球の機能低下のために，感染症にかかりやすい．手術や抜歯を受ける場合には，十分な感染症対策が必要である．良好な血糖値を維持することで感染症にかかりにくくなり，肺炎球菌やインフルエンザなどのワクチン接種も推奨される．

4）慢性合併症

長時間持続する高血糖による細小血管症（三大合併症）と大血管症（冠動脈硬化症）などの血管性合併症と，その他に足病変などがある．

（1）細小血管症

細い血管ほど高血糖による障害を受けやすいため，眼，神経（体性神経，脳神経，自律神経），腎臓が障害される．網膜症，神経障害，腎症を合わせて糖尿病三大合併症とよび，大血管症に比べて糖尿病に特異的である．

a．糖尿病網膜症

病期により，①正常，②単純網膜症，③増殖前網膜症，④増殖網膜症に分類される．早期には自覚症状に乏しいが，進行に伴い飛蚊症や視力低下，視野障害が生じる．さらに進行すると，失明の危険性がある．

早期には血糖コントロールによって進行を遅らせることが期待できる．進行すると血糖コントロールでは進行を止めることが難しく，眼科医による網膜への直接的な治療が必要となる．早期から定期的に眼科を受診することが重要である．

b．糖尿病性腎症

日本において，透析療法導入の原因の第1位である．糸球体構造の破壊によってアルブミンなどの蛋白質が漏出し，機能障害によって体内の老廃物を濾過できなくなる．病期分類は，尿アルブミン値あるいは尿蛋白値および糸球体濾過量（GFR）あるいは推算糸球体濾過量（eGFR）によって，第1期（腎症前期），第2期（早期腎症期），第3期（顕性腎症期），第4期（腎不全期），第5期（透析療法期）に分けられる．

表5 低血糖の予防法

- ブドウ糖を含む食品を携帯し，低血糖と感じたら速やかに摂取する
- 低血糖を起こしやすい場合や激しい運動をする前には，あらかじめブドウ糖を含む食品を食べておく
- 糖尿病IDカードを常に携行し，家族，友人，同僚，教師などに低血糖時の処置を説明し，協力を求める
- 持続血糖モニターや血糖自己測定によって低血糖を把握する
- 低血糖を起こした際は，原因を特定し，再発防止につなげる

MEMO

糖尿病IDカード（緊急時IDカード）
「わたしは糖尿病があります」と表示された名刺サイズのカードで，無料（郵送費のみ実費）で入手できる．スマートフォンアプリ版もある．
問い合わせ先：日本糖尿病協会

MEMO

飛蚊症
視野内に虫のようなものが飛んで見える現象．硝子体内の出血や混濁により生じることが多い．

糸球体濾過量
（glomerular filtration rate：GFR）
推算 GFR
（estimated glomerular filtration rate：eGFR）

MEMO

eGFR は血清クレアチニン（mg/dL）から，以下の推算式で算出される．
eGFRcreat（mL/分/1.73 m^2）
$=194 \times Cr^{-1.094} \times$ 年齢（歳）$^{-0.287}$
※女性はこの値×0.739

腎症の進展抑制には，肥満の是正，禁煙，厳格な血糖，血圧，脂質の管理が重要で，早期の介入により寛解も期待できる．第4期では，適切な時期に透析を導入する．

c. 糖尿病性神経障害

遠位性対称性の多発神経障害と局所性の単神経障害があり，臨床的に高頻度にみられるのは前者である．神経組織での糖代謝産物の異常や，細小血管症による血流障害などが原因になっていると考えられている．

多発神経障害には，感覚・運動神経障害と自律神経障害がある．前者では，発症早期に下肢末端に，自発痛，しびれ感，錯感覚，感覚鈍麻などの感覚異常が出現し，アキレス腱反射が減弱ないし消失する．症状が上行するとともに，上肢末端にも症状が現れる．自律神経障害は，瞳孔機能の異常，起立性低血圧，発汗異常，消化管の運動障害（便秘，下痢），膀胱の機能障害，勃起障害など，多彩な病態を呈し，日常生活に影響する．心臓神経の障害は，無痛性心筋梗塞や突然死の原因となることがある．早期には，良好な血糖コントロールの維持によって発症，進行が抑制できる．進行して生活に支障がある場合には，症状に応じた薬物による対症療法を行う．

単神経障害には，脳神経障害（特に外眼筋麻痺），体幹や四肢の神経障害，糖尿病筋萎縮（腰仙部根神経叢神経障害）などが含まれる．血糖コントロールと無関係に，自然に軽快することが多い．

(2) 大血管症

糖尿病は，動脈硬化性疾患（冠動脈疾患，脳血管障害，末梢動脈疾患など）の危険因子の一つであり，高血糖の程度が軽い境界型でもそのリスクが増加する．腹部肥満を基盤とし，耐糖能異常，高血圧，脂質異常のうち，複数を合併するメタボリックシンドロームや喫煙者ではさらにリスクが増加する．

早期からの生活習慣の改善，肥満の是正，血糖，血圧，脂質をコントロールすることが予防と進展防止に有効である．

(3) 糖尿病性足病変

足趾間や爪の白癬症，足や足趾の変形や胼胝，足潰瘍および足壊疽まで幅広い病態が含まれる．神経障害，循環障害，末梢動脈疾患，外傷，感染症などが複雑に関連して発生する．特に，潰瘍や壊疽は，鈍麻による熱傷や外傷などの治療の遅れ，皮膚の肥厚や胼胝の亀裂，足の変形による圧迫，靴ずれなどが誘因となり生じることが多い．感染を伴うと重症化して下肢切断につながり，生命予後も低下する．

血糖コントロールに加え，フットケアは足病変の予防や進展防止に重要である．毎日，足を観察して，異常があれば主治医に相談する．清潔の保持，靴の選定や爪の切り方，湯たんぽや電気あんかの使用の禁止など，セルフケアを行えるように指導する．治療には，全身状態の管理，感染症治療，外科的治療，装具の作製，栄養指導，リハビリテーションなど，多職種によるチーム医療が重要である．

■引用文献

1) 厚生労働省：結果の概要．平成28年国民健康・栄養調査．
   https://www.mhlw.go.jp/bunya/kenkou/eiyou/dl/h28-houkoku-03.pdf
2) 厚生労働省：糖尿病患者数の状況．平成30年版厚生労働白書．
   https://www.mhlw.go.jp/stf/wp/hakusyo/kousei/18/backdata/01-01-02-08.html
3) 日本糖尿病学会編：糖尿病治療ガイド 2022-2023．文光堂；2022．
4) 清野 裕，南條輝志男ほか：糖尿病の分類と診断基準に関する委員会報告（国際標準化対応版）．糖尿病 2012；55（7）：485-504．
5) 日本糖尿病学会編：糖尿病診療ガイドライン 2024．南江堂；2024．
6) 日本糖尿病学会編：糖尿病食事療法のための食品交換表．第7版．文光堂；2013．
7) 日本老年医学会，日本糖尿病学会編：高齢者糖尿病診療ガイドライン 2023．南江堂；2023．

MEMO

メタボリックシンドローム
（metabolic syndrome：MS）
肥満（内臓脂肪型肥満），脂質代謝異常，耐糖能異常，高血圧など，動脈硬化の危険因子が集積する患者は，たとえそれが軽度でも危険因子の数が増えるごとに動脈硬化性疾患（特に虚血性心疾患）を発症する確率が上昇する．このような疾病概念をメタボリックシンドロームとよぶ．

覚えよう！

日本人のメタボリックシンドロームの診断基準
必須条件（腹部肥満：ウエスト周囲径；男性≧85 cm，女性≧90 cm）に，血圧高値，血糖高値，脂質異常症（高トリグリセリド血症，低 HDL コレステロール血症）の3つのうち2つ以上があること．

MEMO

足潰瘍の治療
● 血糖コントロール．
● 免荷：ベッド上安静，減圧ギプス，減圧中敷を敷いたブーツの使用など．
● 感染に対して抗菌薬の投与．
● 壊死組織の外科的除去（デブリドマン）．
● 末梢循環改善薬（血管拡張薬，抗血小板薬，抗凝固薬など）の投与．
● 外科的足切断．

LECTURE 10

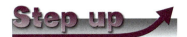

高齢者糖尿病

1) 高齢化と糖尿病

　加齢とともに糖尿病患者の割合は増加する．2019年の調査では，糖尿病が強く疑われる人の割合は50～60歳で急増し，男性は60～69歳で25.3％，70歳以上では26.4％，女性は60～69歳で10.7％，70歳以上では19.6％となっている（図1）[1]．さらに，同じ調査をもとにして，糖尿病患者のなかで70歳以上が約半数，60歳以上まで含めると，約8割に達すると推計されている（図2）[2]．このように，加齢とともに増加する糖尿病は，高齢化によって患者数が増加している．高齢者の健康状態や生活環境は個人差が大きいが，糖尿病に高齢者特有の状態が加わることで，血糖コントロールが難しくなったり，合併症が起こりやすくなったりする．

　従来から，糖尿病治療の目標は「糖尿病のない人と変わらない寿命とQOL」を目指すこととされていた．その核は糖尿病合併症の発症や進展の阻止であり，そのために血糖，血圧，血清脂質，体重のコントロールや禁煙などが行われる．近年では，高齢化によって増加する合併症が注目され，糖尿病治療の目標に「高齢化などで増加する併存症（サルコペニア，フレイル，認知症，悪性腫瘍など）の予防・管理」が加わった（図3）[3]．

2) 高齢者糖尿病とは

　65歳以上の糖尿病と定義されている．なかでも，後期高齢者である75歳以上と，前期高齢者（74歳以下）であっても身体機能や認知機能の低下がある場合は，治療や介護上，特に注意すべき高齢者糖尿病とされている．

3) 特徴

　高齢者糖尿病は個人差が大きいが，以下のような特徴を有する．
- 口渇，多飲，多尿などの高血糖症状が出現しにくい．
- 食後の高血糖が起こりやすい．
- 低血糖が起こりやすい．典型的な発汗，動悸，手のふるえなどの自律神経症状ではなく，めまいや倦怠感などの非典型的な症状が出現することが多い．
- 重症低血糖が起こりやすく，認知症，転倒，骨折，うつ病，フレイル，大血管症，細小血管症発症の危険因子となる．
- 動脈硬化性疾患の合併が多く，無症候性の場合が少なくない．
- 認知機能障害，うつ状態，ADL低下，サルコペニア，フレイル，転倒，骨折，低栄養，排尿障害などの老年症候群をきたしやすい．
- 薬剤の有害作用が起こりやすい．

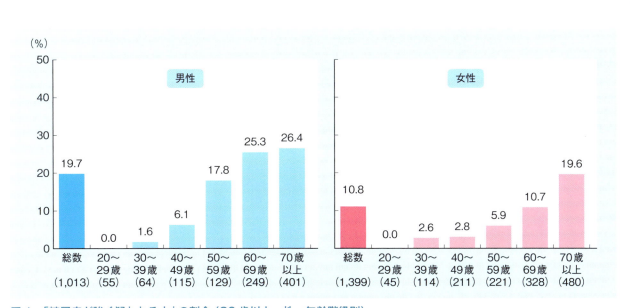

図1　「糖尿病が強く疑われる人」の割合（20歳以上，性・年齢階級別）
（厚生労働省：令和元年国民健康・栄養調査[1]）

4) 治療の考え方

高齢者糖尿病であっても治療目標は変わらない．食事療法，運動療法，薬物療法によって，血糖，血圧，脂質，体重を包括的に管理し，血管合併症の発症および進展の阻止を図るが，高齢者では，身体機能，認知機能，心理状態，社会環境において個人差が大きいことを常に意識し，それぞれをしっかりと評価したうえで，併存症や老年症候群に対する介入なども含めて，個別的，総合的に目標を設定する．また，身体的・社会的問題から介護を必要とする場合も多く，治療目標設定や治療方針の決定にあたっては，患者だけでなく介護者の負担軽減にも配慮する．

5) 血糖コントロール目標値 [4]

高齢者糖尿病において血糖コントロールは，血管合併症の予防や進展抑制，感染症予防のために重要である．一方，低血糖をきたしやすく，特に重症低血糖は転倒や骨折につながるため，低血糖を起こさないようにコントロールする．

血糖コントロール目標値は，高齢になって発症した患者と，青壮年で発症して高齢者になった患者を分けて考え，年

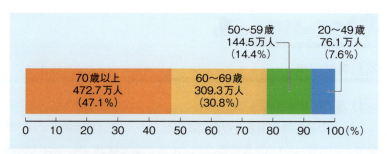

図2 年齢階級別「糖尿病が強く疑われる人」の推計人数（平成28年国民健康・栄養調査より）
（厚生労働省：平成30年版厚生労働白書[2]）をもとに作成）

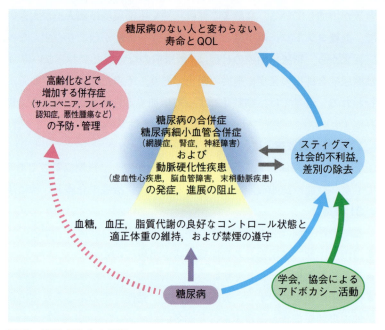

図3 糖尿病治療の目標
（日本糖尿病学会編：糖尿病治療ガイド2022-2023．文光堂；2022[3])）

齢，罹病期間，臓器障害，低血糖の危険性，サポート体制なども考慮して設定する（**巻末資料・図3**参照）．具体的には，認知機能，ADLレベルおよび併存症などの患者の特徴や健康状態によって3つのカテゴリーに分類されている．さらに，低血糖を考慮して，重症低血糖が危惧される薬剤の使用状況で層別化されている．

6) 治療のポイント

- **食事療法**：基本は非高齢者糖尿病の食事療法（適正なエネルギー摂取量とバランスのとれた食事）と変わらないが，フレイル予防のため，重度の腎機能障害がなければ十分なエネルギーと蛋白質の摂取が望ましい．
- **運動療法**：糖尿病患者で推奨されている有酸素運動とレジスタンス運動にバランス運動とストレッチを加え，これらを組み合わせることが推奨されている．糖尿病のない高齢者に比べて筋量の減少が生じやすいため，レジスタンス運動は重要である．バランス運動は，他の運動と組み合わせることで生活機能の維持・向上や転倒予防に有用である．運動機能や合併症を評価したうえで，年齢，合併症，併存症，生活スタイルに合わせて処方する．
- **薬物療法**：高齢者では，肝機能や腎機能の低下から薬剤の副作用を生じやすい．特に，低血糖を避けるため，薬剤の選択や投与量の調整をより慎重に行う．

■引用文献

1) 厚生労働省：令和元年国民健康・栄養調査．
  https://www.mhlw.go.jp/stf/seisakunitsuite/bunya/kenkou_iryou/kenkou/eiyou/r1-houkoku_00002.html
2) 厚生労働省：糖尿病患者数の状況．平成30年版厚生労働白書．
  https://www.mhlw.go.jp/stf/wp/hakusyo/kousei/18/backdata/01-01-02-08.html
3) 日本糖尿病学会編：糖尿病治療ガイド2022-2023．文光堂；2022．
4) 日本老年医学会，日本糖尿病学会編：高齢者糖尿病診療ガイドライン2023．南江堂；2023．

LECTURE 11 心臓と多臓器連関

到達目標

- 運動時の血流再配分について理解する．
- 心臓と相互に影響し合う臓器の関連性（臓器連関）を理解する．
- 動脈硬化性疾患としての脳心血管病の予防（循環器病対策推進基本計画）について理解する．

この講義を理解するために

　心臓は，血液中の酸素を全身に送るポンプのため，ポンプ機能の低下した心疾患患者は，臓器の需要にこたえられないことが予想されます．特に，運動時には活動筋へ優先的に血流が配分されるため，運動に直接関与しない内臓や非活動筋は末梢血管の収縮により血流が制限され（血流再配分），多くの臓器に悪影響を及ぼすことが指摘されています．

　各臓器は協調して機能することで，恒常性を保っています．腎臓，脳，呼吸器などの疾患が心不全の悪化に影響を及ぼすことや，薬剤の副作用や感染性心内膜炎などを原因に心不全に至ることもあります．

　このように，各臓器の障害が双方に影響を及ぼし合うことを臓器連関といいます．社会の高齢化が進むにつれ，身体機能の障害のみならず，内部障害を含めた重複障害を抱える患者はますます増えてきます．臓器連関を理解し，心臓以外の臓器にも配慮した理学療法が実施できる必要があります．

　この講義を学ぶにあたり，以下の項目を学習しておきましょう．

- □ 心不全の病態と症状について復習しておく（Lecture 5 参照）．
- □ 腎臓の機能について復習しておく（Lecture 1 参照）．
- □ 肺の機能について学習しておく．

講義を終えて確認すること

- □ 運動時の血流再配分について理解できた．
- □ 心臓と多臓器連関が理解できた．
- □ 循環器病対策推進基本計画について理解できた．
- □ 全身動脈性疾患の概念が理解できた．

講義

> **MEMO**
> 心拍出量＝1回拍出量×心拍数
> ▶ Lecture 1 参照．

> **MEMO**
> 左室駆出率（left ventricular ejection fraction：LVEF）
> 心臓の機能評価の代表的な指標で，左室の収縮力（ポンプ機能）を測ることができる．正常値は約60％である．
> ▶ Lecture 1 参照．

> **気をつけよう！**
> 心疾患があるからといって，必ずしも運動耐容能が低いとは限らない．身体には代償機能がはたらくため，心ポンプ機能の低下した心疾患患者でも運動を遂行できる．しかし，それはあくまでも代償であり，必ずどこかに負担がかかっていると考えたほうがよい．

脳循環（cerebral circulation）
自動調節能（autoregulation）

> **試してみよう**
> 漸増負荷において，心拍数は運動強度に比例して増加する．しかし，実際には，運動開始前から心拍数の上昇を認めることや，運動開始時に大きく増加する心拍応答をみることがある．一定の負荷において安定した心拍数で運動しているときに，「ここから負荷が少しきつくなります」と声をかけると，同じ運動強度でも心拍数の上昇がみられることがある．

1．血流の再配分

　健常者の心拍出量は，安静時の4〜5L/分から，最大運動時には5倍程度増加する．その際，皮膚，腎臓，腹部臓器および非運動筋では血管収縮による血流量の低下が起こり，運動にかかわる骨格筋には血流量の増加が生じる．これを血流の再配分という．骨格筋への血流配分は，安静時には心拍出量の15〜20％であるが，最大運動時には十数倍に増加する（**図1**）[1]．これに対し，慢性心不全患者では運動に応じた心拍出量の増加が不十分であり，最大運動時の心拍出量も低く増加量も乏しい．これが運動耐容能低下の要因の一つである．そのため，**図2**[2]のように左室駆出率の低い（LVEF 45％）心不全患者では，代償的に運動筋への血流量の配分を増加させることで，需要に応じた供給をすることが可能となる．一方，その代償として，他臓器への血流量が低下することが懸念される．これらのことから，以前は腎疾患などを合併する患者に対する運動療法は禁忌とされていた．現在では，適切な運動処方のもとで行われるのであれば運動療法は推奨されているが，心不全患者ではこのような血流の再配分に留意しなければならない．

2．心臓と多臓器連関

　心不全では，心臓以外の疾患が心不全の予後に影響し，逆に心不全がさまざまな疾患の進行を促進する．このような臓器間の密接な相互作用を臓器連関という．

1）心脳連関

　脳循環には本来，自動調節能という血圧変動に対して脳血流を一定に保とうとするはたらきがあり，平均血圧60〜150 mmHgの間では脳の細小動脈を自動的に拡張ないし収縮させて，一定の血流量を維持している．しかし，脳血流は心拍出量に影響を受けるため，心疾患患者においては脳血流の低下に注意が必要である．
　また，血管の拡張と収縮による自動調節は，自律神経の制御も受けている．脳血管は，$PaCO_2$（動脈血二酸化炭素分圧）が低下すれば収縮し，$PaCO_2$が増加すれば拡張する．交感神経は血管を収縮させ，副交感神経は血管を拡張させる．二酸化炭素の貯留や，交感神経活動が亢進している心不全患者では，その点に留意する．
　運動時の循環応答には脳も関与している．運動時には筋機械受容器反射とセントラルコマンドという2つの神経信号が延髄に入力され，呼吸循環系応答のすばやい調節

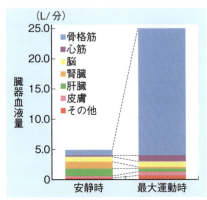

図1 健常者における安静時および最大運動時の各臓器血液量
（髙橋 真ほか：理学療法の臨床と研究 2017；26：23-30[1]）

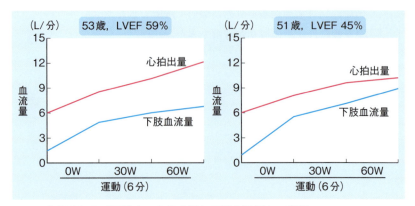

図2 安静時および運動中の心拍出量と下肢血流量との関係
LVEF：左室駆出率，W：ワット．
（内本定彦ほか：心臓 1991；23〈Suppl 1〉：119-21[2]）

に寄与している．筋機械受容器反射は，筋の収縮や伸長を感知したIII群求心性神経線維が活性化することによって生じる[3]．セントラルコマンドは，自発的に運動を行う際に，高位脳中枢より下行して心循環系に作用する．筋機械受容器は運動の結果として生じるフィードバックメカニズムである一方，セントラルコマンドは運動を開始する前から心拍数の上昇などのフィードフォワード現象を引き起こす．運動習慣がない人や運動に不安を感じる人では，セントラルコマンドによる呼吸・循環系の応答が過剰に生じることがあるため，運動療法を実施する際には十分注意する．

(1) 認知症との関連

認知症は，血管性認知症，アルツハイマー病，混合型認知症などに分類される．心疾患との関連において，アルツハイマー病については一定の見解はないが，血管性認知症は高血圧がその発症リスクを増大させるとされ，循環器系への影響は大きい．また，脳卒中の既往に関係なく，不整脈の心房細動は認知症の発症リスクを増大させる．

(2) うつとの関連

心臓血管疾患患者にはうつが多いといわれている．特に，致死性不整脈による突然死を予防するために植込み型除細動器を埋め込んでいる患者は，不安症状を抱えていることが多く，海外の報告では，患者の24～87％がある程度の不安または抑うつを経験している[4]．

うつ症状がある患者は，食生活の乱れや運動習慣の欠如，睡眠不足など好ましくない生活習慣と，交感神経系の緊張などが重なることで動脈硬化の進展を認め[5]，さらなる心臓血管疾患の発症リスクが増加する．

うつ症状が重く，療養に伴う日常生活が困難となった場合には，専門的な介入を必要とする．軽症と思われる場合には，周囲の人は傾聴する姿勢で患者の気持ちを受け止めることが重要である[6]．

2) 心腎連関

心疾患により心拍出量が低下すると，相対的に腎臓への血流が低下する．心拍出量を維持するために，交感神経系やレニン・アンジオテンシン・アルドステロン系などの神経体液性因子が活性化される．神経体液性因子の活性化により，ナトリウム（Na）や水を貯留させる代償機構がはたらき，一時的に心拍出量を増加させ，腎臓への血流量を保持することができる．しかし，代償機構が長期にわたってはたらくと，心筋細胞のアポトーシスや線維化などから心機能が低下し，結果として腎機能障害も悪化する．

心臓と腎臓は密接に関連しており，一方の臓器の機能が低下すると，もう一方の機能も低下することがある．急性腎障害（AKI）は，治療によって腎機能の改善が見込まれるが，慢性腎臓病（CKD）のようにある程度まで腎機能が低下してしまうと，もとに戻すことはきわめて難しい．理学療法におけるリスク管理として，尿検査や血液検査の結果を確認するなど，腎機能の評価（**表1**）[7]にも目を向け，腎臓に過負荷とならないよう心がけることが重要である．

また，心不全患者，腎不全患者は貧血を伴うことが多い．貧血は，神経体液性因子を活性化させ，酸化ストレスをもたらすことで腎血管や糸球体，尿細管に影響を与え，腎機能障害の悪化につながる．加えて，貧血は心不全の予後を規定する独立した危険因子である．酸素は，赤血球に含まれるヘモグロビンと結合して血中を搬送される．そのため，貧血があると赤血球が減少し，酸素の搬送能力が低下する．貧血による酸素搬送能力の低下は，代償性に1回拍出量と心拍数を増加させて心不全増悪の一因となる（**図3**）[8]．

心腎連関は，発症起点を心臓とするか腎臓とするか，経過を急性か慢性かでとら

MEMO

セントラルコマンド
（central command）
高位脳中枢から下行する指令のこと．

血管性認知症
（vascular dementia：VaD）

アルツハイマー病
（Alzheimer disease：AD）

植込み型除細動器
（implantable cardioverter defibrillator：ICD）
▶ Lecture 5・Step up 参照．

レニン・アンジオテンシン・アルドステロン系（renin-angiotensin-aldosterone system：RAAS）
▶ Lecture 1 参照．

MEMO
神経体液性因子
心筋，全身の血管，臓器に作用して，運動耐容能低下，不整脈，突然死などの心不全が原因となる症候群の形成に関与する因子．ノルアドレナリン，レニン，アンジオテンシンII，アルドステロン，バソプレシン，エンドセリン，心房性ナトリウム利尿ペプチド（ANP），脳性ナトリウム利尿ペプチド（BNP），種々のサイトカインがある．

MEMO
アポトーシス（apoptosis）
多細胞生物の身体を構成する細胞死の一形態．個体をより良い状態に保つために積極的に引き起こされる，管理・調節された細胞の自殺，すなわちプログラムされた細胞死である．

急性腎障害
（acute kidney injury：AKI）
慢性腎臓病
（chronic kidney disease：CKD）

表1 慢性腎臓病（CKD）重症度分類

原疾患	蛋白尿区分		A1	A2	A3
糖尿病性腎臓病	尿アルブミン定量（mg/日） 尿アルブミン/Cr 比（mg/gCr）		正常 30 未満	微量アルブミン尿 30～299	顕性アルブミン尿 300 以上
高血圧性腎硬化症 腎炎 多発性囊胞腎 その他	尿蛋白定量（g/日）		正常 （－）	軽度蛋白尿 （±）	高度蛋白尿 （＋～）
	尿蛋白/Cr 比（g/gCr）		0.15 未満	0.15～0.49	0.50 以上
GFR 区分 （mL/分/ 1.73 m²）	G1	正常または高値	≧90		血尿＋なら紹介，蛋白尿のみならば生活指導・診療継続	紹介
	G2	正常または軽度低下	60～89		血尿＋なら紹介，蛋白尿のみならば生活指導・診療継続	紹介
	G3a	軽度～中等度低下	45～59	40歳未満は紹介，40歳以上は生活指導・診療継続	紹介	紹介
	G3b	中等度～高度低下	30～44	紹介	紹介	紹介
	G4	高度低下	15～29	紹介	紹介	紹介
	G5	高度低下～末期腎不全	＜15	紹介	紹介	紹介

上記以外に，3 か月以内に 30％以上の腎機能の悪化を認める場合は速やかに紹介．
上記基準ならびに地域の状況等を考慮し，かかりつけ医が紹介を判断し，かかりつけ医と腎臓専門医・専門医療機関で逆紹介や併診等の受診形態を検討する．
（日本腎臓学会編：エビデンスに基づく CKD 診療ガイドライン 2023．東京医学社；2023．p.4[7]）

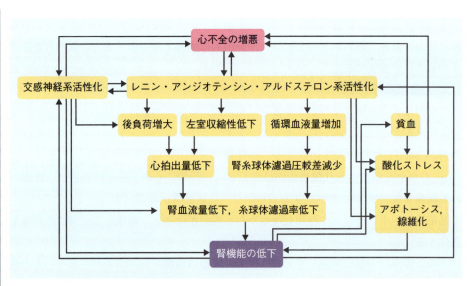

図3　心不全における心腎連関のシェーマ
（大森洋介，坂田泰史：呼吸と循環 2012；60〈7〉：719-22[8]）

え，**表2** のように分類される．

3) 心肺連関

　左心不全の症状の一つに肺うっ血による息切れがあり，NYHA 心機能分類においても安静時および労作時の息切れによって評価される．しかし，心不全治療によって肺うっ血が改善された後も，労作時の息切れを訴える患者がしばしば存在する．COPD（慢性閉塞性肺疾患）を併存していることが考えられ，息切れが心不全によるものか，呼吸不全によるものか，または体力低下によるものか，その判断は理学療法を実施するうえで大切である．

(1) 心不全による息切れ

　心不全患者は，心拡大，胸水の貯留，肺うっ血，胸郭のコンプライアンスの低下に

NYHA（New York Heart Association；ニューヨーク心臓協会）心機能分類
▶ Lecture 4・表 5 参照．

COPD（chronic obstructive pulmonary disease；慢性閉塞性肺疾患）

表2 心腎連関の分類(Roncoらによる分類)

分類名	定義	具体例
1型 急性心腎症候群 (acute cardio-renal syndrome)	急性の心機能低下によって,急性の腎機能低下が引き起こされるもの	急性非代償性うっ血性心不全,心原性ショックなど
2型 慢性心腎症候群 (chronic cardio-renal syndrome)	慢性の心機能低下によって,慢性の腎機能低下が引き起こされるもの	慢性うっ血性心不全など
3型 急性腎心症候群 (acute reno-cardiac syndrome)	急性の腎機能低下によって,急性の心機能低下が引き起こされるもの	急性腎虚血・糸球体腎炎による心不全増悪など
4型 慢性腎心症候群 (chronic reno-cardiac syndrome)	慢性の腎機能低下によって,慢性の心機能低下が引き起こされるもの	糸球体または間質性腎疾患に伴う心肥大など
5型 二次性心腎症候群 (secondary cardio-renal syndrome)	全身性疾患による心臓と腎臓の機能低下	糖尿病,敗血症など

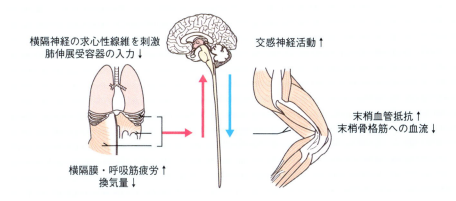

図4 呼吸筋代謝性反射
(Romer LM, Polkey MI : J Apple Physiol 2008 ; 104〈3〉: 879-88[9])をもとに作成)

よって呼吸機能が低下する.

　心拡大と胸水の貯留は肺を圧迫し,肺うっ血と浮腫は末梢気道を閉塞させ,閉塞性換気障害による症状を呈する.また,心不全による血流低下や異化作用の亢進などにより骨格筋の機能障害が生じる.横隔膜を含む呼吸筋力の低下は,胸郭のコンプライアンスの低下につながり,拘束性換気障害による症状を呈する.心不全患者では,呼気筋力よりも吸気筋力がより低下し,最大吸気圧(PImax)が心不全患者の予後に影響を及ぼすことが知られている.

　心不全患者の呼吸筋(横隔膜)力の低下はⅠ型筋線維よりもⅡ型筋線維で著明であり,運動中の呼吸筋の疲労を引き起こす.この呼吸筋の疲労は,横隔神経の求心性線維を刺激し,それにより交感神経を介した運動筋の血管を収縮させ,高強度の持続的運動を制限する.このような呼吸筋の反射は,呼吸筋代謝性反射とよばれている(**図4**)[9]).

(2) 心不全患者におけるCOPD(慢性閉塞性肺疾患)の有病率

　無作為抽出された一般市民から参加を募った大規模な疫学調査(NICE study)の有病率をもとに推測すると,日本人の40歳以上のCOPD有病率は8.6%,患者数は530万人とされた[10].一方,2017年の厚生労働省の調査によると,病院でCOPDと診断された患者数は22万人であり,COPDであるのに受診していない人が500万人以上いることが推定される[11].

　COPD患者の20%が冠動脈疾患などの心疾患を合併しているとされ,心不全患者

MEMO

肺伸展受容器
肺,下部気道にある,機械的刺激に反応する受容器.組織が伸展されると活動する.

MEMO

- **拘束性換気障害**:肺の弾性力が低下し,呼吸機能検査では%肺活量が低下する換気障害.肺線維症,間質性肺炎などがある.
- **閉塞性換気障害**:気道が閉塞されて,呼吸機能検査では1秒率が低下する換気障害.気管支喘息やCOPDなどがある.

最大吸気圧
(maximal inspiratory pressure : PImax)
最大呼気圧
(maximal expiratory pressure : PEmax)

ここがポイント!
心不全患者は,循環不全による障害から炎症と酸化ストレスが亢進し,そこに不活動や低栄養が加わることによって末梢の骨格筋の筋量低下や萎縮を生じる.末梢の骨格筋の萎縮は,Ⅰ型筋線維数が減少し,Ⅱ型筋線維数の増加や,Ⅱa型筋線維からⅡb型筋線維へシフトすることが知られている.横隔膜の場合は,逆にⅡ型筋線維が萎縮することが特徴である.

呼吸筋代謝性反射(respiratory muscle metaboreflex)

NICE (Nippon COPD Epidemiology) study

表3 ダナポイント分類

グループ1	肺動脈性肺高血圧症 (pulmonary arterial hypertension：PAH)
グループ2	左心性心疾患に伴う肺高血圧症
グループ3	肺疾患および/または低酸素症に伴う肺高血圧症
グループ4	慢性血栓塞栓性肺高血圧症 (chronic thromboembolic pulmonary hypertension：CTEPH)
グループ5	詳細不明の多因子のメカニズムに伴う肺高血圧症

におけるCOPDの有病率は国内外の報告で8〜52％と幅が広い．これは，報告によって喫煙率が異なることと，呼吸機能検査（スパイロメトリー）の測定時期が異なるためである．心不全発症早期の場合，気道浮腫による閉塞性換気障害を認めるため，罹患率が過大評価される．しかし，潜在的なCOPD患者を考慮し，心不全症状が安定した後に労作時の息切れが残存する場合は，呼吸機能を評価する．

(3) 肺高血圧症

肺高血圧症とは，安静時に右心カテーテル検査を用いて実測した肺動脈圧 (PAP) の平均値 (mean PAP) が25 mmHg以上と定義されている．肺高血圧症は，肺動脈圧が上昇する原因からダナポイント分類（**表3**）において5群に分けられる[12]．

COPD，間質性肺炎，睡眠呼吸障害などの肺疾患や低酸素血症に由来する肺高血圧症は，ダナポイント分類ではグループ3に該当する．

肺高血圧症の場合，肺においては肺動脈のリモデリングや血栓などにより肺毛細血管の拡張不良が生じ，肺血流が不足する．そのため，換気血流比不均等が増強し労作時の息切れが生じる．心臓では，肺血管抵抗の上昇により心拍出量の増加不良が生じることで末梢骨格筋内の血流が不足し，代謝が低下するため，乳酸が蓄積しやすく疲労感が生じる．

従来，肺高血圧症患者に対する運動は，肺血管抵抗の増大から後負荷増大に影響し，右室機能不全をまねくことから禁忌とされてきた．しかし，安定した肺高血圧症患者における中等度以下の運動療法で肺動脈圧を変化させず，右心不全が悪化する徴候を認めないという国内外の研究結果から，フレイルやサルコペニアを予防する運動療法が実施されるようになってきた．

(4) 心-骨格筋連関

慢性心不全の運動耐容能の低下は，心拍出量の低下による骨格筋への血流低下が一つの要因である．しかし，心不全治療により血行動態が改善し，心拍出量が増加しても運動耐容能が改善しない患者や酸素飽和度の低下がなくても運動耐容能が改善しない患者がしばしば存在する．

心不全などの慢性疾患では，炎症の亢進，インスリン抵抗性，蛋白異化の亢進など，心臓悪液質（カヘキシー）の状態にあるといえる（**図5**）[13]．

理学療法は，心不全患者の筋力低下を単なる廃用症候群ととらえず，食事摂取など栄養状態や体重減少などにも留意しながら行わなければならない．

3．循環器病対策推進基本計画

2006年に「がん対策基本法」が成立し，基本的施策として「がん患者の療養生活の質の維持・向上」がうたわれ，リハビリテーションによる患者支援が注目されるようになった．そして，2010年には，がん患者リハビリテーション料が診療報酬に新設された．「がん対策基本法」に遅れること12年，脳卒中と心臓病などを対象とした「健康寿命の延伸等を図るための脳卒中，心臓病その他の循環器病に係る対策に関する基本法（以下，循環器病対策基本法）」が2018年に成立し，循環器病対策推進基本計画

肺高血圧症
(pulmonary hypertension：PH)
平均肺動脈圧
(mean pulmonary arterial pressure：mean PAP, mPAP)

● サルコペニア (sarcopenia)
筋肉量の減少および筋力の低下のことで，加齢が原因の一次性サルコペニアと，加齢以外が原因の二次性サルコペニアがある．
● フレイル (frailty)
以前は「虚弱」と訳されていたが，現在は「フレイル」とするのが一般的である．身体的，心理的，社会的の3つの要素があり，健康な状態と要介護状態の中間の段階で，しかるべき介入により再び健康な状態に戻るという可逆性が包含されている．

心臓悪液質 (cardiac cachexia)
慢性心不全やがんなどの慢性消耗性疾患による低栄養で，骨格筋量の減少などをもたらす複合的な代謝異常の症候群である．

循環器病対策推進基本計画（第2期）の現状と課題
▶ Lecture 6・Step up 参照．

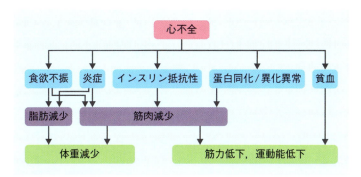

図5 カヘキシーの概念
(佐藤幸人ほか:J Cardiol Jpn Ed 2012;7〈3〉:177-87[13])

(以下, 基本計画) が国家レベルでスタートした. 各都道府県も基本計画に則り, 地域の特性に合わせた基本計画を立てている. 多くの都道府県では理学療法士も基本計画にかかわり, リハビリテーションの推進に尽力している.

第1期および第2期基本計画において最も重要なことは一次予防である (図6[14], 図7[15]). 地域ごとの特性をふまえ改善すべき点をあげ, 地域ぐるみで取り組むことが大切である. なかでも, リハビリテーション, 特に理学療法士に求められることは, 急性期から回復期, 維持期 (生活期) まで切れ目のないシームレスな連携である. 日本においては, 脳卒中のリハビリテーションの歴史は長く, 全国ほぼすべての地域で維持期までのリハビリテーションが整備されている. しかし, 心臓病のリハビリテーション施設は, いまだに都心部の急性期病院が大半を占めており, 回復期, 維持期のリハビリテーションはほぼ実施されていないというのが現状である. 実際, 全都道府県において, 心臓リハビリテーションが提供できる施設の増加, リハビリテーションを提供できる人材の育成を目標にあげている.

心臓リハビリテーションは, 今後, 急性期の専門病院だけではなく, 回復期リハビリテーション施設, 老人保健施設や通所リハビリテーション, 訪問リハビリテーションなど, あらゆる場面で行う必要がある.

■引用文献

1) 髙橋 真, 関川清一, 濱田泰伸:運動時の循環調節―基礎研究から臨床への展開. 理学療法の臨床と研究 2017;26:23-30.
2) 内本定彦, 吉岡公夫ほか:運動時血流配分に及ぼす心機能の影響. 心臓 1991;23 (Suppl 1):119-21.
3) 山内克哉:運動時の昇圧反射の重要性とメカニズム. Jpn J Rehabili Med 2020;57 (7):638-47.
4) Sola CL, Bostwick JM:Implantable cardioverter-defibrillators, induced anxiety, and quality of life. Mayo Clin Proc 2005;80 (2):232-7.
5) 堤 明純:精神疾患と循環器疾患. 日循環器予防誌 2021;56 (3):212-25.
6) 市橋香代, 荻原瑞希:循環器疾患とメンタルヘルス. 心臓 2021;53 (1):25-9.
7) 日本腎臓学会編:エビデンスに基づくCKD診療ガイドライン2023. 東京医学社;2023. p.4.
8) 大森洋介, 坂田泰史:心不全における心腎連関. 呼吸と循環 2012;60 (7):719-22.
9) Romer LM, Polkey MI:Exercise-induced respiratory muscle fatigue:implications for performance. J Apple Physiol 2008;104 (3):879-88.
10) Fukuchi Y, Nishimura M, et al.:COPD in Japan:the Nippon COPD Epidemiology study. Respirology 2004;9 (4):458-65.
11) 厚生労働省健康局生活習慣病対策室:慢性閉塞性肺疾患 (COPD) の現状について.
https://www.mhlw.go.jp/shingi/2010/06/dl/s0611-8a.pdf
12) 日本循環器学会, 日本肺高血圧・肺循環学会ほか:肺高血圧症治療ガイドライン (2017年改訂版).
https://www.j-circ.or.jp/cms/wp-content/uploads/2017/10/JCS2017_fukuda_h.pdf
13) 佐藤幸人, 藤原久義ほか:心不全患者におけるカヘキシー. J Cardiol Jpn Ed 2012;7 (3):177-87.
14) 厚生労働省:循環器病対策推進基本計画案概要.
https://www.mhlw.go.jp/content/10905000/000688414.pdf
15) 厚生労働省:循環器病対策推進基本計画. https://www.mhlw.go.jp/stf/newpage_31654.html

---

ここがポイント!
循環器病といえば心臓病ととらえがちであるが,「循環器病対策基本法」は,「脳卒中, 心臓病その他の循環器病」を対象としている. 脳, 心臓, それぞれを単一の臓器ととらえるのではなく, 一つの動脈硬化性疾患 (total vascular care) として検討している. いずれも, 高血圧, 糖尿病などの生活習慣病を危険因子としていることから, 脳卒中と心臓病が関連していることが理解できるはずである. そして, 共通の予防策の一つが理学療法士がかかわる運動療法である.

total vascular care
▶ Step up 参照.

MEMO
令和5年3月に閣議決定された第2期循環器病対策推進基本計画では,「在宅で過ごす患者にも適切なリハビリテーションが提供されるような体制を整備することが必要である」という一文が追加されており, 今後は訪問リハビリテーションなどの需要が高まるものと思われる.

全体目標　「1. 循環器病の予防や正しい知識の普及啓発」「2. 保健，医療及び福祉に係るサービスの提供体制の充実」
「3. 循環器病の研究推進」に取り組むことにより，2040年までに3年以上の健康寿命の延伸，年齢調整死亡率の
減少を目指して，予防や医療，福祉サービスまで幅広い循環器病対策を総合的に推進する.

(3年間：2020年度～2022年度)

＜循環器病※の特徴と対策＞
予防（一次予防，二次予防，三次予防）　→　急性期　→　回復期～慢性期

再発・合併症・重症化予防
※脳卒中・心臓病その他の循環器病

個別施策

【基盤】循環器病の診療情報の収集・提供体制の整備　▶循環器病の診療情報を収集・活用する公的な枠組み構築

1. 循環器病の予防や正しい知識の普及啓発
○循環器病の発症予防及び重症化予防，子どもの頃からの国民への循環器病に関する知識（予防や発症早期の対応等）の普及啓発

2. 保健，医療及び福祉に係るサービスの提供体制の充実
①循環器病を予防する健診の普及や取組の推進　▶特定健康診査・特定保健指導等の普及や実施率向上に向けた取組を推進
②救急搬送体制の整備　▶救急現場から医療機関に，より迅速かつ適切に搬送可能な体制の構築
③救急医療の確保をはじめとした循環器病に係る医療提供体制の構築　▶地域の実情に応じた医療提供体制構築
④社会連携に基づく循環器病対策・循環器患者支援　▶多職種が連携し医療，介護，福祉を提供する地域包括ケアシステム構築の推進
⑤リハビリテーション等の取組　▶急性期～回復期，維持期・生活期等の状態や疾患に応じて提供する等の推進
⑥循環器病に関する適切な情報提供・相談支援　▶科学的根拠に基づく正しい情報提供，患者が相談できる総合的な取組
⑦循環器病の緩和ケア　▶多職種連携・地域連携の下，適切な緩和ケアを治療の初期段階から推進
⑧循環器病の後遺症を有する者に対する支援　▶手足の麻痺・失語症・てんかん・高次脳機能障害等の後遺症に対し支援体制整備
⑨治療と仕事の両立支援・就労支援　▶患者の状況に応じた治療と仕事の両立支援，就労支援等の取組を推進
⑩小児期・若年期から配慮が必要な循環器病への対策　▶小児期から成人期にかけて必要な医療を切れ目なく行える体制を整備

3. 循環器病の研究推進
○循環器病の病態解明や予防，診断，治療，リハビリテーション等に関する方法に資する研究開発
▶基礎研究から診断法・治療法等の開発に資する実用化に向けた研究までを産学連携や医工連携を図りつつ推進
▶根拠に基づく政策立案のための研究の推進

循環器病対策の総合的かつ計画的な推進
○関係者等の有機的連携・協力の更なる強化，都道府県による計画の策定，基本計画の評価・見直し　等

健康寿命の延伸・年齢調整死亡率の減少

図6　循環器病対策推進基本計画（第1期）の概要
(厚生労働省：循環器病対策推進基本計画案概要[14])

全体目標　2040年までに3年以上の健康寿命の延伸及び循環器病の年齢調整死亡率の減少

個別施策　循環器病：脳卒中・心臓病その他の循環器病

【基盤】循環器病の診療情報の収集・提供体制の整備　循環器病の診療情報を収集・活用する公的な枠組みの構築

1. 循環器病の予防や正しい知識の普及啓発
●循環器病の発症予防及び重症化予防
●子どもの頃からの国民への循環器病に関する正しい知識（循環器病の予防，発症早期の適切な対応，重症化予防，後遺症等）の普及啓発の推進
●循環器病に対する国民の認知度等の実態把握

2. 保健，医療及び福祉に係るサービスの提供体制の充実
①循環器病を予防する健診の普及や取組の推進
②救急搬送体制の整備
③救急医療の確保をはじめとした循環器病に係る医療提供体制の構築
④リハビリテーション等の取組
⑤循環器病の後遺症を有する者に対する支援
⑥循環器病の緩和ケア
⑦社会連携に基づく循環器病対策・循環器病患者支援
⑧治療と仕事の両立支援・就労支援
⑨小児期・若年期から配慮が必要な循環器病への対策
⑩循環器病に関する適切な情報提供・相談支援

3. 循環器病の研究推進
●循環器病の病態解明，新たな診断技術や治療法の開発，リハビリテーション等に関する方法に資する研究開発の推進
●科学的根拠に基づいた政策を立案し，循環器病対策を効果的に進めるための研究の推進

循環器病対策の総合的かつ計画的な推進の確保のために必要な事項
(1) 関係者等の有機的連携・協力の更なる強化
(2) 他の疾患等に係る対策との連携
(3) 感染症発生・まん延時や災害時等の有事を見据えた対策
(4) 都道府県による計画の策定
(5) 必要な財政措置の実施及び予算の効率化・重点化
(6) 基本計画の評価・見直し

＜循環器病の特徴と対策＞
啓発・予防（一次予防，二次予防，三次予防）　→　急性期　→　回復期～慢性期　→　生活期・維持期

再発・合併症・重症化予防

図7　循環器病対策推進基本計画（第2期）の概要
(厚生労働省：循環器病対策推進基本計画[15])

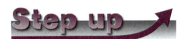

1. total vascular care

　全身の血管はつながっており，身体の血管すべてを一列に並べると，地球をほぼ3周する長さといわれている．虚血性心疾患，脳血管疾患，腎疾患，末梢動脈疾患などの動脈硬化性疾患では，以前のような臓器ごとの診断，治療から，動脈硬化を全身病ととらえて予防する"total vascular care"という概念が定着している．

　「人は血管とともに老いる」といわれ，加齢とともに動脈硬化は進展する．ただし，加齢だけでなく，高血圧，脂質異常，喫煙，肥満など，動脈硬化の危険因子がその進展に大きく影響しており，運動療法を含め予防に努めることが重要である．

　REACH Registryは，世界中のアテローム血栓症患者，またはそのリスクを有する患者約68,000人の有病率を調査し，日本では5,193人が登録されている（図1）[1]．その結果から，日本人の83.7％は症状のある血管疾患であり，そのうち11.8％は2か所以上の血管床に病変を有していることがわかった[1]．

　一過性脳虚血または軽度の脳卒中を呈し，虚血性心疾患の症状や心電図で徴候のない83人の患者において心臓学的評価を実施した研究では，運動負荷試験が実施できた75人のうち21人（28％）に虚血性の心電図変化を認めていた．さらに，シンチグラフィ検査ではそのうちの19人に灌流障害を認めたと報告している[2]．また，糖尿病に罹患していた場合，すでに動脈硬化が進展していることが考えられ，無症候性心筋虚血や足部の潰瘍形成に気づかないこともある．診療録などに既往歴として記載がなくても，動脈硬化性疾患を念頭においておく．

　動脈硬化性疾患にかかわる理学療法士として，total vascular careの概念を理解し，脳血管障害の患者が歩行練習中に息切れを認めたら，「もしかしたら冠動脈疾患があるのではないだろうか？」，下腿の疲労感を訴えたら，「もしかしたら末梢動脈疾患があるのではないだろうか？」というように，単一臓器の疾患患者としてではなく，潜んでいるかもしれない他の臓器への配慮を怠らないよう努めるべきである．

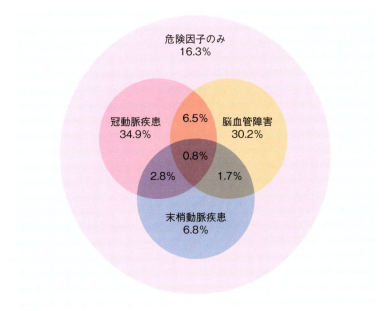

図1　REACH Registryに参加した日本人患者のプロフィール
（Yamazaki T, et al. : Circ J 2007 ; 71〈7〉: 995-1003[1]をもとに作成）

2. 循環器疾患と便秘

　慢性便秘症は加齢とともに増加するが，それには2つの要因が考えられる．一つは加齢に伴う腸管運動機能の低下，直腸の感覚低下に加えて，腹筋の筋力低下や骨盤底筋の機能障害も，排便困難につながっている．もう一つの要因は，食物繊維や水分摂取量の低下などの食生活の変化や運動量の低下など，生活環境の変化である．

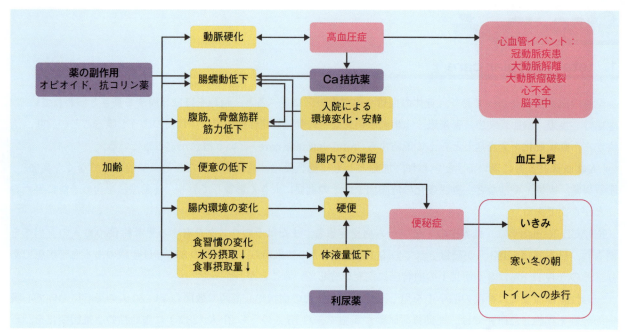

図2 便秘の機序と循環器疾患の関連
（石山裕介，苅尾七臣：medicina 2020；57〈9〉：1422-7[3]）

　循環器疾患を有する患者は，これらの加齢による要因に加えて，高血圧症などの基礎疾患や治療のための薬剤の服用が便秘の増悪要因となっている．排便時のいきみは，バルサルバ（Valsalva）効果によって迷走神経を刺激し，血圧が低下する排便時の失神やその後の血圧上昇などの心血管イベントのリスクを発生させる（図2）[3]．
　入院による環境の変化から便秘症になる患者も多い．特に，循環器疾患患者は，利尿薬の服用に加え，水分制限や不活動が増悪要因となる．刺激性下剤は，体液量の減少から便秘を悪化させ，浣腸の乱用によって腸管の感覚が低下し便意を低下させることもある．
　一方，アメリカの退役軍人3,359,653人の調査研究では，便秘を有する患者は全死亡率が12％高く，心血管疾患の発生率が11％高く（ハザード比1.11，95％信頼区間1.08〜1.14），虚血性脳血管疾患の発生率が19％高かった[4]．また，国内の報告でも，循環器疾患患者で毎日排便がある人と比べ，4日に1回の排便という便秘の人はハザード比が約1.4倍となっていた[5]．心不全患者の便秘は，さらなる心不全の悪化につながることが考えられる．
　慢性便秘症に対しては，食物繊維や乳酸菌が含まれる食品摂取などの食事療法と運動療法が有効とされている．有酸素運動と体幹をねじる運動は，腸管を刺激し，自律神経のバランスを保ち，腸管運動を整えるとされている[6]．
　機能性便排出障害に対しては，骨盤底筋の協調運動障害や腹圧低下に対する理学療法が有効といわれている．また，排便時に足台に両足を乗せ前傾姿勢をとるなど，排便姿勢を指導することも有効である[2]．
　便秘は軽視されがちであるが，理学療法士は患者の排便状況などを確認し，その解決法について検討することも必要である．

■引用文献

1) Yamazaki T, Goto S, et al.：Prevalence, awareness and treatment of cardiovascular risk factors in patients at high risk of atherothrombosis in Japan：results from domestic baseline data of the reduction of atherothrombosis for continued health（REACH）registry. Circ J 2007；71（7）：995-1003.
2) Pasquale G Di, Andreoli A, et al.：Cerebral ischemia and asymptomatic coronary artery disease：a prospective study of 83 patients. Stroke 1986；17（6）：1098-101.
3) 石山裕介，苅尾七臣：循環器疾患における便秘治療の重要性．medicina 2020；57（9）：1422-7.
4) Sumida K, Molnar MZ, et al.：Constipation and risk of death and cardiovascular events. Atherosclerosis 2019；281：114-20.
5) Honkura K, Tomata Y, et al.：Defecation frequency and cardiovascular disease mortality in Japan：The Ohsaki cohort study. Atherosclerosis 2016；246：251-6.
6) 高野正太：慢性便秘症に対する食事療法，運動療法，理学療法．日本大腸肛門病会誌 2019；72（10）：621-7.

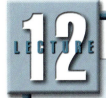

循環器理学療法の実際 (1)
総論

到達目標

- 歴史的背景をふまえて,今日の心臓リハビリテーション,腎臓リハビリテーション,集中治療におけるリハビリテーションの目的と意義を理解する.
- 心不全,腎不全,集中治療に対するリハビリテーションにおける理学療法の評価と介入の概要を理解する.
- 関連学会等が認定する資格制度が,どのような理学療法士を求めているのかを理解する.

この講義を理解するために

ここまでの講義では,循環器系やエネルギー代謝の基礎として解剖学と生理学を学び,主要な循環器疾患や腎疾患,糖尿病について,その疫学,病態,症状,検査,診断,治療の要点を学びました.

血管を介して全身の重要臓器に血液を送る循環器系に疾患がある患者は,その循環機能の障害に基づいた身体的および生活機能上の,あるいは心理的,社会的な障害を有しています.また,人類はいまだ経験したことのない超高齢社会を迎えて,サルコペニアやフレイルなどの障害や多臓器疾患をもつ患者が爆発的に増加しており,「心不全や循環器病のパンデミック」とよばれる状況にあります.この状況に対して,日本のリハビリテーション医療は,診断・治療技術の進歩とチーム医療の発達によって,急性期から回復期,維持期,慢性期に至るまでの一貫した包括的な医療プログラムにおける挑戦を続けています.特に,身体機能を中心的に扱う理学療法は,リハビリテーションのなかでも大きな部分を担っており,世界からも大きな成果が注目され期待されています.

この講義では,循環器疾患を代表とする多臓器疾患患者に対するリハビリテーションにおける理学療法の今日的な意義について学びます.また,いかにして集中治療で生じる問題を最小限にして循環器病を予防するかという二次・三次予防や先制医療の考え方をもとに,どのような実践が求められているのかについても学びます.ハイリスク患者に接する機会がますます増加することを十分に認識して,緊急時の対応についても十分に身につけましょう.

この講義を学ぶにあたり,以下の項目を学習しておきましょう.

- □ 心不全の定義,疫学,症状,検査,診断,重症度分類,治療,経過(予後)について復習しておく(Lecture 5 参照).
- □ 腎不全の疫学,症状,検査,診断,重症度分類,治療,経過(予後)について復習しておく(Lecture 11 参照).
- □ 代表的な集中治療を要する疾患の症状,検査,診断,重症度分類,全身管理,経過(予後)について学習しておく.
- □ 糖尿病の疫学,症状,検査,診断,治療,経過(予後)について復習しておく(Lecture 10 参照).
- □ 関連する学会等が認定する資格制度について調べておく.

講義を終えて確認すること

- □ 循環器疾患の病期に応じた心臓リハビリテーションの目的と目標が理解できた.
- □ 腎疾患の病期に応じた腎臓リハビリテーションの目的と目標が理解できた.
- □ 心臓リハビリテーション,腎臓リハビリテーション,集中治療における理学療法の役割が説明できる.
- □ 一次救命処置(BLS)と自動体外式除細動器(AED)について理解できた.
- □ 関連する学会等が認定する資格制度の概要について理解できた.

講義

循環器理学療法の歴史的変遷
▶巻末資料・表6参照.

1. 循環器理学療法の歴史的変遷

「リハビリテーション」の語の意味は，かつては"re-habilitation"すなわち「障害からの回復」であったが，時代とともに変化して，「早期介入」や今日では「予防」へと拡大しているように，リハビリテーションと理学療法に求められる目的や内容は進化している.

1）リハビリテーションと理学療法の歴史的変遷

（1）心臓リハビリテーション

急性心筋梗塞
(acute myocardial infarction：AMI)

今日の早期開始，早期予防を念頭においた継続的治療というリハビリテーションの嚆矢は，心臓リハビリテーションの領域に始まったといえる．1930年代以前の急性心筋梗塞患者に対しては，壊死心筋の瘢痕修復に6週間を要するという基礎研究をもとに，実臨床でも6～8週間にも及ぶベッド上安静が厳しく指示されていた．しかし，1960年代にはアームチェア療法をはじめとして安静臥床の弊害から回復させるための研究が進められ，ランドマークスタディとなったサルティンらによる臥床と運動療法効果の報告（図1）[1]は，健常若年者であっても長期臥床により運動耐容能の低下や身体調節の異常が生じること，さらに，それが運動療法により可逆的かつ臥床前を上回る効果（トレーナビリティ）を得られることを示した.

サルティン (Saltin B)

トレーナビリティ
(trainability；治療反応性)

また，早期離床によっても狭心症や再梗塞，心不全，死亡などが増加しないことが追加検証され，1980年代には急性心筋梗塞後の入院期間中の安静臥床がもたらす身体的ディコンディショニングの最小化とそこからの早期改善を念頭においた，早期かつ安全な社会復帰を目的とする心臓リハビリテーションが普及した．また，再灌流療法の進歩による急性心筋梗塞入院期間の急速な短縮に伴い，1990年代には早期社会復帰を目標に入院期に運動療法を安全に進めるうえで重要な評価であるリスク層別化の概念と，呼気ガス分析を用いた心肺運動負荷試験による運動耐容能評価と運動処方が発達した.

このように，歴史的には運動療法を中心とする心臓リハビリテーションが虚血性心疾患に対する治療の一環として発展してきた．一方で，循環に関して双子の臓器ともいえる心臓と腎臓との心腎連関，酸素運搬に関する心臓と肺の心肺連関，脳血流に関する脳心連関など臓器連関の概念が議論され，心大血管以外に末梢動脈も，そして脳血管疾患と認知症も循環器病として包含する概念が形成された．さらに，運動耐容能の向上が生命予後の規定因子であることに加えて，運動耐容能を測る指標である筋については，筋量の減少が筋力のみならず分泌するマイオカインの減少を介して全身の臓器・系や，精神・心理的には抑うつとも密接に関与していると考えられるようになり，サルコペニアや心臓悪液質，フレイルの概念は，改めて重要臓器としての筋の認識を高めることになった.

サルコペニア
(sarcopenia；骨格筋減少症)
心臓悪液質(cardiac cachexia；カヘキシー)
フレイル (frailty)

これらの臓器・系の相互の関連性について理解し，ひいては個体そのものに対する治療と服薬や食事などの生活習慣の管理を包括的に組み合わせる考え方は，疾患管理という概念として統合され，運動療法のみならず患者教育やカウンセリングを含む包括的心臓リハビリテーションの重要性が認識されるようになった．近年作成された各種の診療ガイドラインには，理学療法士による身体機能評価の重要性や，抗炎症作用を有する非薬物療法の側面を有する運動療法についての記述が多く盛り込まれた．今日の心臓リハビリテーションは，関連する疾患と障害を予防し，健康長寿という長期予後に貢献する科学かつ技術であるシステムに成長している．病後の回復にとどまら

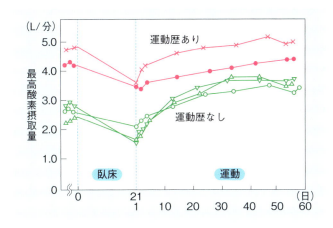

図1 サルティンらによる臥床（廃用）と運動療法効果の研究
(Saltin B, et al. : Circulation 1968 ; 38〈5 suppl〉: Ⅶ1-78[1])

ない二次・三次予防こそが今日の疾患管理とリハビリテーションにおける根本的な目標である．

(2) 腎臓リハビリテーション

腎臓リハビリテーションも，かつては運動による腎血流低下への危惧のため，「腎不全患者に運動は相容れないもの」という認識が長く続いた．糖尿病などを背景として患者数が増加する腎不全治療において，運動療法ならびに包括的な腎臓リハビリテーションが身体機能障害を生じやすい腎不全患者の透析導入を遅らせ，生命予後を改善することが明らかとなり，運動療法をはじめとする腎臓リハビリテーションが必要不可欠であることが周知されるに至った．この状況をふまえ，日本腎臓リハビリテーション学会が「腎臓リハビリテーションガイドライン」や腎臓リハビリテーション指導士制度を創設し，保存期ならびに腎代替療法を要する末期腎不全（ESKD）患者に対する運動療法が普及している．

(3) 集中治療におけるリハビリテーション

集中治療の領域においても，患者の高齢化と他疾患の併存率が増加している．入院前からサルコペニアやフレイルを併発している場合には，臓器の治療が成功しても生活機能や社会復帰に直結せず，治療期間の長期化が避けられない．より早期に理学療法をはじめとするリハビリテーション介入を開始し，一刻も早く入院前の状態へと回復することの重要性が認識されてきた．高齢で運動機能が低下した患者は，入院中に点滴などのライン類や身体抑制などの物理的抑制，あるいは環境による不眠や不安，せん妄などの精神・心理的な問題を含むさまざまな要因によってADL（日常生活活動）の低下（HAD）を生じやすい．また，ICUやCCU管理によって，患者とその家族に生じうる集中治療後症候群（PICS/PICS-F）などが生じることも本来の理学療法やリハビリテーションの概念に照らすまでもなく今日の大きな課題である．集中治療の領域では，これらに対抗するために特に早期から積極的な理学療法介入が推奨されるようになった．近年はこの領域の発展が顕著であり，さらに安全かつ効率のよい，科学的根拠に基づいた医療を推進する必要がある．

2) 集中治療における早期リハビリテーションと早期離床

集中治療においては，積極的なチーム医療なくしてICU-AWやHAD，PICS/PICS-Fを抑制した良好な予後は獲得できない．入院中も入院前の運動機能を保つための最大限の努力をするべく，日本集中治療医学会は早期リハビリテーションについての適応条件と開始や中止の判断基準となるガイドライン「集中治療における早期リハビリテーション―根拠に基づくエキスパートコンセンサス」を設定した．2022年の

末期腎不全（end-stage kidney disease : ESKD）

ADL（activities of daily living ; 日常生活活動）

MEMO
HAD（hospitalization-associated disability ; 入院関連能力低下）
入院中にバーセルインデックス（Barthel index）が5点以上低下するものなど，定義はさまざまである．

ICU（intensive care unit ; 集中治療室）
CCU（coronary care unit, cardiac care unit）

MEMO
集中治療後症候群
（postintensive care syndrome/postintensive care syndrome-family : PICS/PICS-F）
ICUに入室中あるいはICU退室後に生じる身体障害，認知機能障害，精神障害で，ICU患者の長期予後のみならず患者家族の精神にも影響を及ぼすことから，今日の集中治療の重要な課題の一つである．

ICU-AW（ICU acquired weakness）

MEMO

医師届出票（医師法施行規則第2号書式）において，「従事する診療科名等」の欄に「集中治療科」が追加された（2022年10月4日施行）．標榜が可能となることで，地域における集中治療提供体制を適切に把握できるようになった．

日本心臓リハビリテーション学会の標準プログラム
▶ Lecture 13 参照.

ICUでの早期離床と早期からの積極的な運動の中止基準
▶ Lecture 13・表3 参照.

MEMO

日本心臓リハビリテーション学会が定める心臓リハビリテーションの定義（2021年改訂版）
心血管疾患患者の身体的・心理的・社会的・職業的状態を改善し，基礎にある動脈硬化や心不全の病態の進行を抑制または軽減し，再発・再入院・死亡を減少させ，快適で活動的な生活を実現することをめざして，個々の患者の「医学的評価・運動処方に基づく運動療法・冠危険因子是正・患者教育およびカウンセリング・最適薬物治療」を多職種チームが協調して実践する長期にわたる多面的・包括的プログラムをさす[2].

J-Proof HF（Japanese PT multi-center Registry of Older Frail patients with Heart failure）Study
CKD（chronic kidney disease；慢性腎臓病）
バーセルインデックス（Barthel index）

集中治療科の標榜と時を同じくして，この領域のチーム医療の担い手としての要件を認定する集中治療理学療法士制度が創設された．これらの過程で，急性心不全や心臓血管外科術後の患者を含めた集中治療患者の呼吸，循環および全身管理下における理学療法介入について，一定のコンセンサスが得られる範囲が明確になった．

心臓リハビリテーションは心疾患患者の早期離床を推進してきたが，その端緒を開くポイントは，可及的早期に身体機能を回復させることにある．ただし，運動を主な介入手段とするため，循環動態の安定が得られなければ適応にならず，姑息的な合併症の予防が主たる介入にならざるをえないため，その評価や介入の意義を理学療法士が個別に解釈する必要がある．日本心臓リハビリテーション学会の標準プログラムや日本循環器学会の診療ガイドラインにあるような心大血管術後プログラムにおける離床も，多様なチェックを行ったうえで進行するが，疾患特有の要素も強く，高度の侵襲や循環補助を必要とする重症例に対しては，さらにICUにおける理学療法やリハビリテーションを考える必要がある．

理学療法の中止基準として，古典的には土肥・アンダーソン基準などが用いられていたが，今日の臨床管理と理学療法対象者にはそぐわない部分も多い．また，今日のリハビリテーションの概念が回復から予防へと変化しており，早期リハビリテーションがチーム医療の最も集約された最先端の実践モデルであることからも，理学療法士は，対象者が介入に適切な状態か否かを判断し，介入内容の強度を設定し，実施しながら再評価して，次に進めるのか現状維持にとどめるのか，あるいはステップダウンさせるのかを明確にして，チームで情報を共有できるようにしなければならない．

日本集中治療医学会による「集中治療における早期リハビリテーション―根拠に基づくエキスパートコンセンサス」の作成には，複数の医療職種のなかでも多数の理学療法士が参画しており，48時間以内に開始するリハビリテーション介入に関する適応，開始および中止基準を示している．また，病期を整理すると，急性期の介入は呼吸・循環・運動・神経系の合併症の予防と離床だけでは満たされるものではない．合併症を予防し，ADLの早期回復，さらに回復期ないし安定期における運動療法の効果を効率よく得られるようにするための介入であることが明白である．

3) 心臓リハビリテーションと理学療法

(1) 心臓リハビリテーションの定義と対象者の特性

日本心臓リハビリテーション学会が定める心臓リハビリテーションの定義（2021年改訂版）では，運動療法以外にも多岐にわたる包括的な介入であることが示されている．理学療法士にとっては多様な要素のなかで，自分の最も専門性が発揮できる内容について，責任をもって介入することが求められる．特に，日本循環器学会および関連学会が合同で作成した「心血管疾患におけるリハビリテーションに関するガイドライン（2021年改訂版）」[2]においては，身体運動機能評価やフレイル，サルコペニアが予後に影響する重要な評価項目として，その測定方法や意義が示されており，心不全治療に必須の情報であることが明確にされている．

加えて，心不全患者における筋力低下などに基づいた機能障害や能力低下の実態を把握するために日本循環器理学療法学会が主導・実施した，高齢心不全患者の大規模全国多施設前向き登録（レジストリ）研究のJ-Proof HF Studyは，全国96施設計9,403例の高齢心不全入院患者について調査し，HAD保有率が37.1％にのぼることが判明した[3]．HADを有する患者は，高齢であり，高血圧，CKD（慢性腎臓病），脳血管疾患の合併症が多く，入院前のバーセルインデックスのスコアが有意に低く，基本チェックリストのスコアが有意に高いことも判明した．これらのハイリスク患者には，当然，理学療法を筆頭に急性期における障害の最小化と回復期リハビリテーショ

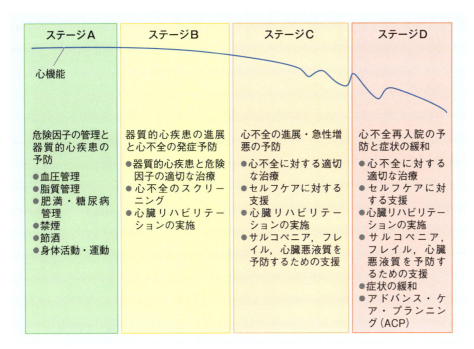

図2 心不全の臨床経過とステージに応じた疾患管理（予防〜緩和）

心不全とそのリスクの進展ステージ
▶ Lecture 5・図5 参照.

ンが必要である．

(2) 病期に応じた介入方法と標準プログラム

　リハビリテーションは，多様な患者に対して，包括的かつ継続的に行われる必要がある．心臓リハビリテーションでは，最初に心不全のステージを考慮した目的および目標（図2）を設定する．発症や手術から離床段階の急性期（phase I）においては，十分に病態とその管理状況を把握し離床の安全性を担保して廃用や消耗の最小化を図ること，離床後から自宅での生活に移行する回復期（early phase II/late phase II）においては，十分な医学的管理のもとに運動生理学的に妥当な負荷の漸増と ADL から手段的 ADL（IADL）の早期再獲得を図ること，社会復帰後には生涯を通じて継続的に適切な疾患管理を行いつつ安定した状態を維持するべく支援する理学療法が必要である（図3，4）．

　特に急性期から回復期にかけては，安全で標準的な医療の一環として，日本心臓リハビリテーション学会が急性冠症候群や心不全患者に対する心臓リハビリテーション標準プログラムを設定しており，また，回復期リハビリテーション病床における保険収載も追い風となっている．今日の日本心臓リハビリテーション学会による標準プログラムでは，心肺運動負荷試験による嫌気性代謝閾値（AT）相当の強度での運動処方と運動療法の継続的な実施が運動生理学に裏づけされた科学的根拠に基づいて強く推奨されている．これに加えて，運動耐容能（酸素摂取量）を規定する因子でもある個々の運動機能（筋力やバランス，歩行能力など）についても，理学療法士による多くの臨床研究がその重要性を支持し，運動療法を補完するレジスタンストレーニングなどの理学療法介入が行われ，日本心臓リハビリテーション学会の標準プログラムや日本理学療法学会の診療ガイドラインにおいても，科学的根拠をもって推奨されている．一方，急速に短縮された入院期間中には十分な運動療法や患者教育が行えないことから，外来での監視型運動療法や，地域の施設や健康増進施設での心電図モニターを用いない監視型運動療法などが行われるようになった．

　日本循環器学会の循環器疾患診療実態調査（JROAD）では，2022年の心大血管リハビリテーション新規患者数，新規慢性心不全患者数，年間の心大血管疾患リハビリ

手段的 ADL（instrumental activities of daily living；IADL）

急性冠症候群（acute coronary syndrome：ACS）

嫌気性代謝閾値（anaerobic threshold：AT）

循環器疾患診療実態調査（The Japanese Registry Of All cardiac and vascular Diseases：JROAD）

慢性心不全（chronic heart fairure：CHF）

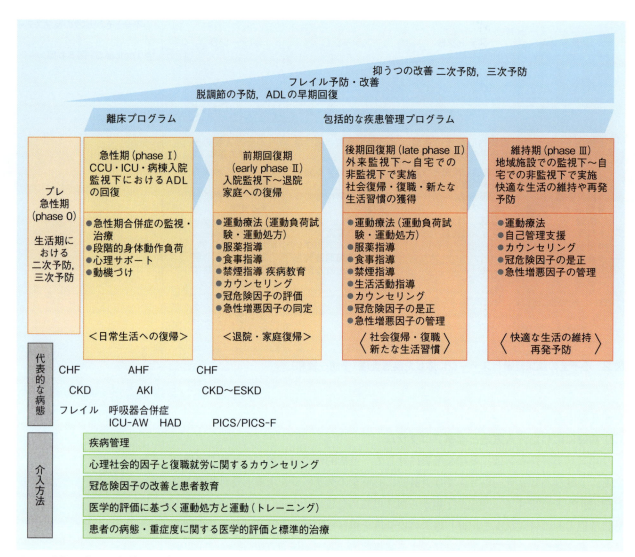

図3 病期に応じた心臓リハビリテーションの介入方法
CHF：うっ血性心不全，AHF：急性心不全，CKD：慢性腎臓病，AKI：急性腎障害，ESKD：末期腎不全，ICU-AW：ICU acquired weakness，HAD：hospitalization-associated disability，PICS/PICS-F：集中治療後症候群.

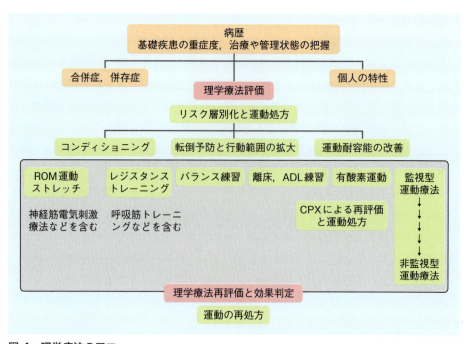

図4 理学療法のフロー
ROM：関節可動域，ADL：日常生活活動，CPX：心肺運動負荷試験.

12 循環器理学療法の実際（1）総論

テーション実施件数は，COVID-19（新型コロナウイルス感染症）の世界的なパンデミックの影響を受けた数年間においても増加しており，心肺運動負荷試験も同様である[4]．そして，その担い手として，日本心臓リハビリテーション学会が理学療法士をはじめとする多職種に対して認定する心臓リハビリテーション指導士，心臓リハビリテーション上級指導士，日本循環器学会が認定する心不全療養指導士などの整備と普及，学習内容の更新が進んでいる．

（3）アドバンス・ケア・プランニング（ACP）

治療の効果が得られない末期心不全の状態では，治療の終了や積極的治療を控える事態が生じうる．2018 年に厚生労働省は「人生の最終段階における医療・ケアの決定プロセスに関するガイドライン」を改訂し，あくまでも本人による意思決定を基本としつつも，患者が自分での意思決定ができなくなった場合の将来的な医療の受療範囲や内容について，本人と家族，医療・ケアチームが繰り返し話し合っておくことが重要であるとした．この議論をふまえて，実際にどのようにするべきかを医療・ケアチームと患者，家族または代理意思決定者で継続的に話し合い，患者とケア提供側との間で自発的に行われる重要なプロセスとして ACP を位置づけている．集中治療に対しても，抵抗性の末期の状態においては，人生の最終段階における最善の利益についての合意形成に基づく意思決定を導くために，倫理と尊厳に配慮した治療と緩和ケアの計画・実践が必要であり，適切な除痛や鎮静，苦痛の緩和を図る必要がある．これらは同時に PICS-F に代表されるように家族や遺族に対するケアを含むものである．

4）腎臓リハビリテーションと理学療法

（1）CKD（慢性腎臓病）

心臓と腎臓は水分出納や血圧管理において相互に影響し合う双子の関係ともいうべき臓器であり，心腎連関とよばれる．歴史的には，心疾患患者に対するリハビリテーションの変遷と同様に，腎機能障害患者に対して運動が腎血流を減少させ腎機能障害を増悪させることが危惧されたことから，海外でも腎臓リハビリテーションという言葉が登場するのは比較的遅く，1970 年代以降であった．日本においても腎疾患と運動との関係は相反するものとして，腎不全児に対する安静療法と運動の制限に始まり，その後も成人および小児腎疾患患者に対する運動制限の時代が長く続いた．

しかし，CKD の概念が定義され，その有病率の高さと運動制限の身体機能および心理的・社会的側面に対するデメリットを考慮して，必要な運動を許容する考えが支持されるようになった．日本における腎不全患者に対するリハビリテーションは，腎疾患および末期腎不全（ESKD）に対する透析医療による身体的・精神的影響を軽減させるとともに，症状を調整し，生命予後を改善し，心理的，社会的，職業的な状況を改善することを目的とした運動療法や食事療法と水分管理，薬物療法，教育，精神・心理的サポートを行う長期にわたる包括的なプログラムである．

（2）急性腎不全と慢性腎不全

心不全において病態の理解が必要であるのと同様に，急性腎不全と慢性腎不全のそれぞれに基礎となる病態が存在する．一過性の急性腎不全は侵襲が解除されることで改善するものととらえられるが，一方で慢性的に経過する腎不全は進行性の慢性疾患であり，腎機能が廃絶する終末期には腎代替療法（透析療法）ないしは腎移植が必要となる．日本では，世界的にもまた先進国に限ってみても圧倒的に移植件数が少なく，維持透析患者が多いことが特徴でもある．日本の透析医療の質は高く，長期生存が可能であることから透析患者の高齢化が進み，複数疾患の有病者や障害者も増加している．成人ないし高齢者の腎不全の基礎疾患としては糖尿病が多く，糖尿病性腎症の病期区分が 2023 年に改訂された（**表1**）[5]が，維持透析導入に至る腎不全の多くは

COVID-19
（coronavirus infectious disease 2019；新型コロナウイルス感染症）

チーム医療と学会認定資格制度
▶ Step up 参照．

アドバンス・ケア・プランニング
（advance care planning：ACP）
▶ Lecture 9, 15 参照．

🔺 **MEMO**
日本腎臓リハビリテーション学会は，包括的腎臓リハビリテーションの確立ならびに関連各分野の学術水準向上による腎臓障害患者のQOL（quality of life；生活の質）向上を通じて日本の医療，福祉の向上に寄与することを目的として 2011 年に設立された．

LECTURE 12

表1 「糖尿病性腎症病期区分2023」とCKD（慢性腎臓病）重症度分類との対応表

アルブミン尿による病期区分			A1 正常アルブミン尿期 （第1期）	A2 微量アルブミン尿期 （第2期）	A3 顕性アルブミン尿期 （第3期）
CKDのGFR区分 (mL/分/1.73 m²)	G1	≧90	UACR<30 (mg/g) かつ eGFR≧30 (mL/分/1.73 m²)	UACR 30〜299 (mg/g) かつ eGFR≧30 (mL/分/1.73 m²)	UACR≧300 (mg/g) あるいは UPCR≧0.50 (g/g) かつ eGFR≧30 (mL/分/1.73 m²)
	G2	60〜89			
	G3a	45〜59			
	G3b	30〜44			
	G4	15〜29	GFR高度低下・末期腎不全期（第4期） UACRあるいはUPCRにかかわらずeGFR<30 (mg/g)		
	G5	<15			
透析療法中あるいは腎移植後			腎代替療法期（第5期）		

糖尿病性腎症は必ずしも第1期から第5期まで順次進行するものではない．また，評価の際には腎症病期とともに慢性腎臓病重症度分類も併記することが望ましい．
CKD：慢性腎臓病，eGFR：推算糸球体濾過量，GFR：糸球体濾過量，UACR：尿中アルブミン・クレアチニン比，UPCR：尿中蛋白・クレアチニン比．
（糖尿病性腎症合同委員会・糖尿病性腎症病期分類改訂ワーキンググループ：日腎会誌 2023；65〈7〉：847-56[5]）をもとに作成）

表2 CKD（慢性腎臓病）患者における骨格筋減少の原因

① 炎症性サイトカインの増加
② 筋蛋白の合成・分解のアンバランス
③ 身体活動量の低下（運動不足）
④ 性ホルモン（テストステロン，エストロゲン）の減少
⑤ 成長ホルモンに対する筋肉の反応性低下
⑥ インスリン抵抗性
⑦ 活性型ビタミンDの低下
⑧ サテライト細胞の減少
⑨ 代謝性アシドーシス
⑩ アンジオテンシンⅡの増加
⑪ PEW（食欲低下による栄養摂取量の不足）
⑫ ミオスタチンの過剰発現

注：①〜⑧は骨格筋減少（サルコペニア）で共通．⑨〜⑫はCKDに特異的．
PEW：protein-energy wasting．
（日本腎臓リハビリテーション学会：保存期CKD患者に対する腎臓リハビリテーションの手引き[6]）

糖尿病性腎症が進展したものであり，必然的に末梢神経障害，網膜症，足病変など糖尿病の多様な進行性の臨床病態を合併する．また，炎症性疾患としてとらえたCKDの筋蛋白合成の低下や消耗は，骨格筋の減少を顕著にする（**表2**）[6]だけでなく，心不全の合併例が多いことも，腎臓リハビリテーション介入が必要な理由の一つである．

(3) 末期腎不全（ESKD）

末期腎不全とうっ血性心不全はいずれも進行性の病態の末期像であり，心臓悪液質を呈して心血管イベントの発生率が高まることも共通している．これらの危機に対する認識が高まり，近年の透析患者の低運動機能やADL，QOLの低下に対する運動療法介入は重要な治療戦略の一つとなりつつある．一方，透析導入以前の保存期CKD患者においても，心血管疾患のリスク増大や脳血管疾患の発症リスクが高いことが知られるようになり，2002年のK/DOQIガイドラインにおいてCKDが脳血管疾患の危険因子であることが明記され，さらに心腎連関から発展したCKDに対する早期の運動療法介入の効果が注目されるようになった．サルコペニアについては，身体運動機能が低下し運動耐容能が低下したCKD患者は低身体活動に陥りやすく，さらに塩分制限などの食事療法によって食思不振が助長されることもあり，結果的に低栄養に陥りやすいことが指摘されている．

日本腎臓学会の「エビデンスに基づくCKD診療ガイドライン2023」では，過労を避けた十分な休養や睡眠が必要ではあるが，一律に過度な安静を強いる必要はないことを明記するとともに，血圧，尿蛋白，腎機能などを観察しつつ運動量を調節して行うことを推奨している．保存期CKD患者における運動療法による蛋白尿の増加は，運動後，数時間に一過性に生じる程度であり，同様に運動療法時に糸球体濾過量（GFR）は一時的に低下するものの，長期的には悪影響を及ぼさず，むしろ腎保護作用を有しており，糖代謝や脂質代謝を改善し，運動耐容能やQOLの向上に寄与すると考えられている．心血管疾患の予防や末期の腎不全で必要となる腎機能代替療法（透析療法）の導入を遅延させる効果も期待されるため（**図5**）[7]，日本腎臓リハビリテーション学会がこれを強く推進している．

MEMO
末期腎不全（ESKD）は，CKD（慢性腎臓病）のStage Ⅴに相当する．

末期腎不全（ESKD）の透析患者に対する運動療法
▶ 15レクチャーシリーズ『運動療法学』参照．

K/DOQI（Kidney Disease Outcomes Quality Initiative）

糸球体濾過量（glomerular filtration rate：GFR）

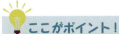

ここがポイント！
腎臓リハビリテーションの対象も，臓器機能の区分（病期）では透析導入以降と第4期（GFR高度低下・末期腎不全期）程度の保存期と，さらに保存期のなかでも自覚にも乏しい第3期（顕性アルブミン尿期）に対する介入の目的は異なるものの，進行に対する予防的介入としての位置づけは心臓リハビリテーションと同様である．

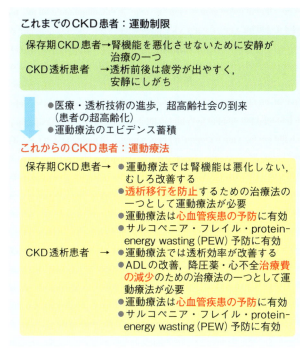

図5 CKD（慢性腎臓病）患者に対する運動制限から運動療法へ
（上月正博：内科 2015；116〈6〉：941-5[7]）

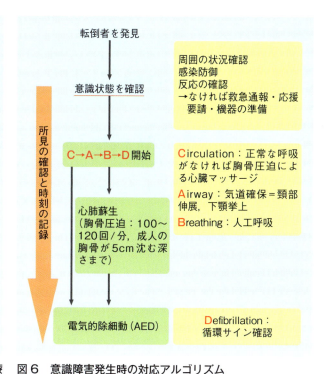

図6 意識障害発生時の対応アルゴリズム
AED：自動体外式除細動器.

2. 急変時の対応

1）循環障害，腎障害，意識障害

理学療法対象者の循環動態の異常は，十分な監視により発生を未然に予防することが重要であるが，実際に急変した場合には，速やかに適切な処置を行う必要がある．なお，ここでいう急変とは，急性の循環障害による意識障害などを呈し，緊急に対処が必要な状態を指す．

低心拍出症候群および意識障害は，循環障害に基づく症候として最も重症である．急速に生じる低心拍出状態は，四肢末梢の冷感や蒼白，脈の触知が弱くなる，脈圧の減少などで早期に発見しなければいけない．実際に低心拍出が生じた際には，その状態を正しく評価し，適切な対処が行えるようにする．

2）意識障害発生時の対応

意識障害の原因は，脳血管障害や窒息，低血糖，尿毒症など多岐にわたる．いずれにせよ脳血流を維持し，高度医療機関に搬送するまで心拍出を補助する心肺蘇生術が必要な最も重症な状態といえる．

意識障害を起こした（転倒している）患者を発見した場合は，応援と救急機材，特に自動体外式除細動器（AED）を要請すると同時に，正常な呼吸の有無を確認する．

正常な呼吸が確認できない，もしくは死戦期呼吸を認める場合は，現状を臨床的心停止と判断し，直ちに胸骨圧迫を開始する．

胸骨圧迫は，1分間あたり100〜120回のリズムで，乳頭線より尾側の胸骨部を5cm以上（6cmを超えない）沈み込む程度に行う．生命徴候の回復が得られない場合，AEDの装着ないし救急要員の到着までこれを継続する（図6）．

3）電気的除細動（一次救命処置におけるAED）

意識障害の多くは心室細動や心室頻拍によって発生すると考えられており，早急な電気的除細動が必須となる．直ちに電源を入れ，パッドを装着して心電図の自動解析を行う．ただし，除細動は心室細動と心室頻拍に対してのみ行うものであり，それ以

自動体外式除細動器
（automated external defibrillator：AED）

一次救命処置（basic life support：BLS）
▶ Step up 参照．

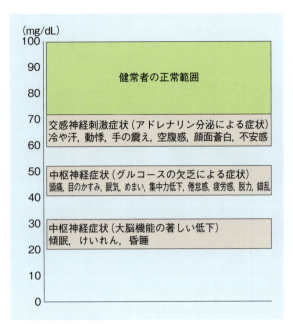

図7 低血糖の症状
(平木幸治:リアルフィジカルアセスメント―リハ臨床のためのケーススタディ. 文光堂;2016. p.68-75[8])をもとに作成)

表3 低血糖の原因

薬物療法の影響	● 経口血糖降下薬やインスリン注射の過剰投与 ● インスリンの吸収が促進されたとき(運動や入浴)
食事の影響	● 食事摂取量の低下(特に炭水化物) ● 食事の時間が遅れたとき ● 食欲低下や下痢のあるとき
運動の影響	● 空腹時に運動を行ったとき ● 過剰な運動を行ったとき ● 特別な運動を行った日の夜間(遅発性低血糖)
合併症の影響	● 腎機能の低下によるインスリン分解の低下
インスリン抵抗性の影響	● ブドウ糖毒性の改善 ● ストレスや感染症の改善 ● ステロイドの減量 ● 肥満の改善
アルコールの影響	● アルコール多飲(肝臓でのブドウ糖産生低下)

(平木幸治:リアルフィジカルアセスメント―リハ臨床のためのケーススタディ. 文光堂;2016. p.68-75[8])をもとに作成)

外の高度の徐脈性不整脈や心停止に対しては無効である.したがって,AEDが心電図を解析して除細動の適応ではないと判断した場合,音声メッセージに従い,救急要員の到着まで胸骨圧迫を確実に継続して循環を補助する必要がある.

4) 低血糖

低血糖は生命を維持するうえで重大な脅威であり,症候性(動悸,発汗,脱力,意識レベルの低下など)および無症候性であっても,少なくとも70 mg/dL 以下に低下している場合は緊急治療が必要である(**図7**)[8].中枢神経は通常,そのエネルギーをグルコースに依存している.したがって,高度もしくは長時間の低血糖状態は,脳細胞の非可逆性の損傷を生じうるため,低血糖の発生が疑われる状況においては速やかに血糖値を確認する.

糖尿病治療薬,特にインスリン注射は,副作用として低血糖を生じやすく,経静脈栄養の輸液中断などの場合にも起こりやすい(**表3**)[8].経口摂取の状態であっても,食事の遅れなどによって生じることがあり注意が必要である.

治療,対処としては,低血糖の迅速な是正を神経学的な蘇生と考えて,可能であればグルコース(ブドウ糖)5〜10 g を経口投与するか,グルコース注射液の静脈内投与を行う.

3. 循環器病に対するリハビリテーションの構築

1) 診療報酬体系における心臓リハビリテーションと腎臓リハビリテーション

急性心不全,慢性心不全に対する診断と治療は,臓器,血管から個体へと,そのメインのアウトカムを変遷させており,集中治療や心臓・腎臓リハビリテーションは多くの学会によっても積極的に推進され,多職種が協働するチーム医療のモデルとなっている.

サルコペニアやフレイルなどの身体機能に直接介入する理学療法士への期待は,多職種協働チームにおいて,PICS/PICS-F 対策や腎不全患者の予後改善,「循環器対策基本法」に基づく「ストップ CVD」の担い手として,またフレイルや「心不全のパンデミック」とよばれる状況に立ち向かう学術的および臨床的なムーブメントにおいて

いっそう大きく，重いといえる．

現状では，日本の保険診療における心大血管リハビリテーション施設の多くは，急性期（phase Ⅰ）ないし回復期（early phase Ⅱ/late phase Ⅱ）に対応しているものの，維持期（phase Ⅲ）は実施できている施設が少なく，さらに腎臓リハビリテーション施設はいまだに少ないことが指摘されている．2022 年度からは回復期リハビリテーション病床においても一定の基準下で「心大血管リハビリテーション料」の算定が可能となり，今後さらに医療と保健ならびに介護分野が連携したシステムが期待されている．

2）「循環器対策基本法」（ストップ CVD）

入院期間や臥床期間が短縮された今日の臨床では，合併症の少ない若年の急性心筋梗塞患者が古典的な「長期臥床による廃用」に陥る要素は少なくなった．しかし，最重症例を救命できる治療技術が進歩したために重症の患者が増加していることや，入院前からフレイルや併存疾患を有する高齢患者に高度の侵襲が加わった際の生体反応の結果として，必然的に身体機能が低下することが認識されてきた．HAD や ICU-AW，PICS/PICS-F が注目されるようになり，回復期リハビリテーション病棟で心血管リハビリテーションの診療報酬算定が可能となったことからもシームレスな移行が図られている．これらの身体機能障害を有する心不全患者の爆発的な増加（心不全パンデミック）や，「脳卒中＝循環器疾患」を迎え撃つ視点に立った「循環器対策基本法」を代表とする，医療・介護・保健政策が急速に進められている．具体的には，心疾患患者の脳血管障害の発生率が高いことが指摘され，近年の糖尿病治療薬の効果として，血糖値の改善以上に心血管イベントの発生を抑制するか否かが「真のアウトカム」として求められ，検査成績や臓器単体の治療のみならず，個体としての身体機能や認知機能，QOL の回復，二次予防，三次予防がいっそう強調された医療の構築に至っている．

特に，日本の診療報酬ならびに介護報酬に大きな比率を占めるこれら循環器病の危険因子として，高血圧症または血圧 140/90 mmHg 以上，糖尿病の有無，定期的な運動の有無，ウエスト・ヒップ比，食事内容，アポリポ蛋白比，喫煙，アルコールの高頻度摂取および多飲，日常生活やライフイベント，うつ状態を含む精神的ストレスなどが抽出[9]されており，一次予防および二次（再発）予防にはこれらの管理を徹底する必要がある．脳心血管病予防に関する包括的リスク管理合同会議が「脳心血管病予防に関する包括的リスク管理チャート（2019 年版）」（表 4）[10]を策定し，「循環器対策基本法」の制定およびその実施に至っている．

MEMO

ストップ CVD（Stop Cerebral Cardiovascular Disease〈脳心血管病〉）

日本脳卒中学会，日本循環器学会は，関連 19 学会とともに「循環器対策基本法」の成立に先立って，2016 年から「ストップ CVD（脳心血管病）」を大目標に掲げて「脳卒中と循環器病克服 5 ヵ年計画」を開始した．

● 大目標
1. 脳卒中と循環器病の年齢調整死亡率を 5 年で 5%減少させる
2. 健康寿命を延伸させる

● 5 戦略
人材育成，医療体制の充実，登録事業の促進，予防・国民への啓発，臨床・基礎研究の強化

● 重要 3 疾患
脳卒中，心不全，血管病（急性心筋梗塞，急性大動脈解離，大動脈瘤破裂，末梢動脈疾患）

▶ Lecture 6・Step up 参照．

表 4 「脳心血管病予防に関する包括的リスク管理チャート 2019」の概要

Step	概要	項目，内容
1a	スクリーニング（基本項目）	問診（病歴，生活習慣，運動習慣など），身体所見，基本検査項目
1b	スクリーニング（追加項目）	身体所見，追加検査項目（血液，尿）
1c	専門医等への紹介必要性の判断	
2	各リスク因子の診断と追加評価項目	2A：高血圧，2B：糖尿病，2C：脂質異常症，2D：CKD，2E：メタボリックシンドローム
3	治療開始前に確認すべきリスク因子	喫煙，高血圧，糖尿病，脂質異常症，CKD，肥満，加齢・性別，家族歴
4	リスク因子と個々の病態に応じた管理目標の設定	4A：高血圧，4B：糖尿病，4C：脂質異常症，4D：肥満
5	生活習慣の改善	禁煙，体重管理，食事管理，身体活動・運動，飲酒
6	薬物療法	

（日本医学会連合ほか編：脳心血管病予防に関する包括的リスク管理チャート 2019[10]をもとに作成）

MEMO

脳心血管病予防に関する包括的リスク管理合同会議

日本内科学会，日本疫学会，日本高血圧学会，日本循環器学会，日本腎臓学会，日本体力医学会，日本糖尿病学会，日本動脈硬化学会，日本脳卒中学会，日本肥満学会，日本老年医学会，日本医学会，日本医師会．

循環器病対策推進基本計画（第1期，第2期）の概要
▶ Lecture 11・図6・7参照．

「循環器対策基本法」に基づく第2期の計画として，2040年までに3年以上の健康寿命の延伸および循環器病の年齢調整死亡率の減少が目標とされている[11]．実効性を担保するべく，循環器病の予防や正しい知識の普及啓発，保健，医療および福祉にかかわるサービスの提供体制の充実，循環器病の研究推進について，予防と病期のシームレスな連携の視点から循環器病対策の総合的かつ計画的な推進を図っており，国の計画をもとに都道府県の循環器病対策推進計画が立案・実施されるもので，理学療法士の関与に大きな期待が寄せられている．

　長期的な視野に立つと，急性期を脱して社会や家庭への復帰を果たしたとしても，臓器連関の負の側面として，循環器疾患は次の疾患を生むことが危惧される．すなわち，自宅退院後に二次ないし三次の疾患が発症して再入院を要する事態を考えれば，維持期と生活期は次の急性期の前状態である「プレ急性期」ととらえて，維持のみならず予防を含めた継続的な介入が必要である（**図3**参照）．地域包括ケアシステムや介護保険における高齢者に対する通所・訪問サービス，遠隔での循環器理学療法などの果たす役割もきわめて重大である．

■引用文献

1) Saltin B, Blomqvist G, et al.：Response to exercise after bed rest and after training. Circulation 1968；38 (5 suppl)：Ⅶ1-78.

2) 日本循環器学会，日本心臓リハビリテーション学会ほか：心血管疾患におけるリハビリテーションに関するガイドライン．2021年改訂版．
https://www.j-circ.or.jp/cms/wp-content/uploads/2021/03/JCS2021_Makita.pdf

3) Takahashi T, Iwata K, et al.：Incidence of hospitalization-associated disability in older patients with heart failure. Circ J 2024；88：672-9. doi：10.1253/circj.CJ-23-0722.

4) 日本循環器学会：2022年循環器疾患診療実態調査報告書．JROAD (The Japanese Registry Of All cardiac and vascular Diseases).
https://www.j-circ.or.jp/jittai_chosa/media/jittai_chosa2021 web.pdf

5) 糖尿病性腎症合同委員会・糖尿病性腎症病期分類改訂ワーキンググループ：糖尿病性腎症病期分類2023の策定．日腎会誌 2023；65 (7)：847-56.

6) 日本腎臓リハビリテーション学会：保存期CKD患者に対する腎臓リハビリテーションの手引き．
https://jsrr.smoosy.atlas.jp/files/2231

7) 上月正博：高齢のCKD患者において，サルコペニア・フレイル・protein-energy wasting (PEW) 対策をどうとるか．内科 2015；116 (6)：941-5.

8) 平木幸治：高齢2型糖尿病患者がシックデイで入院し，理学療法場面で低血糖を認めた症例．星 孝編著：リアルフィジカルアセスメント—リハ臨床のためのケーススタディ．文光堂；2016. p.68-75.

9) Zeng X, Deng A, Ding Y：The INTERSTROKE study on risk factors for stroke. Lancet 2017；389 (10064)：35-6.

10) 日本医学会連合，日本内科学会ほか編：脳心血管病予防に関する包括的リスク管理チャート2019.
https://cdn-naikaprod.pressidium.com//wp-content/uploads/2019/05/269e80132a367889638e36044f0b5fa6.pdf

11) 厚生労働省：循環器病対策推進基本計画．
https://www.mhlw.go.jp/stf/newpage_31654.html

■参考文献

1) 日本循環器学会，日本心不全学会ほか：2021年 JCS/JHFS ガイドライン フォーカスアップデート版 急性・慢性心不全診療．
https://www.j-circ.or.jp/cms/wp-content/uploads/2021/03/JCS2021_Tsutsui.pdf

2) 日本循環器学会，日本心不全学会ほか：急性・慢性心不全診療ガイドライン（2017年改訂版）．
https://www.j-circ.or.jp/cms/wp-content/uploads/2017/06/JCS2017_tsutsui_h.pdf

3) 日本腎臓学会編：エビデンスに基づくCKD診療ガイドライン2023．東京医学社；2023.

4) 日本腎臓リハビリテーション学会編：腎臓リハビリテーションガイドライン．南江堂；2018.

5) 日本集中治療医学会早期リハビリテーション検討委員会：集中治療における早期リハビリテーション—根拠に基づくエキスパートコンセンサス．日集中医誌 2017；24 (2)：255-303.
https://www.jsicm.org/pdf/soki_riha_1805.pdf

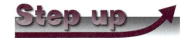

1. チーム医療と学会認定資格制度

　今日の心臓リハビリテーションは，単に運動療法だけを指すわけではなく，多職種が協働してはじめて予後の改善に寄与するという考えに基づいている．特に，疾患に関する正しい知識を整理し，二次予防や三次予防に役立てるためには，生活習慣や食事，服薬，運動などの多岐にわたる疾患管理教育を行う必要がある．さらに，多職種が相互に専門性を理解しつつ，隣接する領域の知識を共有して協力し合う，心臓リハビリテーションチームの構築が必要である．

　心臓リハビリテーション，腎臓リハビリテーション，集中治療におけるリハビリテーションは，単に運動療法のみでは成立せず，包括的リハビリテーションには，医療専門職間の連携や共同作業（チーム医療）が必要で，チームが円滑に機能するためには，相互理解に基づいた共通認識と知識や用語の共有化，様式にこだわらず定期的なカンファレンスやミーティングなどを行い，チームのコミュニケーションレベルを高め，お互いを尊重した信頼関係を醸成する必要がある．

　病態の十分な把握と管理が必要であることに加えて，いわゆる急変を生じる可能性があることから医師による医学的な管理が前提となるが，多職種から成る包括的な取り組みが必要であり，看護師，理学療法士，作業療法士，臨床工学技士，薬剤師，栄養士，臨床検査技師，臨床心理士，社会福祉士などの連携が重要となる．

　いろいろな職種が他の領域の知識を共有して，相互にオーバーラップしながら患者を支えられるようにチームとして機能することが必要である．特に，患者や家族への教育などはすべての職種が独自の判断で行うと混乱のもととなることがあるため，リハビリテーションチームによる十分な相互理解に根ざした統一した目標設定と介入を多層的に行うことが必要である．これらを推進するため，医療資格を保有する医療職個人に対して，学会などの組織が，一定の臨床経験や専門知識をもって上位の臨床能力を認定する仕組みが多数創設されている（**巻末資料・表7**）．

　日本心臓リハビリテーション学会が心臓リハビリテーション指導士（2000年）および心臓リハビリテーション上級指導士（2015年）を，また，日本腎臓リハビリテーション学会が腎臓リハビリテーション指導士（2018年）の認定制度を発足させた．日本循環器学会の心不全療養指導士（2021年）も同様の目的をもって整備された制度である．

2. 早期一次救命処置（BLS）の意義

　心臓リハビリテーションや腎臓リハビリテーションならびに集中治療患者に対する早期リハビリテーションの対象者には，一定の確率で急激な循環動態の破綻が発生する可能性がある．急変時の一次救命処置ならびに高次の救命処置への円滑な移行が必要である．

1）心停止後の早期の電気的除細動

　心停止後3分以内に蘇生できなければ，生存は非常に困難になる（図1）．図2は，電気的除細動を行うまでの時間と蘇生率の関係を表したもので，除細動までの時間が長いほど自己心拍の再開は困難になり，10分以上かかった場合の予後は非常に厳しい．したがって，一刻も早い電気的除細動が救命に直結する．

2）電気的除細動までの時間に何をするべきか

　自動体外式除細動器（AED）を手配して電気的除細動を行うまでの間に，心停止（心室頻拍，心室細動も臨床的心停止と同じ状態といえる）後，速やかに胸骨圧迫を中心とした蘇生を始めるとともに，電気的除細動を組み合わせて行えるようにすることが必要である．

　2020年に改訂された『JRC蘇生ガイドライン2020』[1]では，対象者が無呼吸または死戦期呼吸を含めて正常な呼吸を認めない場合には，「1分間に100〜120回のテンポで胸骨が5cm程度沈み込む（6cmを超えない）強さでの胸骨圧迫を直ちに開始する」と定めており，バッグバルブマスクなどの人工呼吸の準備ができたら，胸骨圧迫30回に対して2回の人工呼吸を行うが，準備ができなければ胸骨圧迫単独を継続することとしている．

　近くに人がいる状況で突然心臓が止まって倒れ，救急車で病院に運ばれた18歳以上の患者について，蘇生率（生存率ではなく，発症後30日の時点で介護なしで日常生活が送れる状態に回復した割合），つまり蘇生に成功して自己心拍が再開したとしても，そのうえで低酸素脳症による影響がどの程度残存したのかという，機能的な予後を調

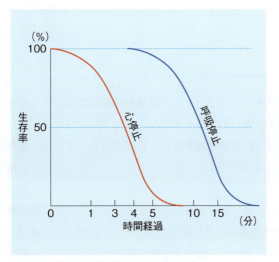

図1 心停止・呼吸停止からの生存率

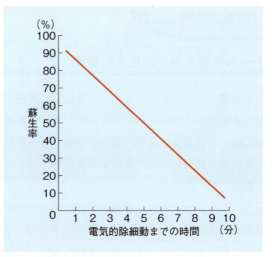

図2 電気的除細動までの所要時間と蘇生率

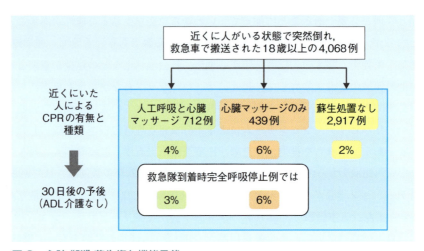

図3 心肺"脳"蘇生術と機能予後
（SOS-KANTO study group：Lancet 2007；369〈9596〉：920-6[2)]をもとに作成）
CPR：心肺蘇生法．

査した研究[2)]がその根拠となっている．人工呼吸と心臓マッサージの両方を受けた患者では予後良好例が4％であったのに対して，心臓マッサージだけの患者のほうが6％と良い結果であった[2)]．救急隊到着時に完全に呼吸が停止していた人に限った分析では，回復率は心臓マッサージだけの患者が6％だったのに対し，両方受けた患者は3％とむしろ低く，こちらでも人工呼吸を併用せず心臓マッサージのみを受けた患者のほうが予後が良好であった．その理由として，呼吸が停止していてもある程度の酸素含量を保った血液を心臓マッサージにより脳に循環させることによって，低酸素脳症の程度が軽減できたこと，また，胸骨および胸郭を強く圧迫することで，呼吸介助の作用がもたらされたことが考えられる（図3）[2)]．

以上より，胸骨圧迫を中心とした心肺蘇生術は，「心肺"脳"蘇生術」であるととらえて，心肺停止状態の対象者を発見した場合には，適切な医療支援を要請するとともにBLSを直ちに開始し，電気的除細動を実施し，自己心拍の再開および医療支援の到着まで続けることが必要である[1)]（**巻末資料・図4**）．

■引用文献

1) 日本蘇生協議会監：JRC蘇生ガイドライン2020．医学書院；2021．p.51.
 https://www.jrc-cpr.org/jrc-guideline-2020/
2) SOS-KANTO study group：Cardiopulmonary resuscitation by bystanders with chest compression only（SOS-KANTO）：an observational study. Lancet 2007；369（9565）：920-6.

循環器理学療法の実際(2)
早期・急性期

到達目標

- 早期・急性期における循環器理学療法の目的と方法論,安全,効果判定について説明できる.
- 早期・急性期における多職種連携での循環器理学療法を実践できる.

この講義を理解するために

　今日,急性期医療におけるリハビリテーション領域に対する関心は大きな高まりを迎えています.循環器医療の目的は,単に臓器の治療にとどまらず,患者の生活を早期に回復することであり,病前からフレイルやサルコペニアがある患者ほど,その意義は大きくなります.また,二次予防や三次予防の考え方のとおり,病歴のどの段階においても,障害を最小にする予防策として運動療法を中心としたリハビリテーションプログラムが非常に重要であり,期待されています.

　リハビリテーションの枠組みは,的確な医学的診断と標準的な治療を前提とする包括的な疾患管理として確立されつつあります.なかでも,運動療法や生活指導を中心とする理学療法は,多くの科学的根拠を蓄積してきており,日本の循環器理学療法学の発展は目覚ましいものがあります.そして,集中治療における早期リハビリテーションの機運が高まり,この分野の専門家である理学療法士には多職種と協働して成果を出すことが求められています.これらの知見を臨床で活用するためには,理学療法士がその意義と評価,効果判定を明確に定め,実践し,さらに早期から医療・介護・保健活動において連携を進めて,早期に再獲得した機能や生活を維持できるようにすることが必要です.クリニカルパスの工程や日程をたどるだけでなく,病態と管理状況を的確に評価し,心不全管理の指標の細かな変化をとらえて活かし,生命保護因子としての身体機能を早期に回復し維持できるように学習しましょう.

　この講義を学ぶにあたり,以下の項目を学習しておきましょう.

- □ 集中治療における早期リハビリテーションの目的と方法論について復習しておく(Lecture 12 参照).
- □ 循環器理学療法の代表的な疾患の病態,症状,検査,診断,標準的治療,経過(予後)について復習しておく(Lecture 5〜11 参照).
- □ 心不全の病期と予防の考え方について復習しておく(Lecture 5 参照).
- □ 心臓リハビリテーションの標準プログラムについて調べておく.

講義を終えて確認すること

- □ 早期・急性期における循環器理学療法の目的と方法論,安全,効果判定について説明できる.
- □ 早期・急性期における多職種連携で循環器理学療法を説明できる.

講義

1. 早期・急性期における循環器理学療法の概要

今日の心臓リハビリテーション，腎臓リハビリテーション，集中治療におけるリハビリテーションの早期・急性期の介入には，まず病態とその管理状況の把握が必要である[1]．さまざまな基準やクリニカルパスが用いられるようになったが，これらを単に手順としてとらえるのではなく，理学療法士にはその適否と効果判定の方法を判断して，安全かつ有効に実践することが求められている．

日本心臓リハビリテーション学会の標準プログラムに取り上げられている虚血性心疾患（急性冠症候群）では，入院前のADL（日常生活活動）が自立していた合併症の少ない急性冠症候群患者がモデルであり，運動療法の禁忌も少ないと設定されている．しかし，実際の臨床では，極端に低心機能で循環補助を離脱できない患者や，フレイルやサルコペニア，認知機能の低下を併存している患者も多い．こうした患者における配慮と対策については，「特別な注意を必要とする症例」や「多様性に配慮した循環器診療ガイドライン（2024年改訂版）」[2]において言及されている．日本では経カテーテル的大動脈弁留置術（TAVI）の適応としてフレイルが明記されており，ヨーロッパ心臓病学会の心臓外科における予防領域のコンセンサス[3]では，TAVIを含む心臓手術を予定する患者に対して，5 m歩行速度，SPPB，6分間歩行試験，ADL評価であるカッツインデックス，サルコペニアの指標である大腰筋の断面積，フレイルの術前評価を行って手術適応を判断することを推奨している．このように，身体機能が循環器や集中治療のうえで大きな関心を集めており，理学療法士の責任も増している．そのうえで，発症後の治療経過に応じた急性期（phase Ⅰ），回復期（phase Ⅱ），維持期（phase Ⅲ）それぞれにおいて，目標に応じた内容と途切れない心臓リハビリ

急性冠症候群（acute coronary syndrome：ACS）
ADL（activities of daily living；日常生活活動）

サルコペニア（sarcopenia），フレイル（frailty）
▶ Lecture 11 参照．

経カテーテル的大動脈弁留置術（transcatheter aortic valve implantation：TAVI）
▶ Lecture 7・図8 参照．

SPPB（Short Physical Performance Battery）
▶ Lecture 14 参照．

カッツインデックス（Katz index）

病期に応じた心臓リハビリテーションの介入方法
▶ Lecture 12・図3 参照．

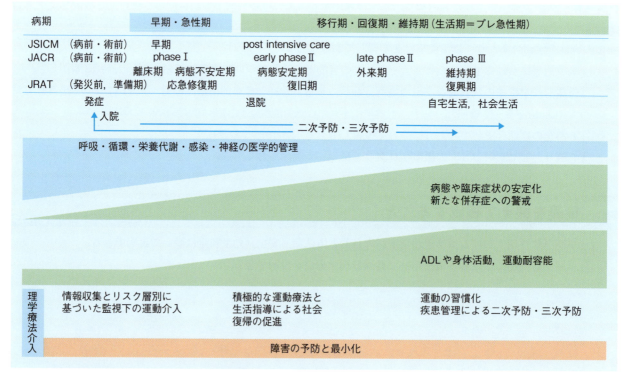

図1　関連学会団体による病期に応じた理学療法介入と予防の考え方
JSICM：日本集中治療医学会，JACR：日本心臓リハビリテーション学会，JRAT：日本災害リハビリテーション支援協会．

13 循環器理学療法の実際（2）早期・急性期

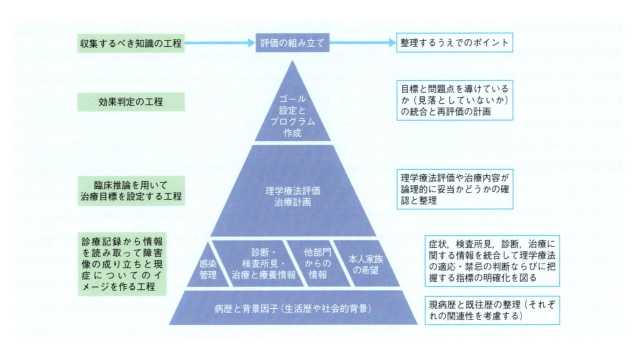

図2 理学療法評価に必要な情報の収集と整理
(木村雅彦：図解 理学療法検査・測定ガイド．第3版．文光堂；2023．p.794-800[4])

	術前の情報	術中の情報	術後の情報
目的	現在の障害と手術に伴って生じる障害を予想して，術後の計画を立案すること	治療方針の確認および手術後の障害を予想して術前計画を修正すること	目標を設定して術後合併症を最小化し，次の目標を再設定すること
収集および推測するべき情報	●診断名（重症度） ●手術の目的 ●予想される手術方法と侵襲の程度および合併症 ●耐術能	●手術方法と術中所見 ●治療計画への影響（治療目的を達成したか） ●侵襲の程度および予想される合併症	●術後の進行予定（院内のクリニカルパスや地域連携パス等を含む）とその際の確認基準 ●術後合併症とその対策
指標の例	術前心機能，呼吸機能，血色素数，肺うっ血や肺水腫および無気肺や肺炎の評価，血液ガス，心電図（調律，心拍数，不整脈，虚血の判定），運動耐容能（酸素摂取量）など	術中診断，手術時間，麻酔形式，皮切および侵入路，筋の剥離や切離処理，血管処理，リンパ管処理，出血量，輸液量と輸血量，ドレーン位置，創の処理	術後の呼吸管理状況，水分出納，尿比重，血管作動薬，貧血，電解質，腎機能，栄養，SIADHの有無，refillingの判定，肺うっ血や肺水腫および無気肺や肺炎の評価，血液ガス，心電図（調律，心拍数，不整脈，虚血の判定），術後の固定肢位と期間などの注意禁忌事項
情報をどのように活かすか	手術目的と周術期合併症の予測に基づいた理学療法の目標と計画の立案および実行	術中所見に基づいた理学療法の目標設定と計画の修正	術前予測と術後経過の対比に基づいた理学療法の目標と計画の立案および実行ならびに再評価

図3 周術期の情報を収集して理学療法に反映するための考え方
SIADH：抗利尿ホルモン不適合分泌症候群．
(木村雅彦：図解 理学療法検査・測定ガイド．第3版．文光堂；2023．p.794-800[4])

テーションを実施して，再発予防や復職支援などの包括的かつ継続的な支援を行うことがうたわれている（図1）．集中治療領域では，ICU-AWやHAD，集中治療後症候群（PICS/PICS-F）を予防・最小化することが大きな目標であり，こちらも理学療法士による身体機能をはじめとした評価と，予後を予測して予防的に介入することの意義が大きく，リハビリテーションチームのなかで主体的に活動する診療体系の実践が求められている．

ICU-AW (intensive care unit acquired weakness), HAD (hospitalization-associated disability；入院関連能力低下), 集中治療後症候群 (postintensive care syndrome/postintensive care syndrome-family：PICS/PICS-F)
▶ Lecture 12参照．

153

表1　ICUで早期離床や早期からの積極的な運動を原則行うべきでないと考えられる場合

①担当医の許可がない場合
②過度に興奮して必要な安静や従命行為が得られない場合（RASS≧2）
③運動に協力の得られない重篤な覚醒障害（RASS≦−3）
④不安定な循環動態で，IABPなどの補助循環を必要とする場合
⑤強心昇圧薬を大量に投与しても，血圧が低すぎる場合
⑥体位を変えただけで血圧が大きく変動する場合
⑦切迫破裂の危険性がある未治療の動脈瘤がある場合
⑧コントロール不良の疼痛がある場合
⑨コントロール不良の頭蓋内圧亢進（≧20 mmHg）がある場合
⑩頭部損傷や頸部損傷の不安定期
⑪固定の悪い骨折がある場合
⑫活動性出血がある場合
⑬カテーテルや点滴ラインの固定が不十分な場合や十分な長さが確保できない場合で，早期離床や早期からの積極的な運動により事故抜去が生じる可能性が高い場合
⑭離床に際し，安全性を確保するためのスタッフが揃わないとき
⑮本人または家族の同意が得られない場合

RASS：Richmond Agitation-Sedation Scale，IABP：大動脈内バルーンパンピング．

2. 病態とその管理状況の評価

　理学療法適応の判断と論理的に妥当な目標設定には，基礎疾患の病態とその管理状況を把握することが必須であり，時々刻々変化する早期・急性期にあっては，特に現病歴の詳細な把握や非特異的・疾患特異的な指標の経時的な評価と，薬物療法，非薬物療法の経過を参照し，現在の呼吸，循環，代謝，栄養，感染に関する情報を明確にする（**図2，3**）[4]．

　重症患者において，循環管理は生命の維持に最も大きく影響するため，病態の特性に応じた適切な管理が行われていることが肝要であり，不十分であれば他職種に対する論理的な要請が必要である．そのうえで，呼吸器合併症や病態に特異的な予想しうる合併症を予防・最小化して，将来の障害を最小にする必要がある．

　これは災害時のリハビリテーションにおける考え方にも似ており，理学療法士は一次・二次・三次予防にかかわらず，常に障害を最小化することが責務である（**図1**参照）．

　集中治療理学療法士制度の基盤となった「集中治療における早期リハビリテーション―根拠に基づくエキスパートコンセンサス」[5]では，発症後48時間以内の介入を「早期」としており，早期に積極的な運動介入や離床を試みるために必要な基準を列挙している．その最初の項目は「主治医がリハビリテーション介入を許可していること」であり，主治医が介入の目的，目標や内容を正確に把握したうえで許可することを求めている．つまり，理学療法士が要求する姿勢や運動強度，安静，運動について，その許容範囲を医療チームが設定して共有していることが前提である．ICUで理学療法を開始する場合，高用量の昇圧薬投与，平均動脈圧65 mmHg未満，吸入酸素濃度（FiO_2）0.6以上，筋弛緩薬の使用，昏睡状態，活動性出血などを認めるときには，介入の適否を確認する必要がある．離床や運動療法に代表される理学療法による介入は，常に運動負荷試験としての側面を有していることを考慮すべきであり，単に発症からの時間に沿って盲目的に行うものではない．一方，ガイドラインにおける心臓血管外科術後のように，離床のために必要な条件が必ずしも基準を満たしていなくても，離床によるメリットが期待できる場合には，厳格なモニタリング下に試みることを許容することもある．したがって，大前提となる禁忌は**表1**のとおりであるが，実際の判断にあたっては，薬物療法や非薬物療法の内容と，その管理状況としての尿

災害時における循環器理学療法
▶ Lecture 15・Step up 参照．

集中治療理学療法士制度
▶ 巻末資料・表7参照．

平均動脈圧（mean arterial pressure：MAP）

吸入酸素濃度（inspiratory oxygen fraction：FiO_2）

📖 **調べてみよう**
筋弛緩薬について調べてみよう．

13　循環器理学療法の実際（2）早期・急性期

表2　早期離床や早期からの積極的な運動の開始基準

	指標	基準値
意識	Richmond Agitation-Sedation Scale（RASS）	$-2\leqq RASS\leqq1$ 30分以内に鎮静が必要であった 不穏はない
疼痛	自己申告可能な場合 Numeric rating scale（NRS）もしくは Visual analogue scale（VAS） 自己申告不能な場合 Behavioral pain scale（BPS）もしくは Critical-Care Pain Observation Tool（CPOT）	$NRS\leqq3$ もしくは $VAS\leqq3$ $BPS\leqq5$ もしくは $CPOT\leqq2$
呼吸	呼吸回数（RR） 酸素飽和度（SaO_2）	＜35回/分が一定時間持続 ≧90%が一定時間持続
人工呼吸器	吸入酸素濃度（FiO_2） 呼気終末陽圧（PEEP）	＜0.6 ＜10 cmH_2O
循環	心拍数（HR） 不整脈 虚血 平均動脈圧（MAP） ドパミンやノルアドレナリン投与量	HR：≧50拍/分もしくは≦120拍/分が一定時間持続 新たな重症不整脈の出現がない 新たな心筋虚血を示唆する心電図変化がない ≧65 mmHg が一定時間持続 24時間以内に増量がない
その他	● ショックに対する治療が施され，病態が安定している ● SAT ならびに SBT が行われている ● 出血傾向がない ● 動く時に危険となるラインがない ● 頭蓋内圧（ICP）＜20 cmH_2O ● 患者または患者家族の同意がある	

SAT：自発覚醒トライアル，SBT：自発呼吸トライアル.
（日本集中治療医学会早期リハビリテーション検討委員会：日集中医誌 2017：24〈2〉：255-303[5]）

量や呼吸・循環動態などのバイタルサイン，心電図（心拍数，不整脈，心筋虚血に関する情報），超音波（壁運動，弁機能，血栓など），その他の画像などの所見や血液検査，培養検査などから，心不全増悪の徴候を見逃さないように，前日との比較を中心に確認し（**表2，3**）[5]，リスク層別（**表4**）[6]に基づいて介入計画を決定する.

3. 急性期（phase I）の介入方法と標準プログラム

　現時点での病期とその管理状況に対して適切な，そして次の病期に対して責任をもつための評価・介入計画を進行する．集中治療における理学療法も，心臓リハビリテーションの急性期（phase I）も循環予備能がまだ低い状態である．意識，呼吸，循環，代謝，栄養，感染など諸機能の管理状況を確認しながら，重力負荷による生体の反応を評価する．そのうえで，不要な安静によるディコンディショニングを予防して段階的に運動負荷を上げ，呼吸・循環応答や，筋力，バランス能力，ADL能力など，身体機能や認知機能，生活機能を評価しつつ，到達目標を設定する．それと同時に，中止基準と中止時の対策，再開基準を常に判断しながら進行し，速やかに，かつ安全に，ベッド上の運動から運動許容範囲と病院内の活動範囲を拡大することに主眼がおかれる.

　具体的には，標準プログラム（**表5**[7]，**6**[8]）にあるような評価とチェック項目を代表的な判断指標として，早期離床におけるティルトアップ位（受動座位），端座位，立位での足踏み，歩行に進めることができる．初期段階では，尿量，体重，胸部X線画像などの変動に加えて，ベッドサイドでの頸静脈の視診や胸部聴診，ノリアースティーブンソン分類などに基づくフィジカルアセスメントを駆使して，意識状態や見当識，体幹の運動機能，姿勢を評価したうえで，介入の適応判断と介入中の身体所見やバイタルサインの変動が規定範囲内にあるかを確認しながら進める．あらかじめ中

病期に応じた心臓リハビリテーションの介入方法
▶ Lecture 12・図3参照.

📖 調べてみよう
急性冠症候群と心不全の心臓リハビリテーション標準プログラムについて調べてみよう.

急性冠症候群（ACS），心不全の心臓リハビリテーション標準プログラム
▶ 巻末資料・表8〜12参照.

ノリアースティーブンソン（Nohria-Stevenson）分類
▶ Lecture 5・図4参照.

📖 調べてみよう
フィジカルアセスメントの内容を調べてみよう.

LECTURE
13

155

表3 ICU での早期離床と早期からの積極的な運動の中止基準

カテゴリー	項目・指標	判定基準値あるいは状態	備考
全体像 神経系	反応 表情 意識 不穏 四肢の随意性 姿勢調節	明らかな反応不良状態の出現 苦悶表情，顔面蒼白・チアノーゼの出現 軽度以上の意識障害の出現 危険行動の出現 四肢脱力の出現 急速な介助量の増大 姿勢保持不能状態の出現 転倒	呼びかけに対して 傾眠，混迷の状態
自覚症状	呼吸困難 疲労感	突然の呼吸困難の訴え 努力呼吸の出現 耐えがたい疲労感 患者が中止を希望 苦痛の訴え	気胸，PTE 修正 Borg Scale 5〜8
呼吸器系	呼吸数 SpO_2 呼吸パターン 人工呼吸器	＜5 fpm または＞40 fpm ＜88％ 突然の吸気あるいは呼気努力の出現 不同調 バッキング	一過性の場合は除く 聴診など気道閉塞の所見も合わせて評価
循環器系	心拍数 心電図所見 血圧	運動開始後の心拍数減少や徐脈の出現 ＜40 bpm または＞130 bpm 新たに生じた調律異常 心筋虚血の疑い 収縮期血圧＞180 mmHg 収縮期または拡張期血圧の 20％低下 平均動脈圧＜65 mmHg または＞110 mmHg	一過性の場合を除く
デバイス	人工気道の状態 経鼻胃チューブ 中心静脈カテーテル 胸腔ドレーン 創部ドレーン 膀胱カテーテル	抜去の危険性（あるいは抜去）	
その他	患者の拒否 中止の訴え 活動性出血の示唆 術創の状態	ドレーン排液の性状 創部離開のリスク	

介入の完全中止あるいは，いったん中止して経過を観察，再開するかは患者の状態から検討，判断する．
PTE：pulmonary thromboembolism.
（日本集中治療医学会早期リハビリテーション検討委員会：日集中医誌 2017；24〈2〉：255-303[5]）

止基準と中止の際にどのような操作を行うかを具体的に設定し，医療者間で共有しておく必要がある．フレイルやサルコペニアを併存する高齢者で冠動脈に残存虚血が存在する場合や低心機能の場合は，段階的運動負荷中にバイタルサインや虚血性の心電図変化，不整脈などの不良所見が出現することもあるため，あらかじめリスク層別に基づいた注意事項を担当医とともに十分に確認しておく必要がある（**表4**[6] 参照）．

1）関節可動域運動，ストレッチ，レジスタンストレーニング

関節可動域や下肢筋力などの運動機能は，離床や運動療法の実施，生活機能に直接影響するだけでなく，生命予後にも影響すると考えられている．骨格筋量と筋力は再評価されている身体機能であり，AHA においても，2023 年に筋力トレーニングについての推奨文書がアップデートされた．下肢筋力低下例に対しては早期からトレーニングを開始すべきであり，一方で意識状態や重症心不全などで随意的な筋収縮や自動運動，抵抗運動が困難な例をはじめとする通常の運動が困難な重症例に対する神経筋電気刺激も積極的に用いられている．

レジスタンストレーニング，有酸素運動の効果を**表7**[3] に，1 RM に対する比率を

調べてみよう

レジスタンストレーニングの内容を調べてみよう．

AHA（American Heart Association；アメリカ心臓協会）

神経筋電気刺激（neuromuscular electrical stimulation：NMES）

13　循環器理学療法の実際（2）　早期・急性期

表4　心疾患患者のリスク分類

リスク	層別化の指標	監視やモニタリングの程度
低リスク （このリスクファクターのすべてを満たすときに低リスクとする）	●運動中や運動後に心室性不整脈の出現がない ●狭心症状および他の明らかな症状（運動中および運動後に生じる異常な息切れ，めまい，眩暈感）がない ●運動負荷試験中および負荷後の正常な循環動態（負荷増加や終了に伴う適切な心拍と収縮期血圧の増加と減少）が保たれている ●運動耐容能＞7 METs 〈負荷試験以外の所見〉 ●安静時左室駆出率＞50% ●合併症のない心筋梗塞や再灌流療法 ●安静時に重篤な心室性不整脈がない ●うっ血性心不全がない ●イベント後や処置後の虚血症状や徴候がない ●抑うつ症状がない	●スタッフによる直接監視で最低でも6〜18回の運動セッション（または発症後30日間）を行う．持続的な心電図モニタリングから開始し，断続的な心電図モニタリングにしていく（例えば6〜12セッションで） ●低リスクにとどまっているためには，心電図と血行動態は正常で，運動中も運動後も異常な症状やサインはなく，運動の漸進も適切に行われなければならない
中程度のリスク （項目のいずれかを満たす場合，中程度のリスクとする）	●強い運動強度（＞7 METs）においてのみ狭心症状か他の明らかな症状（息切れ，めまい，眩暈感）が出現する ●運動負荷試験中または運動負荷後軽度から中程度の無症候性虚血が出現する（ST低下が基線から2 mm未満） ●運動耐容能＜5 METs 〈負荷試験以外の所見〉 ●安静時左室駆出率40〜49%	●スタッフによる直接監視で最低でも12〜24回の運動セッション（または発症後60日間）を行う．持続的な心電図モニタリングから開始し，断続的な心電図モニタリングにしていく（例えば12〜18セッションで） ●低リスクのカテゴリーに進めるためには，心電図と血行動態は正常で，運動中も運動後も異常な症状やサインはなく，運動の漸進も適切に行われなければならない ●運動中の異常心電図や異常血行動態，運動中または運動後の異常な症状やサイン，運動強度をかなり下げなければならない状況があるとしたら，中程度のリスクのカテゴリーにとどめるか，または高リスクに移動させることになる
高リスク （項目のいずれかを満たせば高リスクとする）	●運動中や運動後に心室性不整脈の出現 ●5 METs未満の運動や運動終了後回復時に狭心症状や他の明らかな症状（運動中および運動後に生じる異常な息切れ，めまい，眩暈感）が出現 ●運動負荷試験中または運動負荷後，高度の無症候性虚血（ST低下が基線から2 mm以上）が出現 ●運動時の異常血行動態（負荷が増加するが収縮期血圧は変化しない，または低下，chronotropic incompetence），または回復期での出現（重度の負荷終了後の低血圧） 〈負荷試験以外の所見〉 ●左室機能不全（左室駆出率＜40%） ●心停止の既往や突然死の生存者 ●安静時の重症心室性不整脈 ●合併症のある心筋梗塞または再灌流療法 ●うっ血性心不全の存在 ●イベント後や処置後の虚血症状や徴候 ●抑うつ症状	●スタッフによる直接監視で最低でも18〜36回の運動セッション（または発症後90日間）を行う．持続的な心電図モニタリングから開始し，断続的な心電図モニタリングにしていく（例えば18，24，36セッションの段階で） ●中程度のリスクのカテゴリーに進めるためには，心電図と血行動態は正常で，運動中も運動後も異常な症状やサインはなく，運動の漸進も適切に行われなければならない ●運動中の異常心電図や異常血行動態，運動中または運動後の異常な症状やサイン，運動強度をかなり下げなければならない状況があるとしたら，適切な評価がなされるまで運動を中止する．そして必要ならば，治療的介入が行われる

（American Association of Cardiovascular and Pulmonary Rehabilitation：Guidelines for Cardiac Rehabilitation and Secondary Prevention Programs. 3rd ed. Human Kinetics；1999[6]）

表8[3]に，レジスタンストレーニングの禁忌を表9[3]に示す．

2）ティルトアップから端座位

　一般的な心臓リハビリテーションプログラムの最初の動的なステップは，ティルトアップ位（ヘッドアップ座位や端座位を含む）で重力負荷に対する生体の反応を理解することである．頭部の挙上や下肢を下垂することで生じる前負荷（静脈還流量）の減少，後負荷（血管抵抗）の減少に対して，心血管（心拍，血圧）の応答を確認する．同時に，運動によって心筋虚血や不整脈を誘発することがないかを心電図で十分に確認する．段階的にティルトアップの角度を増し，端座位時間を延長し，座位バランス

RM（repetition maximum；最大反復回数）
▶ Lecture 14 参照．

📖 **調べてみよう**
ティルトアップとヘッドアップの違いを調べてみよう．

LECTURE 13

表5 急性冠症候群（ACS）標準プログラムの記載項目

急性期から前期回復期（入院中）	1. 急性期離床プログラム 2. Stage 0 での評価と管理 3. 冠動脈残存狭窄，血行動態，冠危険因子の検討 4. 全身合併症（高血圧，腎機能低下，糖尿病，睡眠呼吸障害）の評価と管理 5. 生活習慣（喫煙，飲酒，体重管理）の評価と是正 6. 栄養・塩分の管理 7. 心理的・社会的側面の管理 8. 服薬管理 9. 運動療法の適応と禁忌 10. 運動プログラム作成（入院期間が短い場合は退院後に実施） 11. 運動療法の実施（入院期間が短い場合は退院後に実施） 12. 退院前の冠動脈残存狭窄，血行動態，冠危険因子の検討 13. 退院後の日常生活身体活動の指導
後期回復期（外来通院中）	1. 運動プログラムの定期的評価と修正 2. 冠危険因子の管理を中心とした疾病管理
維持期（安定期）	1. 病診連携，地域とのシームレスな連携 2. 在宅での運動療法支援 3. 冠危険因子の是正を目指した生活指導
特別な注意を必要とする症例	1. サルコペニアを併存している症例 2. 認知機能低下を併存している症例 3. 左室駆出率（EF）＜40％の症例
プログラムを実施するための基本要件	1. プログラムの運営体制 2. 緊急時・異常時の体制

（日本心臓リハビリテーション学会：急性冠症候群の心臓リハビリテーション標準プログラム〈2023 年版〉[7]）

表6 心不全標準プログラムの記載項目

急性期（病態不安定期）	離床期 1. 急性期離床プログラム 運動療法導入準備期 2. 患者背景評価と急性増悪因子の検討 3. 入院後の心機能，血行動態の評価 4. 運動療法の適応と禁忌の評価 5. 運動療法導入当初の運動プログラム作成
前期回復期（病態安定期）	入院リハ実施期 1. 運動プログラム作成 2. 運動プログラムの定期的評価と修正 3. 栄養・水分の管理 4. 服薬管理 5. 全身合併症（高血圧，腎機能低下，糖尿病，貧血，睡眠呼吸障害）の評価と管理 6. 心理的・社会的側面の管理 退院準備期 7. 退院直前の心機能，血行動態の評価 8. 退院後の運動プログラム作成 9. 退院後の日常生活身体活動の指導
後期回復期（外来）	1. 運動プログラムの定期的評価と修正 2. 急性増悪因子の管理を中心とした疾病管理
地域の医療機関や施設との連携	1. 病診連携，地域との連携
特別な注意を必要とする症例	1. フレイル症例 2. CRT（Cardiac Resynchronization Therapy）/ICD（Implantable Cardioverter Defibrillator）植え込み後の症例 3. LVAD（Left Ventricular Assist Device）植え込み後の症例
プログラムを実施するための基本要件	1. プログラムの運営体制 2. 緊急時・異常時の体制

（日本心臓リハビリテーション学会：心不全の心臓リハビリテーション標準プログラム〈2017 年版〉[8]）

を含めて良好な反応が得られるかを確認する．不良血管反応などの事象が出現した際には，中断して原状回復を行い，進行の可否を判断する．

3）立位バランス練習，起居動作練習

起座位の保持と移乗動作が獲得できたら，立位バランスの評価と練習を経て歩行へと進め，病室内から病棟内の連続歩行距離を延伸する．転倒の危険性が高くなる段階であり，下肢筋力，立位バランス能力，起居動作能力を十分に確認して，補完的な理学療法が必要であれば追加する．

4）病棟歩行距離の漸増

歩行距離の延伸は，各施設の環境に応じて設定されるが，一定程度の距離を達成することで院内の安静度や理学療法室での運動療法の適否を判断する．主要な評価は，体重変動やフィジカルアセスメントに加えて，心電図では安静度と運動中・運動終了後の心拍数の反応，運動誘発性不整脈の有無と程度，心筋虚血を疑う心電図所見の有無と程度である．同様に，血圧も運動前，直後，その後の回復について把握し，自覚・他覚症状の有無を記載する．自覚的運動強度は，心不全徴候や運動負荷の強度，末梢動脈の機能を解釈するうえで利用できる．歩行直後に自覚・他覚症状を認めなくても，翌日以降に心不全の増悪をきたすこともあるため，介入後も継続的に評価する．

自覚的運動強度（rating of perceived exertion：RPE）
▶ Lecture 14 参照.

13 循環器理学療法の実際（2）早期・急性期

表7 レジスタンストレーニング，有酸素運動，両者の組み合わせによる効果

	利得の大きさ		
	レジスタンストレーニング	有酸素運動	両者の組み合わせ
血圧	+	+	+
脂質代謝	+	+	+
血糖管理	++	+	+++
体重：減量	+	++	+
体重維持	0	+	++
体組成：除脂肪	++	+	+++
脂肪量	0	++	+++

AHA SCIENTIFIC STATEMENT
Resistance Exercise Training in Individuals With and Without Cardiovascular Disease：2023 Update：A Scientific Statement From the American Heart Association.
（Niebauer J, et al.：Eur J Prev Cardiol 2024；31〈2〉：146-81[3]）

表8 1 RM に対する比率

	1 RM に対する比率	反復回数	1 週間あたりの頻度	目的とする筋の機能	対象者
低強度	＜40%	15〜20 回	≧2 日/週	持久性	高リスク患者
中強度	40〜60%	8〜12 回	≧2 日/週	最大筋力と持久性	全般
高強度	＞80%	1〜6 回	≧2 日/週	最大筋力	筋力増強を目的とした健常成人

負荷が強いほど筋力が最適化される可能性がある．軽い重量で繰り返し回数を増やすと，筋持久力が向上する可能性がある．一般に，8〜12 回の反復が可能な負荷で実施すると筋力と持久力の両方の向上が促進され，心臓血管の健康上の利点がもたらされ，一般に安全である．
RM：repetition maximum.
AHA SCIENTIFIC STATEMENT
Resistance Exercise Training in Individuals With and Without Cardiovascular Disease：2023 Update：A Scientific Statement From the American Heart Association.
（Niebauer J, et al.：Eur J Prev Cardiol 2024；31〈2〉：146-81[3]）

表9 レジスタンストレーニングの禁忌

絶対禁忌
- 不安定な冠疾患
- 非代償性心不全
- 重度の肺高血圧（平均肺動脈圧＞55 mmHg）
- 重度の大動脈弁狭窄
- 急性心筋炎，心内膜炎，心膜炎
- コントロール不能な高血圧（＞180/110 mmHg）
- 大動脈解離
- マルファン症候群

相対禁忌（参加前に医師に相談すること）
- 心除細動器やペースメーカの植え込み患者
- 糖尿病
- 管理されている高血圧
- 筋骨格系の状態や障害
- 脳卒中の既往
- 低運動耐容能（＜4 METs）

METs：metabolic equivalents.
（Niebauer J, et al.：Eur J Prev Cardiol 2024；31〈2〉：146-81[3]）

■引用文献

1) 日本循環器学会，日本心臓リハビリテーション学会ほか：心血管疾患におけるリハビリテーションに関するガイドライン（2021 年改訂版）.
https://www.j-circ.or.jp/cms/wp-content/uploads/2021/03/JCS2021_Makita.pdf
2) 日本循環器学会，日本心臓病学会ほか：多様性に配慮した循環器診療ガイドライン（2024 年改訂版）.
https://www.j-circ.or.jp/cms/wp-content/uploads/2024/03/JCS2024_Tsukada_Tetsuo.pdf
3) Niebauer J, Bäck C, et al.：Preinterventional frailty assessment in patients scheduled for cardiac surgery or transcatheter aortic valve implantation：a consensus statement of the European Association for Cardio-Thoracic Surgery（EACTS）and the European Association of Preventive Cardiology（EAPC）of the European Society of Cardiology（ESC）. Eur J Prev Cardiol 2024；31〈2〉：146-81.
4) 木村雅彦：診療録のみかた．内山 靖編：図解 理学療法検査・測定ガイド．第 3 版．文光堂；2023．p.794-800.
5) 日本集中治療医学会早期リハビリテーション検討委員会：集中治療における早期リハビリテーション―根拠に基づくエキスパートコンセンサス．日集中医誌 2017；24〈2〉：255-303.
6) American Association of Cardiovascular and Pulmonary Rehabilitation：Guidelines for Cardiac Rehabilitation and Secondary Prevention Programs. 3rd ed. Human Kinetics；1999.
7) 日本心臓リハビリテーション学会 2021 年度心臓リハビリテーション標準プログラム策定部会：急性冠症候群の心臓リハビリテーション標準プログラム（2023 年版）.
https://www.jacr.jp/cms/wp-content/uploads/2023/02/ACS2023.pdf
8) 日本心臓リハビリテーション学会心臓リハビリテーション標準プログラム策定部会：心不全の心臓リハビリテーション標準プログラム（2017 年版）.
https://www.jacr.jp/cms/wp-content/uploads/2015/04/shinfuzen2017_2.pdf

Step up

急変時の基本的対応

1) 循環障害，腎障害，意識障害

循環動態の異常は，十分な管理と情報収集，適切な監視（モニタリング）によってその発生を未然に予防する必要がある．急性の循環障害や窒息に基づく意識障害は，最重症の循環障害であるため，四肢末梢の冷感や湿潤蒼白，脈の触知が弱くなる，脈圧の減少などで早期に発見すべきである．一方，実際に低心拍出が生じた際には，状態を正しく評価し，適切に対処しなければならない．

2) ショック

ショックは，重要臓器の血流が維持できなくなり，細胞の代謝障害や臓器障害が起こり，生命の危機に至る急性の症候群であり，収縮期血圧 90 mmHg 以下の低下を指標とすることが多い[1]．典型的には，交感神経系の緊張により，頻脈，顔面蒼白，冷汗などの症状を伴う[1]．循環障害の要因による 4 分類が用いられている．

①循環血液量減少性ショック（hypovolemic shock）：出血，脱水，腹膜炎，熱傷など．

②血液分布異常性ショック（distributive shock）：アナフィラキシー，脊髄損傷，敗血症など．

③心原性ショック（cardiogenic shock）：心筋梗塞，弁膜症，重症不整脈，心筋症，心筋炎など．

④心外閉塞・拘束性ショック（obstructive shock）：肺塞栓，心タンポナーデ，緊張性気胸など．

3) 意識障害発生時の対応：一次救命処置（BLS）と自動体外式除細動器（AED）による除細動

意識障害者は最重症患者である．意識障害には，低心拍出以外にも脳血管障害や窒息，低血糖，尿毒症など多岐にわたる原因が考えられるが，いずれにせよ脳血流を維持して高度医療環境に搬送するまでの時間を確保するために，心拍出を補助する心肺蘇生術が必要になる（Lecture 12・Step up 参照）．

(1) 意識障害を起こした患者（転倒している）を発見した場合

①救護者が安全に患者に近づけるかを確認する．

②患者の状態が確認できれば，応援と救急機材，特に AED を要請すると同時に，正常な呼吸があるかを確認する．

③正常な呼吸が確認できない，もしくは死戦期呼吸を認める場合には，現状を臨床的心停止と判断し，直ちに心臓マッサージを開始する．

(2) 閉胸式心臓マッサージ

乳頭線より尾側の胸骨部を，5 cm 以上（6 cm を超えない）沈み込む程度に，1 分間あたり 100～120 回のリズムで行う．生命徴候の回復が得られない場合，AED の装着までこれを継続する．

4) 低血糖

症候性低血糖（動悸，発汗，脱力，意識レベルの低下など）と，無症候であっても少なくとも 70 mg/dL 以下の場合は緊急治療が必要である．

特にインスリン注射の副作用による低血糖や経静脈栄養の中断ならびに食事の遅れなどによっても生じるため注意が必要である．なお，血糖値の管理が不安定な患者や自律神経障害を有する場合は，アドレナリン分泌と低血糖症状を発症する閾値が変化するため，血糖値と自覚症状との解離が生じるので注意深い観察が必要である．一方，中枢神経はエネルギーをグルコースのみに依存しており，高度もしくは長時間の低血糖状態は，脳細胞の非可逆性の損傷を生じうるため，迅速な是正を神経学的な蘇生と考えて，グルコース（ブドウ糖）5～10 g の経口投与，もしくは 10～20 g の静脈内投与を行う．砂糖（ショ糖）や果糖を含む飲料や食品の摂取では血糖の回復に時間がかかることからグルコース投与が選択され，特にαグルコシダーゼ阻害薬服用患者では，グルコース以外の糖質投与では血糖値の急速な回復が得られない．

■引用文献

1）日本救急医学会：医学用語解説集．https://www.jaam.jp/dictionary/dictionary/word/0823.html

LECTURE 13

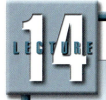

循環器理学療法の実際（3）
回復期

到達目標

- 回復期における循環器理学療法を理解する．
- 循環器疾患患者に対する理学療法介入の要点を理解する．
- リスク層別化に基づく運動開始の判断ができる．
- リスク層別化に基づくバイタルサインと生体反応の監視の要点を理解する．
- 不良反応が出現した際に適切な処置ができる．

この講義を理解するために

　Lecture 13 では，循環器理学療法の主な構成要素である運動機能に関するリハビリテーションにおいて，直接介入する理学療法士が，どのような情報を収集し，どのような基準で，どのようなリスク層別化を行うかについて学びました．これにより，患者の全体像を表すリスク層別化と個別の理学療法評価とを組み合わせた具体的な評価が行えます．この講義では，回復期における循環器理学療法の目的と具体的な介入方法，注意事項について学びます．

　心血管疾患に対する理学療法の実施に際しては，循環器理学療法プログラムの流れを追うだけでなく，リスク層別化の視点からその日の患者の状態を的確に評価し，そのつど適正な判断に基づいた理学療法を実施することができるかが重要となります．そのために，医師，看護師など多職種と連携し，診療情報を共有することが必要になります．

　この講義を学ぶにあたり，以下の項目を学習しておきましょう．

- □ 循環器疾患の症状，検査，診断，治療について復習しておく（Lecture 5〜9 参照）．
- □ リスク層別化ができ，運動機能の検査が行えるようにしておく（Lecture 13 参照）．
- □ 運動時の酸素摂取量の増加と，心拍数，血圧の正常反応を理解しておく（Lecture 4 参照）．

講義を終えて確認すること

- □ 運動の開始を判断するための指標をあげることができる．
- □ 循環器理学療法プログラムの組み立てを説明できる．
- □ 運動療法の構成をあげることができる．
- □ 運動療法機器の特性を理解し説明できる．
- □ 運動中止基準をあげることができる．

講義

1. 回復期における循環器理学療法の概要

1) 回復期の特徴

回復期の循環器理学療法は，運動療法を含む包括的なプログラムであり，主に運動機能の評価と改善を目的としている．循環器疾患患者に対する理学療法は，病期や運動機能に応じて目的や介入方法が異なり，病態に応じた介入が必要となる．患者の運動機能を評価指標とし，歩行機能および嫌気性代謝閾値などの運動耐容能という2つの観点から，プログラムを作成する（図1）．

嫌気性代謝閾値（anaerobic threshold：AT）

回復期は，循環器疾患患者の病院内での活動範囲の拡大と生活機能の向上を目標に実施するが，リハビリテーション進行の中止基準を十分確認し，安全かつ段階的に運動負荷を上げ，病棟やリハビリテーション室などにおいて開始する（図2）．

METs（metabolic equivalents；代謝当量）

回復期の身体活動は，退院や社会復帰を目標として，4〜5METs相当とする．退院後は，虚血性心疾患患者の社会生活への復帰を支援するために，1〜2週間に一度，外来通院を継続しながら回復期の循環器理学療法を実施する．また，循環器疾患の再発予防を主眼におき，禁煙，食事，服薬などの生活習慣を改善する動機づけを促し，運動習慣の定着を図る．

回復期は，急性期の離床が完了し，病棟内ADL（日常生活活動）が自立してから社会復帰以降，病態や身体の状態が安定するまでの期間となる．前期回復期では，循環器疾患発症による入院中にリハビリテーション室などから開始し，退院後は，継続して外来で運動療法が行われる．後期回復期では，入院中に心肺運動負荷試験などにより運動耐容能を評価し，身体機能に基づくリスクを層別化したうえで運動処方を作成し，外来や在宅で理学療法が行われる．回復期の到達目標は，運動療法や生活習慣改善のための自己管理プログラムを習得することである．

心肺運動負荷試験（cardiopulmonary exercise test：CPX）

2) 回復期における到達目標

合併症の重複，フレイル，低運動耐容能，心機能低下に該当する循環器疾患患者は，心肺運動負荷試験を行えない場合が多い．病棟歩行がある程度可能であれば，6分間歩行試験などの歩行負荷試験により運動耐容能を評価する．特に，フレイルやプレフレイルに相当する循環器疾患患者は，生活環境や介護度認定と介護サービスの利用状況をふまえた居宅環境の確認も必要となる．また，生活習慣や服薬の遵守状況，合併症の重複，心理的・精神的状況や問題なども確認する．

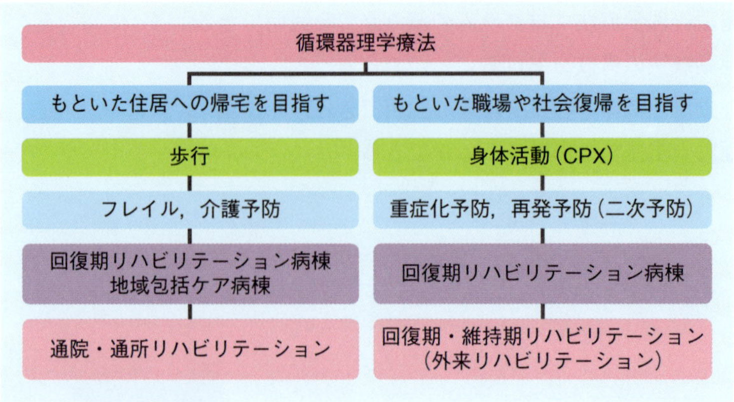

フレイル（frailty）
6分間歩行試験（6-minute walk test：6 MWT）

LECTURE 14

図1　循環器理学療法
CPX：心肺運動負荷試験.

162

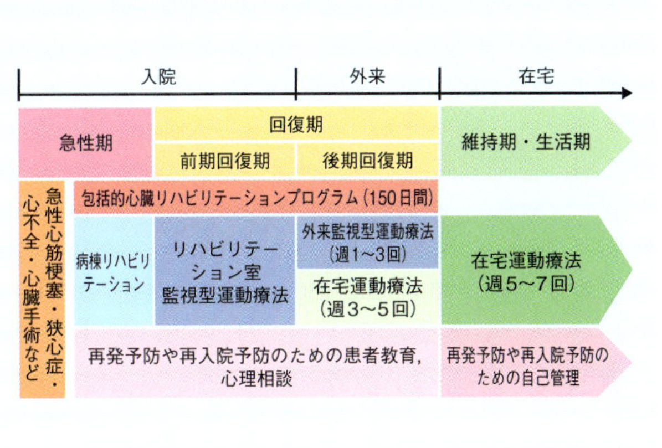

14 循環器理学療法の実際（3）　回復期

図2　循環器理学療法における時相

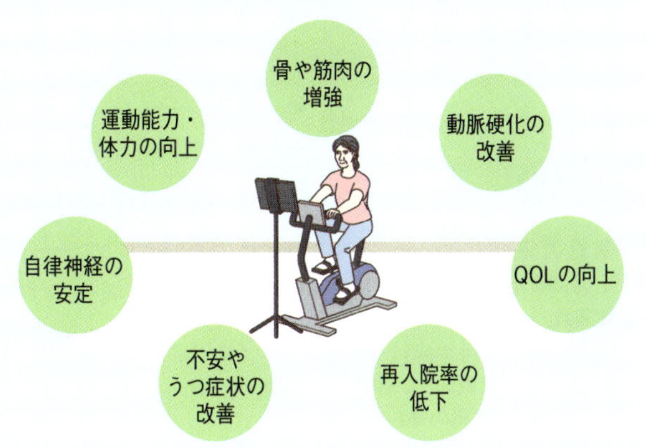

| 入院 | 外来 | 在宅 |

急性期 ／ 回復期（前期回復期・後期回復期）／ 維持期・生活期

心不全・心筋梗塞・狭心症・心臓手術など

病棟リハビリテーション ／ 包括的心臓リハビリテーションプログラム（150日間）／ リハビリテーション室 監視型運動療法 ／ 外来監視型運動療法（週1～3回）／ 在宅運動療法（週3～5回）／ 在宅運動療法（週5～7回）

再発予防や再入院予防のための患者教育，心理相談 ／ 再発予防や再入院予防のための自己管理

図3　回復期における主な到達目標

運動能力・体力の向上／骨や筋肉の増強／動脈硬化の改善／自律神経の安定／QOLの向上／不安やうつ症状の改善／再入院率の低下

包括的循環器疾患管理プログラムとして，運動・食事療法，禁煙指導の他，心理的・精神的状況の評価，復職指導などを多職種チームにより提供することが重要となる．さらに，循環器疾患の再発を予防するために，自己管理の重要性を患者や家族に説明し，治療目標と回復期循環器理学療法の内容について当該診療科のカンファレンスなどにおいて多職種チーム内で情報を共有し，理学療法を検討する（**図3**）．

2．運動の適否判断

循環器領域において，診療経過はクリニカルパスなどが整備されているが，離床や運動療法などの理学療法は，1セッションそのものが運動負荷試験の側面があることを常に考慮し，単に発症から経過に沿ってクリニカルパスどおり盲目的に行うべきではない．理学療法を開始する際には，最初に定められたプログラムを実際に行えるかを適切に判断することが重要となる．

理学療法実施の判断においては，バイタルサイン，血圧や心電図の変化が明らかで循環動態が悪化している場合はもちろんのこと，心不全の徴候を見逃さないように，必ず前日と比較して確認する（**表1**）．

冠動脈に虚血が残存する場合や低心機能の場合は，段階的運動負荷中に不良な身体所見やバイタルサイン，虚血性の心電図変化，不整脈などが出現することがあるため，担当医とともに十分に確認する．

3．介入方法

1）離床プログラム後の内容と監視（モニタリング）

病棟歩行では，100 m，300 m，500 mと歩行距離を延長し，心拍数の過剰な上昇や不整脈，血圧の異常が出現しないか確認する．歩行前後で心電図検査を行い，心筋虚血や心不全症状の有無や増悪傾向などを確認することが非常に重要である．

2）リハビリテーション室で行うプログラム（積極的な理学療法）

病棟歩行プログラムを終了し，リハビリテーション室での積極的な理学療法を進める段階では，有酸素運動とレジスタンストレーニングが中心になる．

（1）有酸素運動

運動処方には，主に中等度の負荷（嫌気性代謝閾値）が用いられる．ただし，ウォームアップ，有酸素運動（定常運動），クールダウンのそれぞれにおいてバイタルサインや心電図変化，自覚的運動強度を監視しながら進める．

特に，高齢者や心機能が低い患者はウォームアップとクールダウンを十分に行い，

表1　運動開始にあたっての確認項目

水分出納（体重変動）	前日と比して急激な体重変動（特に増加）はないか
心電図	心拍数，基本リズムと波形に変化がないか
血圧	これまでの推移からの急激な上昇や下降がないか
食事	食欲は保たれているか
睡眠	入眠と夜間の睡眠は保たれているか 呼吸困難による不眠はないか
体温	感染や脱水による体温上昇，低拍出による体温低下はないか
その他の自覚症状	呼吸困難，胸痛，倦怠感，筋肉痛はないか 運動意欲はあるか

積極的な運動療法が禁忌となる疾患・病態
▶巻末資料・表13参照．

補助人工心臓（ventricular assist device：VAD）
左室補助人工心臓（left ventricular assist device：LVAD）
植込み型除細動器（implantable cardioverter defibrillator：ICD）
心臓再同期治療植込み型除細動器（cardiac resynchronization therapy-device：CRT-D）

運動開始時や終了時に循環器系へ急激な変化による過剰な負担を与えないように配慮する.

a. ウォームアップ (図4)

末梢 (主に骨格筋) の血管抵抗を下げることで, 骨格筋への血流配分の増大を円滑に図ることを目的とする.

b. 有酸素運動

理学療法のメインプログラムであり, 30分程度の持続的な有酸素運動が望ましいことから, 嫌気性代謝閾値による運動強度が処方される. 運動を処方する際は, 運動の頻度 (Frequency), 強度 (Intensity), 時間 (Time), 種類 (Type) の, いわゆるFITTを明確にする. 運動の強度は, 運動中の循環器系の反応に応じて微減・微増する.

- 運動の頻度 (Frequency): 高強度の運動を実施する場合は週3回以上, 高強度と中強度の運動を組み合わせる場合は3〜5回, 低強度と中強度を組み合わせる場合は5回以上とする.
- 運動の強度 (Intensity): 運動負荷試験に基づく運動処方決定の方法として, 嫌気性代謝閾値レベルでの処方, 心拍数予備能 (HRR) による処方, 自覚的運動強度による方法がある (表2, 3).
- 運動時間 (Time): 運動の持続時間は, 運動開始当初は1回あたり最低10分程度を目安とする. 低運動耐容能の患者は10分未満の運動から開始し, 1〜5分ずつ漸増して20〜60分間継続することを目標とする.
- 運動の種類 (Type): ウォーキング, サイクリング, 水中運動など, 特別な練習が不要で, 運動の強度を適宜調節できる運動方法がよい. 有酸素運動は継続することが重要なため, 循環器疾患患者が快適で継続できる種類を選択する. ウォーキングは, 特に練習が不要で最も実施しやすく, 運動強度も調整しやすい.

c. クールダウン

運動直後の急激な運動中止による静脈還流の減少を防ぎ, 迷走神経反射によるめまいや急速な血圧低下 (脳や冠血流量の急激な減少) を予防するために行う.

(2) レジスタンストレーニング (図5)

体幹, 下肢を中心とした筋力トレーニングを, 有酸素運動と相補的に行う. 回復期のレジスタンストレーニングは, 筋力・筋持久力向上だけでなく, 徐脂肪体重の増加, インスリン感受性の改善, 転倒予防, 肥満や慢性疾患の予防, 管理などを目的に実施される. 特に, 高齢者やフレイルを合併する循環器疾患患者は, 下肢筋力の低下による転倒を予防するために必須である.

自重 (自分の体重) による自動運動, 抵抗ゴムバンドや重錘バンドを用いた方法があり, 強度, 回数, 頻度を漸増する.

- 運動の頻度 (Frequency): 2日程度の間をおいて, 1週間で2〜3回とする.
- 運動の強度 (Intensity): 1回最大挙上重量 (1RM) を測定し, 1RMの40〜60%で処方する (%1RM法). 導入時は, 顕著な疲労がなく10〜15回繰り返せる強度で, 自覚的運動強度11〜13程度から開始し, 徐々に強度や回数を上げると安全でアドヒアランスもよい.
- 運動時間 (Time): 大筋群を中心に8〜10種類の運動を1〜3セット, 運動の反復回数については, 1セット8〜12回あるいは10〜15回とする. 90秒間の回復時間をとると, 血圧の上昇が避けられる.
- 運動の種類 (Type): ダンベルや鉄アレイなどの重り, 空気圧や油圧などを利用する器具, ゴムの弾性や自重を用いる方法などがある.

MEMO

FITT
F: 運動の頻度 (Frequency). 1週間または1日に運動する回数.
I: 運動の強度 (Intensity). 自覚症状, 心拍数などに合わせて調節する運動の強さ.
T: 運動時間 (Time). 症状や体調などに合わせて調節する運動の実施時間.
T: 運動の種類 (Type). 全身持久力, 筋力, 柔軟性トレーニングなど, 運動の種類.

心拍数予備能 (heart rate reserve: HRR)

覚えよう!

自覚的運動強度 (rating of perceived exertion: RPE)
運動強度の指標の一つ. 運動を行っているときに感じる負担度 (感覚的なきつさ) を目安にするもので, ボルグ (Borg) による自覚的運動強度がある. 運動を行っているときに感じる負担を6〜20までの数字を用いて表す方法で, 自覚的運動強度は心拍数のおよそ1/10に相当するように作られている.

RM (repetition maximum; 最大反復回数)

14 循環器理学療法の実際（3） 回復期

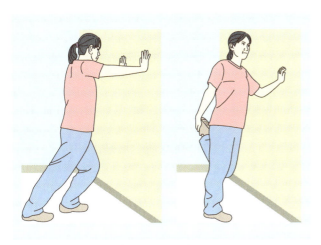

図4 ウォームアップ（ストレッチ）

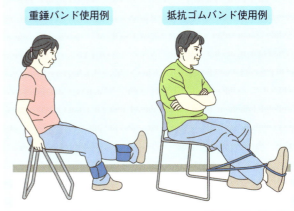

図5 レジスタンストレーニング

表2 運動強度の決定方法

1. 心拍数予備能（＝最高 HR－安静時 HR）の 40〜60％のレベル
   カルボーネン（Karvonen）法：［最高 HR－安静時 HR］×係数 k＋安静時 HR
   k：通常は 0.6，高リスク例では 0.4〜0.5，心不全例は 0.3〜0.5
2. 嫌気性代謝閾値（AT）レベルまたは最高酸素摂取量（peak $\dot{V}O_2$）の 40〜60％の HR
3. 自覚的運動強度：「ややつらい」あるいはその手前（ボルグスケール：12〜13）のレベル
4. 簡便法：安静時 HR＋30/分（β遮断薬投与例は安静時 HR＋20/分）

HR：心拍数.

表4 運動療法機器の違いによる酸素摂取量（$\dot{V}O_2$）の計算式

自転車エルゴメータ
$\dot{V}O_2$ [mL/分/kg]＝1.8×仕事量 [kg/m/分] ÷体重 [kg]＋3.5 [mL/分/kg]

トレッドミル
$\dot{V}O_2$ [mL/分/kg]＝0.1×スピード [m/分]＋(1.8×スピード×傾斜角度)＋3.5 [mL/分/kg]

3）運動療法機器の特徴

(1) 自転車エルゴメータ（図6）

　自転車のペダルをこぐ運動で，主に下肢で行う．運動負荷の制御は，ペダルの重さと回転数を組み合わせて行う．酸素摂取量を推定式に基づいて推測できるため，定量化しやすい（**表4**）．

　下肢用の自転車エルゴメータは，駆動姿勢から，アップライト型（座位型）と，リカンベント型（寝そべり型）に分けられる．アップライト型は普及しているが，サドルをまたぐ動作が必要で，長時間の駆動で殿部が痛くなるなど，有酸素運動の実施において配慮が必要である．リカンベント型は，背もたれに寄りかかることができるため，こぎやすく，フレイルを有する高齢者にも適応される場合がある．

(2) トレッドミル（図7）

　歩行から走行まで可能なベルトコンベア様の装置で，運動負荷の制御は速度と傾斜（勾配）を組み合わせて行う．酸素摂取量を推定式に基づいて推測することができるため，定量化しやすい（**表4**）．

　自転車の駆動に比べて，より日常生活の歩行に近い全身運動であるが，運動中は歩行路が移動し続けるため，転倒・転落には十分な注意が必要である．

4）有酸素運動における監視（モニタリング）の要点と中止基準

　有酸素運動を含めた理学療法の開始時には，正常な心拍数と血圧反応を予測し，そのとおりの反応が得られているかを確認することが重要であり，前日との違いなど，

表3　自覚的運動強度（RPE）スケール

6	
7	very, very light（非常に楽）
8	
9	very, light（とても楽）
10	
11	fairly light（楽）
12	
13	somewhat hard（ややきつい）
14	
15	hard（きつい）
16	
17	very hard（とてもきつい）
18	
19	very, very hard（非常にきつい）
20	

ボルグスケール（Borg scale）

酸素摂取量
（oxygen uptake：$\dot{V}O_2$）

MEMO
自転車エルゴメータのペダルの重さ
仕事率換算で，1 ジュール（J）毎秒の仕事を1ワットとする（W；J/秒）．

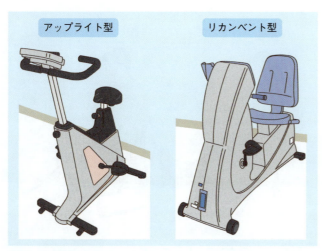

図6　自転車エルゴメータ

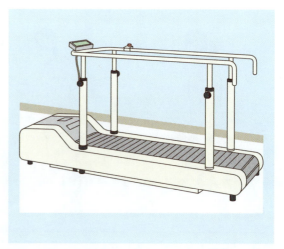

図7　トレッドミル

> **試してみよう**
> 自転車エルゴメータ駆動時の酸素摂取量を計算してみよう．
> 体重が60 kgの人と50 kgの人が同じ30 Wで運動する場合，負荷量はどれくらい違うか？

> **ここがポイント！**
> 心拍数は生体に対する運動（負荷）強度の最もよい指標である．心不全の管理状況や睡眠などによって変動する．
> 安静時心拍数はこれから運動を開始してよいか否かの判断基準になり，また，運動負荷を開始してからは運動強度の増加に応じた妥当な心拍数の増加反応が得られるかを監視する．

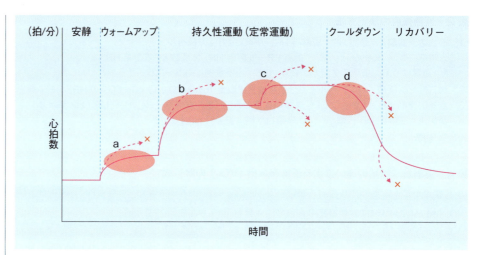

図8　運動中の生体反応モニタリング
a．ウォームアップ時の反応：運動を始めた際に負荷強度が強すぎると心拍数の過度な上昇を生じる（点線）．
b．定常運動時の反応：運動処方の強度が強すぎると心拍数の過度な上昇を生じる．
c．運動強度の増加時の反応：心機能や自律神経活動が安定するにつれて，あるいは運動に対する慣れに応じて運動中の負荷強度を増加するが，その際に負荷強度が強すぎると心拍数の過度な上昇が生じる．それ以上に危険な反応は，負荷強度を上げているにもかかわらず心拍数が低下する場合であり，直ちに負荷を減少ないし中止しなければならない．
d．クールダウン時の反応：前負荷を減少させた際の反応を観察する．心拍数高値の持続や急速な低下は，自律神経反応が不良な可能性があり，血圧変動に注意する．

経時的な変化も確実に把握する．

心拍数，血圧，心電図波形の特徴（不整脈と心筋虚血），自覚的運動強度，自覚症状，経皮的酸素飽和度などを監視し，逐次記録して考察する（図8, 9）．

5）歩行機能を目安にした離床プログラム後の内容と監視（モニタリング）

(1) 身体機能の評価：膝伸展筋力（下肢筋力）

下肢筋力は，ADLや歩行機能と関連するため重要である．理学療法開始前にフレイルやサルコペニアの観点から，歩行能力，バランス能力などを評価し，フレイルやサルコペニアを鑑別する．禁忌例を除き，すべての循環器疾患患者にレジスタンストレーニングが適応される．

(2) 握力

高齢やサルコペニアを有する循環器疾患患者では，ペットボトルのふたを開けることができないなどADLが低下しているため，握力の評価は重要である．握力は，生命予後を規定する因子であり，心臓死，全死亡，心不全入院とも関連がある．

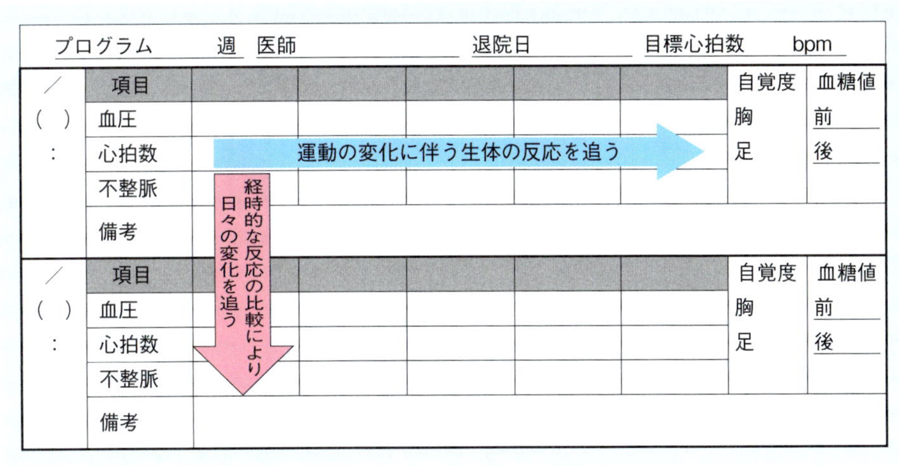

14 循環器理学療法の実際（3）回復期

図9 モニタリングの時間軸

（3）下肢機能

SPPB はフレイルの鑑別に有用な検査で，主に下肢機能を包括的に評価する．バランステスト（閉脚立位，セミタンデム立位，タンデム立位），4 m 歩行時間，椅子からの 5 回の立ち上がり時間の 3 項目から構成される．各項目は 0～4 点で評価され，12 点満点で 0～6 点は低パフォーマンス，7～9 点は標準パフォーマンス，10～12 点は高パフォーマンスと評価される．SPPB 8 点以下が，ヨーロッパのワーキンググループによるサルコペニア診断基準の項目の一つとなる．

（4）歩行速度

簡便に測定可能な指標で，サルコペニアやフレイルの診断においても用いられる．快適歩行速度を用いて測定する．特に，歩行速度が低下している高齢者は，ADL の低下による入院や転倒，要介護などが発生し，生命予後の悪化と有意に関連する．歩行速度 1 m/秒以下で生命予後が悪化する．

（5）Cardiovascular Health Study（CHS）によるフレイルの診断基準

フレイルの診断基準を**表5**[1,2]に，身体機能を確保できる目標値を**表6**に示す．

6）歩行機能を目安として実施する循環器理学療法の内容

高齢でフレイルの循環器疾患患者への歩行訓練に特化したリハビリテーションが有効であるという「独歩プロジェクト（DOPPO）」がある（**表7**）[3]．このプロジェクトでは，等尺性膝伸展筋力は 29.9％が 34.5％に，バランス機能として Functional Reach Test（FRT）は 25.9 cm が 29.0 cm に，片脚立位時間は 6.4 秒が 12.4 秒に，SPPB は

SPPB
（Short Physical Performance Battery）

MEMO
快適歩行速度
対象者自身が歩行する際に最も歩きやすい，快適な速さと感じる速度をいう．

最高酸素摂取量（peak oxygen consumption：peak $\dot{V}O_2$）

表5 CHS によるフレイルの診断基準

体重減少（weight loss）	意図しない年間 5％以上の体重減少など
握力の低下（weakness）	男性 26 kg 未満，女性 18 kg 未満など
疲れやすい（poor endurance or exhaustion）	疲労感あるいは異常な脱力感など
歩行速度の低下（slowness）	0.8 m/秒未満など
身体活動量の低下（low activity）	男性 383 kcal/週未満，女性 270 kcal/週未満など

5 項目のうち 3 項目以上該当するとフレイル，1 または 2 項目の場合はフレイルの前段階であるプレフレイルと診断する．フレイルは，「障害ではなく，適切な介入による可逆性を有する」という点が，早期発見，早期介入に重要である．
CHS：Cardiovascular Health Study.
（Fried LP, et al.：J Gerontol A Biol Sci Med Sci 2001；56〈3〉：M146-56[1]，Satake S, et al.：Geriatr Gerontol Int 2017；17〈12〉：2629-34[2]）

表6 身体機能を確保できる目標値

快適歩行速度	1.0 m/秒
最大歩行速度	1.4 m/秒
SPPB	12 点
TUG	12 秒
膝伸展筋力	40％体重
握力	男性 26 kg，女性 18 kg
片脚立位時間	5 秒
6 分間歩行距離	300 m
最高酸素摂取量（peak $\dot{V}O_2$）	17.5 mL/分/kg

SPPB：Short Physical Performance Battery，TUG：Timed Up and Go test.

LECTURE
14

167

表7 独歩プロジェクト（DOPPO）

①ストレッチ体操
②自重レジスタンス運動での下肢筋力練習
③タンデム歩行・片脚立位などでのバランス練習
④歩行・リカンベントエルゴメータで有酸素運動
⑤可能な患者にはトップスピードでの歩行訓練

※立ち座り動作をゆっくりとしたスピードで安全・確実に行うこと
※歩行練習：歩行姿勢（視線・腕振り・体幹の傾き），下肢の振り出し（歩幅・歩隔・足部の接地），重心移動（スムーズさ・動揺），立脚の安定性，歩行スピードなどを是正する
※歩行スピードについては，一連の段階で安全と判断された患者でのみ，トップスピードで歩行練習を実施する
（和泉 徹ほか：Jpn J Rehabil Med 2016；53〈5〉：392-400[3]）

表8 運動療法実施中の中止基準

絶対的中止基準	● 患者が運動の中止を希望 ● 運動中の危険な症状を察知できないと判断される場合や意識状態の悪化 ● 心停止，高度徐脈，致死性不整脈（心室頻拍，心室細動）の出現，またはそれらを否定できない場合 ● バイタルサインの急激な悪化や自覚症状の出現（強い胸痛・腹痛・背部痛，てんかん発作，意識消失，血圧低下，強い関節痛・筋肉痛など） ● 心電図上，Q波のない誘導に1 mm以上のST上昇（aV_R，aV_L，V_1誘導以外） ● 事故（転倒・転落，打撲・外傷，機器の故障など）
相対的中止基準	● 同一運動強度または運動強度を弱めても胸部自覚症状やその他の症状（低血糖発作，不整脈，めまい，頭痛，下肢痛，強い疲労感，気分不良，関節痛や筋肉痛など）が悪化 ● 経皮的動脈血酸素飽和度が90％未満へ低下，または安静時から5％以上の低下 ● 心電図上，新たな不整脈の出現や1 mm以上のST低下 ● 血圧の低下（収縮期血圧＜80 mmHg）や上昇（収縮期血圧≧250 mmHg，拡張期血圧≧115 mmHg） ● 徐脈の出現（心拍数≦40回/分） ● 運動中の指示を守れない，転倒の危険性が生じるなど運動療法継続が困難と判断される場合

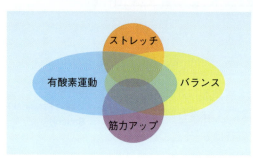

図10 独歩プロジェクトのリハビリテーション処方の基本要素

平均7.0点が9.4点になり，SPPB満点獲得者は43名（17.1％），歩行機能として10 m歩行速度は0.82 m/秒から0.99 m/秒に，6分間歩行距離は212.8 mが274.6 mに改善し，79.7％が「もといた住まい」に戻ったと報告しており，フレイルを合併する循環器疾患患者へのリハビリテーションが有効であるとしている[3]．ある程度の歩行機能が保たれている回復期の高齢の循環器疾患患者に対して，有効なプログラムといえる（図10）．

7）運動療法実施中の中止基準

フレイルやサルコペニアを合併し，身体機能が低下した患者に対しては，筋力の向上を目的としたレジスタンストレーニングに加え，バランス能力の向上やADLの自立を目的とした運動療法を実施する．病態が安定した回復期以降は，運動負荷試験の絶対禁忌および相対禁忌に該当する患者や，なんらかの理由で心肺運動負荷試験が実施困難な患者は，心拍数や自覚症状に基づいた運動処方とするが，高齢者は身体的予備能力が低いこと，体調の変動が大きいこと，加齢に伴うサルコペニアやフレイルが重症化することを考慮して，定期的に再評価し，運動処方の内容を確認する．

運動療法実施中の中止基準を表8に示す．

■引用文献

1) Fried LP, Tangen CM, et al.；Cardiovascular Health Study Collaborative Research Group：Frailty in older adults：evidence for a phenotype. J Gerontol A Biol Sci Med Sci 2001；56(3)：M146-56.
2) Satake S, Shimada H, et al.：Prevalence of frailty among community-dwellers and outpatients in Japan as defined by the Japanese version of the Cardiovascular Health Study criteria. Geriatr Gerontol Int 2017；17(12)：2629-34.
3) 和泉 徹，上原彰史ほか：超高齢者の独歩退院をめざす病院づくり．Jpn J Rehabil Med 2016；53（5）：392-400．https://www.jstage.jst.go.jp/article/jjrmc/53/5/53_392/_pdf

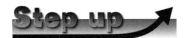

1. 入院関連能力低下（HAD）を呈する高齢心不全患者の割合と特徴[1]

　日本循環器理学療法学会は，心不全発症後，入院中にリハビリテーションを受けた高齢心不全患者の特徴と予後を調査するため，全国96施設にて日本の理学療法士による高齢心不全患者の大規模レジストリ「高齢心不全患者のフレイル実態調査（J-Proof HF）」[1] を実施し，日本の高齢心不全患者における入院関連能力低下（HAD）の発生率とその特徴を明らかにしている．この研究では，患者の診断名，併存疾患，入院時の心エコーに基づく心機能，入院時のNYHA（ニューヨーク心臓協会）心機能分類，入院時の検査データ（B型ナトリウム利尿ペプチド〈BNP〉，推定糸球体濾過量，アルブミン，ヘモグロビン濃度），入院前のバーセルインデックス（Barthel index：BI）と厚生労働省の基本チェックリスト，処方薬，SPPB，握力，上腕および下腿周囲径，身体虚弱の有無を退院時に評価し，認知機能，機能的自立度評価法（FIM）も可能な限り測定した．HAD は，入院前の安定した状態のBIと比較して，退院時のBIが5点以上低下した場合と定義している．

　解析対象とした患者は9,403人で，患者の年齢中央値は83.0歳，50.9％が男性であった．入院前のBIと基本チェックリストの得点の中央値はそれぞれ100.0点と11.0点で，患者の56.8％は介護保険に加入していなかった．入院中のリハビリテーション日数の中央値は7.0日，総リハビリテーション単位数の中央値は15.0単位，入院期間の中央値は16.0日，85.4％の患者が自宅退院した．9,403人の患者のうち，3,488人（37.1％）がHADであった．HAD群は，退院時のBIスコアおよびFIMが有意に低く，理学療法開始時に認知機能が低下している患者の割合が高く（それぞれ31.1％ vs 54.3％），退院時のSPPBスコアが有意に低かった．HAD群では，在院日数の中央値は18.0日，自宅退院率は70.2％で，入院中の理学療法は中央値で9.0日間実施され，総リハビリテーション単位数の中央値は17.0単位，1日あたりの平均リハビリテーション単位数は1.9単位であった．

　NYHA心機能分類と入院前の認知機能の低下は，入院前のBIスコアが85点未満の患者のHADと関連し，HAD患者のうち，BIスコアが85点以上と85点未満の患者の自宅退院率は，それぞれ75.4％と57.3％であった．対象患者9,403人のうち，4,870人（51.8％）は退院時にBIスコアが85点未満であった．FIMは5,802人の退院時にも評価し，患者の55.5％は退院時のFIMが115点未満であった．

　この結果から，急性心不全で入院し，入院中に心臓リハビリテーションを受けた高齢心不全患者の半数以上が回復期リハビリテーション病棟への入院基準を満たしており，退院後もリハビリテーションの継続が必須であった．高齢心不全患者は，複数の疾患，重複する障害，ADL障害を有するとの認識のもと，シームレスなリハビリテーションが望まれると結論づけている．

2. インターバルトレーニング（間欠的トレーニング）

　講義では，運動療法の方法として定常運動による持続的なトレーニングを中心に述べたが，インターバルトレーニングが用いられることもある．

　インターバルトレーニングとは，高強度の運動期と低強度の回復期（または休止期）を組み合わせて反復するトレーニング方法である．1サイクルにおける高強度と低強度の時間配分は1：1～4程度まで，さまざまな報告がある．高強度の負荷時間を短く設定することで，骨格筋に対しては適切な刺激を与えつつ，心血管反応を低く抑え，保つことができるため，低心機能など循環器疾患患者への臨床応用が進められている（図1）[2]．

3. 遠隔心臓リハビリテーション

　循環器理学療法は，循環器疾患患者において再発・再入院を予防し，予後を改善する効果的な治療法として知られているが，十分に普及しているとはいえない．2022年度から回復期病棟で心大血管疾患リハビリテーション料の算定が可能となったが，外来通院する患者は，急性期病院を退院後，対象患者のわずか7％しか外来心臓リハビリテーションへ参加していない．この参加率が低い原因の一つとして，通院困難という問題があげられ，監視型プログラムから在宅型プログラムへの移行が推奨されるようになった．従来，患者が医療者の非監視下にて自宅周辺でウォーキングや運動を行う方法や，電話によるセルフモニタリング状況の確認などの方法があったが，新型コロ

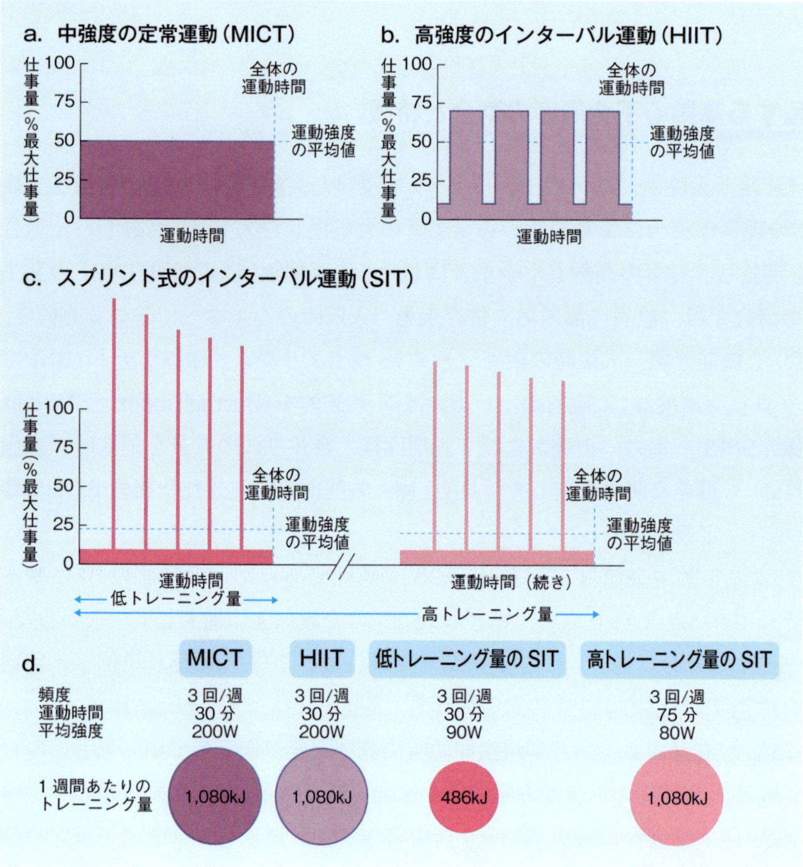

図1　インターバルトレーニングの特徴
中強度の定常運動であるMICT（a）が継続困難な場合に，以前は高強度運動の時間を比較的長く設定したHIIT（b）が用いられていたが，最近はスプリント式に高強度運動時間を短く，漸減しながら設定し，全休の運動時間の増減によって仕事量を調整できるSIT（c）が用いられている．SITの運動時間を調節することによってMICTおよびHIITと同等のトレーニング量を確保することができる（d）．
MICT：moderate-intensity continuous training，　HIIT：high-intensity interval training，　SIT：sprint interval training.
（MacInnis MJ, et al.：J Physiol 2017；595〈9〉：2915-30[2]）

ナウイルス感染症（COVID-19）拡大を契機に，医療者がオンラインでリアルタイムにかかわる遠隔心臓リハビリテーション（以下，遠隔心リハ）が注目されている．

昨今，通信環境の改善により，スマートフォンやパソコン，タブレットなどを活用することで，リアルタイムに医療者が対応できるようになった．空間的に離れていても，患者側と医療者側が双方向性に，運動実施動画，血圧や心拍数などの検査値，教育，指導などの情報をやりとりすることが可能となっている．

日本心臓リハビリテーション学会による心血管疾患における遠隔リハビリテーションに関するステートメント[3]によると，①遠隔心リハは，入院中の前期回復期に引き続き，後期回復期として外来で心リハを継続することが困難な患者を対象とする，②心リハ施設基準を有する医療機関で，入院中の心リハを担当している医師，看護師，理学療法士などが，遠隔心リハの適応がある患者に対し施行する，③情報通信機器を用い，患者とリアルタイム双方向のコミュニケーションにより，外来心リハと同様の運動指導，危険因子管理，患者教育を含めた包括的心リハを同期的に実施する，④従来の医療機関での外来心リハと比べて，安全性，医学的効果，対費用効果について同等であることが立証されている．なお，10名のパイロット研究による遠隔心リハの効果については，6分間歩行距離は383±94 mから432±83 mへと有意に改善（$p=0.003$），下肢筋力は17.2±11.4 kgfから20.3±13.0 kgfに有意に増加（$p=0.022$）したと報告されている[4]．

■引用文献

1) Takahashi T, Iwata K, et al.：Incidence of hospitalization-associated disability in older patients with heart failure. Circ J 2024 Jan 13. doi：10.1253/circj.CJ-23-0722.

2) MacInnis MJ, Gibala MJ：Physiological adaptations to interval training and the role of exercise intensity. J Physiol 2017；595（9）：2915-30.

3) 日本心臓リハビリテーション学会編：心血管疾患における遠隔リハビリテーションに関するステートメント．2023.
https://www.jacr.jp/cms/wp-content/uploads/2023/10/StatementRCR_1025.pdf

4) Kikuchi A, Taniguchi T, et al.：Feasibility of home-based cardiac rehabilitation using an integrated telerehabilitation platform in elderly patients with heart failure：A pilot study. J Cardiol 2021；78（1）：66-71.

循環器理学療法の実際（4）
維持期（生活期）

到達目標

- 循環器疾患患者の二次予防（心不全の増悪の予防）の重要性と理学療法士の役割を理解する.
- 心不全の管理における多職種連携の重要性について理解する.
- 維持期（生活期）における地域包括ケアシステムについて理解する.

この講義を理解するために

心不全は，「だんだん悪くなり，命を縮める病気」といわれるように，進行性で予後不良の疾患です．しかし，心不全は，食生活や運動習慣などの生活習慣の是正により発症や増悪を予防することが可能です．理学療法士は，病態に基づいた適切な運動処方を提供するだけでなく，多職種協働により患者の自己効力感（セルフエフィカシー）を高めることに寄与することが求められます.

急性期から回復期，そして維持期（生活期）を通じて多職種が連携し，長期的なリハビリテーションを実施することで，二次予防と健康寿命の延伸を図ることを目指します．患者の QOL（生活の質），そして QOD（死の質）を高めることがこれからの医療の課題ともいえます.

この講義を学ぶにあたり，以下の項目を学習しておきましょう.

- □ 心不全の症状，徴候と進展ステージを復習する（Lecture 5 参照）.
- □ 心不全の危険因子と基礎疾患ならびに治療について復習する（Lecture 5 参照）.
- □ 医療と福祉の連携について調べておく.

講義を終えて確認すること

- □ 生命予後につながる二次予防の重要性が理解できた.
- □ 多職種協働における理学療法士の役割が理解できた.
- □ 地域包括ケアシステムについて理解できた.
- □ 終末期医療（ターミナルケア）について理解できた.

講義

1. 維持期（生活期）の心臓リハビリテーションの概要

> **MEMO**
> **治療抵抗性心不全**
> 現行のあらゆる治療法に反応せず増悪していく心不全.

心不全は，いったん発症するとその後の経過は進行性であり，増悪による再入院を繰り返すことで，心機能および身体機能が低下し，やがて治療抵抗性となり死に至る予後不良の疾患である．日本の心疾患による死亡数は，悪性新生物に次いで第2位[1]であり，5年生存率においては50％と決して良いものではない．この進行性を緩徐に，生命予後の延長と健康寿命の延伸を目指すことが，維持期（生活期）の心臓リハビリテーションの課題である．

> **MEMO**
> **5年生存率**
> 診断から5年後に生存している患者の割合を示す.

以前の心不全治療は，増悪した心不全症状を改善させ，心不全の原因となる基礎疾患を治療するという，医師を中心とした医療であった．しかし，治療により症状が軽快し退院しても，その後の増悪による再入院が減らず，二次予防（心不全の増悪の予防）のための多職種協働による包括的リハビリテーションの重要性がますます高まっている．また，日本では，人口の減少と高齢化が予測されるなか，医療の進歩によって心不全患者の予後が改善したことにより，高齢の心不全患者の比率が増加すると考えられる（図1）[2]．高齢の心不全患者は，運動器疾患などを合併した重複障害を有していたり，加齢などによる身体機能の低下を認めたりすることが多い．これからの理学療法士は，急性期，回復期に限らず，循環器疾患，特に心不全に関する理解が重要である．

1) 内容

維持期の心臓リハビリテーションは，回復期リハビリテーションで獲得した運動耐容能の維持と，再発予防のための自身による心不全の管理の継続が主な内容となる．

2) 効果

期待される効果として，継続的な運動療法による交感神経活動の抑制があげられる．交感神経活動の抑制によって，安静時および運動時の心拍数，血圧の増加を抑え，心臓への負担を軽減できる．また，高血圧，糖尿病，脂質異常症，肥満，喫煙などの冠危険因子が是正される．高齢者においては，サルコペニア，フレイルを予防す

サルコペニア (sarcopenia)
フレイル (frailty)
▶ Lecture 11 参照.

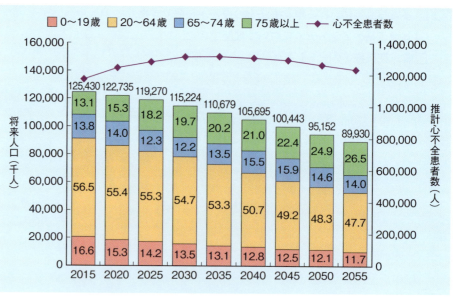

図1　人口および年齢構造と心不全患者の将来推計（2015〜2055年）
（北風政史編：心不全診療Q&A　2版．中外医学社；2015. p.2-6[2]）

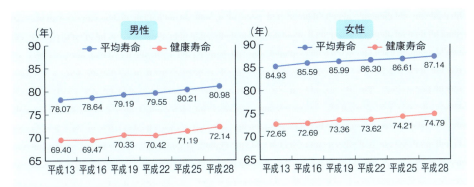

図2 平均寿命と健康寿命の推移
（厚生科学審議会地域保健健康増進栄養部会 次期国民健康づくり運動プラン策定専門委員会：健康日本21〈第2次〉の推進に関する参考資料．p.26[3]）

> **MEMO**
> 平均寿命と健康寿命（図2）[3]
> 健康寿命とは，健康上の問題で日常生活が制限されることなく生活できる期間をいい，WHO（World Health Organization；世界保健機関）が発表した2022年版の世界保健統計では，日本は74.1歳で世界1位である．年々，健康寿命の延伸がみられるが，健康寿命との差が小さくならないことが，個人のQOL（quality of life；生活の質）と医療費など社会保障負担のうえで課題となっている．

ることが健康寿命の延伸に結びつく．

3）長期的リハビリテーションの重要性と困難さ

日本心臓リハビリテーション学会のステートメントでは，心臓リハビリテーションを「個々の患者の『医学的評価・運動処方に基づく運動療法・冠危険因子是正・患者教育およびカウンセリング・最適薬物治療』を多職種チームが協調して実践する長期にわたる多面的・包括的プログラム」と定義している．本来，包括的リハビリテーションの効果は，入院中だけでなく長期にわたり永続的に行うことによって得られるものである．

動脈硬化による虚血性心疾患は生活習慣病の一つであるが，再発予防のためにこれまでの生活習慣を是正することは，その必要性を理解していても，決して簡単なことではない．実際，回復期リハビリテーション通院中に維持されていた体重が，リハビリテーション終了後に徐々に増加し，運動習慣も失うという患者は少なくない．

現在の医療制度において，医療機関での通院リハビリテーションは日数に制限があり，終了後は基本的に自己管理に委ねられる．回復期に自己管理能力を高め，維持期に継続していくことは重要であるが，簡単ではないことを十分理解しておく．

4）実施率と課題

日本における循環器リハビリテーションの実施率は，欧米に比較して低く，循環器診療を実施している医療機関における外来患者のリハビリテーション実施率は，急性心筋梗塞後の患者においては43％[4]，心不全患者においてはわずか7％[5]と報告されている．加えて，維持期のリハビリテーション施設として，公的および民間運動施設や医療法42条施設（疾病予防運動施設）などのメディカルフィットネス，ジャパンハートクラブなどがあるが，その数は少なく，心疾患患者の多くは自主トレーニングによるというのが現状である．

2019年に施行された「健康寿命の延伸等を図るための脳卒中，心臓病その他の循環器病に係る対策に関する基本法（以下，循環器病対策基本法）」によって，地域での循環器医療提供体制が整備され，維持期リハビリテーションを実施できる施設が増加することが期待される．

急性期リハビリテーションでは，多職種が協働して運動内容や心不全の管理法を指導する．回復期リハビリテーションは，運動療法および心不全の管理におけるセルフマネジメントが実践できることを目標にする．そして，維持期リハビリテーションにおいては，セルフマネジメントが継続できるように，医療者はさまざまなフォローアップをしていく必要がある．

フォローアップは，定期的な外来診療で行われるが，日数に制限があり，十分とは

> **MEMO**
> ● 医療法42条施設（疾病予防運動施設）
> 医療法人が，疾病予防のため，生活習慣病患者とその予備軍の人に対し，適切な保健指導及び運動指導を行う施設（医療法第42条第4号参照）．医師の診察や健康運動指導士の指導を受けながら，有酸素運動などを実施することができる．
> ● メディカルフィットネス
> 医療的要素を取り入れたフィットネスクラブやパーソナルジムなどの運動施設．疾病予防運動施設（医療法42条施設），介護予防施設，厚生労働大臣認定の健康増進施設・指定運動療法施設など範囲は幅広い．
> ● ジャパンハートクラブ（Japan Heart Club）
> 日本における循環器疾患の一次予防，二次予防のための運動療法と第Ⅲ相心臓リハビリテーションの普及を目的として設立されたNPO法人．

ICT (information and
communication technology;
情報通信技術)

いえない．受診時以外にも電話やメール，アプリやICT（情報通信技術）の活用など，さまざまな方法でのフォローアップの有効性が報告されている．医療者が定期的に面会するというプログラムにより，患者は心筋梗塞再発の危険因子を管理する習慣を身につけやすくなる[6]という海外の報告もある．リハビリテーションスタッフが，回復期リハビリテーションを終了した患者が外来受診したときなどに様子を尋ねることは有効である．

DVD (digital versatile disc)

近年，遠隔診療（オンライン診療）が普及し始め，遠隔リハビリテーションも行われるようになってきた．心不全患者の退院時に在宅での心臓リハビリテーションを支援するDVDを配布し，医療者による電話相談サービスを2週間ごとに5か月実施した結果，退院後30日以内の緊急再入院率が実施しなかった患者と比べ有意に低かった[7]．非監視下での運動療法にはリスク管理で不安な面があるが，ICTの発展により，インターネットを利用した心電図波形のモニタリングデバイスなどを用いて，患者と医療者が会話し，運動療法を実施することもできるようになった（図3）[8]．通院や通所など，対面による従来の運動療法と同等の安全性と身体機能の改善効果がみられている．通院困難な地域に在住していても，監視型の運動療法が実施可能となる遠隔心臓リハビリテーションの普及が望まれている．

2. 介護保険下でのリハビリテーション

ADL (activities of daily living;
日常生活活動)

リハビリテーションに関する医療保険と介護保険の役割は，急性期から回復期における心身機能やADL（日常生活活動）の改善，向上を目的としたリハビリテーションは医療保険から提供され，生活期（維持期）における心身機能やADL，生活機能を維持し，QOLを向上させるためのリハビリテーションは介護保険から提供される．

現在の日本の医療体制では，急性期病院では同一患者を長期的にフォローすることは難しい．そのため，維持期リハビリテーションは介護保険による通所や訪問リハビリテーションで実施されることが望まれるが，介護施設では医療行為を行うことが難しく，リスク管理の面での不安が指摘されている．実際，日本心血管理学療法学会（現 日本循環器理学療法学会）が実施したアンケート調査において，老人保健施設などの介護分野でも理学療法対象者のなかに医学的管理を要する慢性心不全患者が多く存在しているが，心臓リハビリテーションの実施率は低かったという結果であった．今後，高齢の心不全患者が増加することが予想されるなか，介護分野においても診療体制の拡充と臨床教育の充実が求められる．

近年，心臓リハビリテーションに特化したクリニックやメディカルフィットネスが増加傾向にある．今後さらに高齢化が進むなかで介護施設において心疾患を有する高齢フレイル患者への理学療法が提供できるよう，医療–介護連携による地域医療が機能していく必要がある．

3. 在宅医療

心不全診療においては，慢性心不全の増悪による再入院，特に退院早期の再入院率の高さが問題となっている（図4）[9]．

入院生活では，食事，服薬，身体活動などが管理されているが，退院後はすべて自己管理となる．入院中に受けた生活指導を尊守できなければ，心不全は増悪し，結果，再入院となってしまう．そのリスクを増大させる背景に，高齢，性格，独居，認知症，老々介護，家屋環境などの要因が考えられる場合，退院時に在宅医療を導入する．自宅で心不全症状をモニタリングし，実際の生活に基づいたセルフケアを支援すること，そして心不全症状を早期に発見し，増悪を未然に防ぐことが可能となる．

LECTURE
15

174

15 循環器理学療法の実際（4） 維持期（生活期）

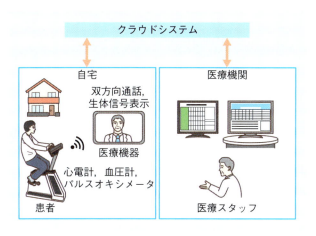

図3 在宅心臓リハビリテーション遠隔モニタリングシステムの構成イメージ
（日本循環器学会ほか：2021年改訂版 心血管疾患におけるリハビリテーションに関するガイドライン[8]）

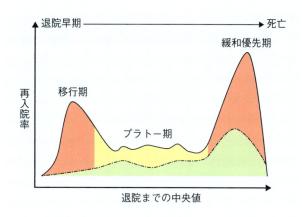

図4 心不全の経過と再入院率の関係
赤色の領域は退院直後と死亡直前の再入院のリスクが最も高い期間、黄色の領域は低リスクのプラトー期、緑色の領域は再入院が避けられないと想定されるベースライン．
（Desai AS, Stevenson LW：Circulation 2012；126〈4〉：501-6[9]）

在宅医療における多職種のかかわりと理学療法士の役割

在宅医療は，さまざまな職種によって支えられており，他の職種のかかわりを理解する必要がある．

- 医師：定期的な訪問診療に加え，急変時などの往診に対応する．
- 訪問看護師：症状やバイタルサインのチェックなどの健康状態のアセスメント，療養生活におけるケア，医師の指示に基づく点滴や注射などの医療処置，リハビリテーションなど，幅広い役割を担う．「自宅で最期を迎えたい」と希望する利用者の看取りを行うこともある．
- リハビリテーションスタッフ：自宅へ訪問する訪問リハビリテーションと通所リハビリテーション（デイケア）がある．訪問リハビリテーションは，利用者の自宅を訪問し，日常生活の自立を支援するとともに，介護する家族へのアドバイスや相談も行う．通所リハビリテーションでは，在宅生活が継続できるように身体機能の維持・回復を図る．訪問看護師がリハビリテーションを実施することも多いため，具体的でわかりやすいプログラムを作成する役割もある．理学療法士は，生活動作の工夫や摂食嚥下機能に関する理解も必要である．
- ケアマネジャー（介護支援専門員）：「介護保険法」に基づいて，要支援，要介護者のケアプランの作成やサービス事業所との調整などを行う．
- ホームヘルパー（訪問介護員）：介護保険のもと，ケアマネジャーが作成したケアプランに沿って買い物や食事準備，洗濯，掃除などの生活支援や，入浴介助，排泄介助などの身体介護，通院時の送迎介助などを行う．

他にも，歯科医師や薬剤師なども在宅医療を支えている．理学療法士は，多職種のかかわりを理解し，情報を共有することが大切である．

4. 地域包括ケアシステム（図5）[10]

心不全の二次予防に対する取り組みとして，多くの基幹病院において，多職種協働による包括的な疾病管理プログラムが実施されている．プログラムは退院後も継続して行われているが，通院困難などから外来リハビリテーションに参加できない患者が多いのが現状である．そのため，患者一人ひとりに必要とされる地域連携を構築し，心不全増悪の予防，増悪の早期発見と早期介入，症状の緩和などを行い，地域においてQOL（生活の質）を維持することが求められている．

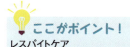

ここがポイント！
レスパイトケア
心不全患者が長期にわたり在宅で生活するには，家庭環境も重要であるため，家族へ心不全の管理方法や介護方法を指導するだけでなく，家族から生活の様子などを聞き取る．特に，高齢で在宅療養をしている心不全患者を抱える家族は心身の負担が大きく，一時的な「休息」も，在宅生活を継続するために必要なことである．介護者の負担を軽減するために，病態の悪化がなくても短期間入院することをレスパイトケア（レスパイト入院）という．

LECTURE 15

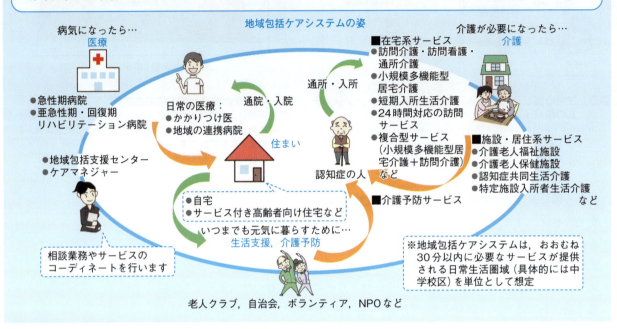

図5 地域包括ケアシステムの概要
(厚生労働省:地域包括ケアシステム[10])

地域包括ケアシステムでは,市区町村の地域包括支援センターによる地域包括ケア会議を実施し,高齢患者に必要とされる社会資源サービスの提供を検討し,住み慣れた地域で自分らしい暮らしを続けられるための地域社会のあり方を提案している.

地域包括支援センターは,「介護保険法」に基づいて市区町村に設置されている.また,保健師,社会福祉士,ケアマネジャーなどが配置され,多職種協働型援助をコーディネートし,介護予防などを支援している.

多職種がかかわることにより必要となる情報共有ツールとして,地域連携パスと心不全手帳の利用が推奨されている.地域連携パスは,急性期病院から地域のかかりつけ医へと,医療機関の間で診療情報を共有することを目的としている.心不全手帳は,心不全の管理においてセルフモニタリング,セルフマネジメントへの活用および地域連携にかかわる多職種との情報共有ツールとして活用される.この手帳に患者自身が記録し,関連する多職種が確認してフィードバックすることで,長期にわたる心不全の管理の継続につながる.

5. 終末期医療（ターミナルケア）

あらゆる治療によっても症状が改善しない状態を難治性心不全（進展ステージ分類におけるステージD）といい,終末期を迎えることになる.この時期は,多職種が協働して,住環境,家族構成,社会資源の活用状況を把握し,患者の全人的苦痛を和らげ,最期までその人らしくいられるようにアプローチすることが必要である.

慢性心不全は,がんと異なる病の軌跡をたどる（図6）.慢性心不全は,急性増悪による入退院を繰り返しながら,やがて急速に悪化するため,終末期の判断が困難な

終末期医療（terminal care）

心不全とそのリスクの進展ステージ
▶ Lecture 5・図5参照.

 MEMO
全人的苦痛（total pain）
ソンダース（Saunders C）は,末期がんなどの患者が体験する苦痛には,身体的苦痛,精神的苦痛,社会的苦痛,スピリチュアルな苦痛があり,これらが互いに影響し合い,全体として苦しみを形成するという概念を提唱した.

15 循環器理学療法の実際（4）維持期（生活期）

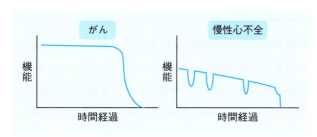

図6 がんと慢性心不全における病の軌跡

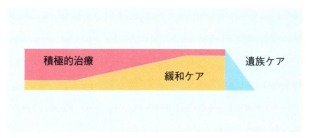

図7 心不全の医療モデル
（Gibbs JSR, et al.：Heart 2002；88〈Suppl 2〉：ii36-9[11]）

図8 「リビング・ウィル」調査票
（日本心不全学会ガイドライン委員会編：高齢心不全患者の治療に関するステートメント．2016．p.53[12]）

MEMO
緩和ケア（palliative care）
WHOは，緩和ケアを「生命を脅かす病気に関連する問題に直面している患者とその家族のQOLを改善するためのアプローチであり，痛みやその他の身体的・心理社会的・スピリチュアルな問題を早期に見出して的確に評価し対応することで，苦痛を予防し緩和することをとおして行われる」と定義している．

MEMO
DNR（do not resuscitation）とDNAR（do not attempt resuscitation）
DNRは，本人または家族の意思で心肺蘇生を行わないという意味で使われていたが，単に蘇生処置拒否と解釈されることもあるため，蘇生の可能性が低いため心肺蘇生を試みないという意味でDNARという表現を使うようになった（resuscitationは蘇生，attemptは試みる）．

気をつけよう！
DNARとリビングウィル
DNARは，あくまで心肺停止時に心肺蘇生措置を試みないということであり，その他の終末期医療全般についての意向はリビングウィル（living will）という．DNARはリビングウィルの一つである．

ことが多い．

　緩和ケアは，全人的苦痛を和らげ，QOLを改善するために行われる．一方，緩和ケアは終末期医療と同義ではなく，終末期から始まるものではない．患者と家族のQOL向上を目的とした緩和ケアは，心不全発症の早期の段階から導入し，症状の進行に合わせてケアの比重を増やしていくことが理想とされる（図7）[11]．

MEMO

グリーフケア（grief care）
スピリチュアルの領域において，さまざまな喪失を体験し，悲嘆を抱えた人に寄り添い，ありのままに受け入れ，その人が立ち直り，自立し，成長し，そして希望をもつことができるように支援することである．

アドバンス・ケア・プランニング（advance care planning：ACP）
▶ Lecture 9 参照．

QOD（quality of death；死の質）

緩和ケアは，主に苦痛緩和，意思決定支援，グリーフケアによって構成される．患者自身が最期までどのように生きたいか，医療者や家族と共有することは重要であり，その意思決定支援は緩和ケアの入り口であり，その方策の一つとして，アドバンス・ケア・プランニング（ACP）がある．ACP とは，将来の意思決定能力の低下に備え，患者と家族，医療者が今後の治療や療養を計画しておく話し合いのプロセスである．書面として意思表示を行う際には「リビング・ウィル」調査票（図8）[12]を使用する．この調査票は，法律的な意味のあるものではなく，その内容は話し合いなどで変わりうるものであることも理解すべきである．

いつ急速に悪化するか判断が難しい慢性心不全において，ACP は容易なことではない．そのようななかで，理学療法士も医療者として，対話のプロセスをとおして，今の QOL そして QOD（死の質）を高めるよう支援することがこれからの医療の課題ともいえる．

終末期医療における理学療法士の役割

本来，理学療法は，身体に障害のある人に対し，主としてその基本動作能力の回復を図ることを目的としている．しかし，心不全の終末期を迎えている患者に対しても，緩和ケアとして理学療法は行われるべきである．

緩和ケアには，症状の緩和だけでなく，身体機能の維持による QOL の維持・向上も含まれる．体調に留意しながら，可能な限り座位，立位，起居動作などが維持できるように理学療法を実施し，呼吸困難感に対しての呼吸介助やリラクセーションを実施することが，結果として QOL および QOD の支援につながる．

■引用文献

1) 厚生労働省：令和 5 年（2023）人口動態統計（確定数）の概況．
https://www.mhlw.go.jp/toukei/saikin/hw/jinkou/kakutei23/index.html（2024 年 10 月閲覧）
2) 北風政史編：心不全診療 Q & A．2 版．中外医学社；2015．p.2-6．
3) 厚生科学審議会地域保健健康増進栄養部会 次期国民健康づくり運動プラン策定専門委員会：健康日本 21（第 2 次）の推進に関する参考資料．p.26.
https://www.mhlw.go.jp/bunya/kenkou/dl/kenkounippon21_02.pdf.
4) 後藤葉一：心臓リハビリテーションの現状と将来展望—リハビリテーション科医に期待すること．Jpn J Rehabil Med 2018；55（8）：690-700.
5) Kamiya K, Yamamoto T, et al.：Nationwide survey of multidisciplinary care and cardiac rehabilitation for patients with heart failure in Japan‐an analysis of the AMED-CHF study. Circ J 2019；83（7）：1546-52.
6) Squires RW, Montero-Gomez A, et al.：Long-term disease management of patients with coronary disease by cardiac rehabilitation program staff. J Cardiopulm Rehabil Prev 2008；28（3）：180-6.
7) Nakayama A, Takayama N, et al.：Remote cardiac rehabilitation is a good alternative of outpatient cardiac rehabilitation in the COVID-19 era. Environ Health Prev Med 2020；25（1）：48.
8) 日本循環器学会，日本心臓リハビリテーション学会ほか：2021 年改訂版 心血管疾患におけるリハビリテーションに関するガイドライン．
https://www.j-circ.or.jp/cms/wp-content/uploads/2021/03/JCS2021_Makita.pdf
9) Desai AS, Stevenson LW：Rehospitalization for heart failure：predict or prevent? Circulation 2012；126（4）：501-6.
10) 厚生労働省：地域包括ケアシステム．
https://www.mhlw.go.jp/stf/seisakunitsuite/bunya/hukushi_kaigo/kaigo_koureisha/chiiki-houkatsu/
11) Gibbs JSR, McCoy ASM, et al.：Living with and dying from heart failure：the role of palliative care. Heart 2002；88（Suppl 2）：ii36-9.
12) 日本心不全学会ガイドライン委員会編：高齢心不全患者の治療に関するステートメント．2016.
p.53．https://www.asas.or.jp/jhfs/pdf/Statement_HeartFailurel.pdf

LECTURE
15

15 循環器理学療法の実際（4） 維持期（生活期）

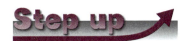

災害時における循環器理学療法

1）災害の特徴

　現代は地震，津波，火災，台風や豪雨，交通災害，停電や断水，通信の途絶，テロリズムや戦争，そして感染の危険を常に感じざるをえない時代である．

　さまざまな形態の災害（表1）[1]において，被災者に生じる被害と不利益は，多種多様かつ時系列によってもその発生や覚知に差が生じる（図1）．外因性および心的な外傷や傷害に加えて，水，食事，温度と湿度，安静，電源，酸素，衛生，断薬，プライバシーの制限，固有環境の喪失，これらによる交感神経活性の亢進や基礎疾患の増悪，感染症の併発，また，コミュニティの断絶，家族や近親者の喪失などソーシャルフレイルに直結する問題も同時に発生し，災害の種類や規模に応じてその被害の種類と内容および規模やその対策も異なる．また，自治体が自然災害を想定して策定しているハザードマップや防災計画には，被害想定区域や食料備蓄などの情報が豊富な反面，高齢者や生活弱者がどのように避難すればよいのか，どのように生活を支援するのかなどについて詳細に示されているものは少ない．

2）災害サイクルと災害リハビリテーションのフェーズ

　リハビリテーション分野からみた災害支援を時系列に沿って整理すると，災害はしばしば再度発生することから，「発災を起点とする発災期→初動対応期→生活支援期→静穏期→予防期→準備期」とするサイクルモデル[2]が用いられる．災害リハビリテーションの立場からは，これに加えてフェーズ分類「第1期：被災混乱期，第2期：応急修復期，第3期：復旧期，第4期：復興期」[3]が用いられており，これらを疾病に対する医療や保健のモデルにあてはめて考えてみると，「急性期→回復期→維持期（生活期）」が該当する（図2）[2]．すなわち，維持期（生活期）は，潜在的に発症予備軍として前急性期（pre-acute phase）の意味をもつことから，常に発災（発症）の予防と迅速な対応と被害の最小化に努める必要がある．また，発災後の対処にとどまらず，発災前の準備期における予防（防災）や減災において，理学療法士の視点を活用することが期待され，理学療法士が災害医学から学ぶ点は多い．「災害は必ず想定を超えて起きる」が災害医学の鉄則である．常に想定し，備える必要がある．

表1　災害の成り立ちと特徴づけられる形態

自然災害（広域災害）	→ライフラインの途絶・医療機関の麻痺 台風，集中豪雨，洪水，地震，津波，干ばつ，雪害，雷，火山噴火など ●都市型：ライフラインの途絶 ●地方型：孤立化
人為災害（局地災害）	→医療機関正常，分散収容広域波及型 化学爆発，都市大火災，大型交通災害（船舶，航空機，列車），ビル・地下街災害，地下事故など ●都市型：災害の拡大 ●地方型：遠距離
特殊災害	●広域災害波及型：放射能・有毒物汚染の拡大 ●長期化型（現場確認・患者救出に長時間を要す）：被害および影響が長期化する ●複合型：人為災害と自然災害の混合，二次・三次災害の発生・拡大 ●その他

都市型と地方型の差異：人口密度，高層ビル，住宅と工場の混在，医療施設数，情報・通信・交通の便，救急搬送体制など．
局地災害と広域災害：局地災害は局所的な範囲における災害であり，広域災害は広範な地域にわたる災害で，インフラの被災を伴っているものが含まれる．
（山本保博：日救急医会誌 1995；6〈4〉：295-308[1] をもとに作成）

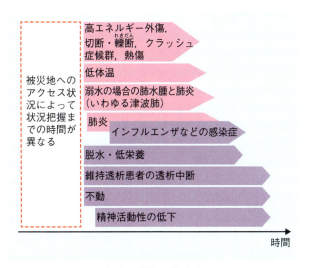

図1　時系列でみる被害・被災と傷病者

3) 循環器領域の災害医療

災害派遣医療チーム（DMAT）にも関与している日本循環器学会および日本心臓リハビリテーション学会などの関連学会によって，循環器医師を含む心臓リハビリテーションチームをいち早く被災地に派遣し支援する災害時急性期リハビリテーションチーム（DART）[4]や災害時健康危機管理支援チーム（DHEAT）などが整備されつつある（表2）．

日本循環器学会は，危機管理・災害対策委員会を設けており，災害と循環器疾患，災害とストレス，災害と環境因子などの関連する情報を整理したうえで，「災害時循環器疾患の予防・管理に関するガイドライン」[5]を公開している．その他にも，全国の循環器学会地方支部における指揮連絡体制が整備されており，高度な循環器病院の受け入れ状況をマップ上でリアルタイムに情報共有できるシステムを備えている．2018年の大阪府北部地震では，被災地域内で患者受け入れの分掌が計画されていた高度専門拠点病院の一つが電源を喪失し機能を失ったが，この施設からの患者移送と診療体制の再構築も速やかに実施された．

日本循環器学会，日本心臓病学会，日本高血圧学会は，ガイドラインをもとに「避難所における循環器疾患の予防」に関する学会声明[6]として，①睡眠の改善，②運動の維持（1日20分以上の歩行），③血栓予防，④良質な食事（減塩とカリウム摂取），⑤体重の維持（災害前からの体重変動をプラスマイナス2kg以内に保つ），⑥感染症の予防，⑦内服薬の継続，⑧血圧の管理（収縮期圧140mmHg以下），⑨禁煙の勧めを提示している．

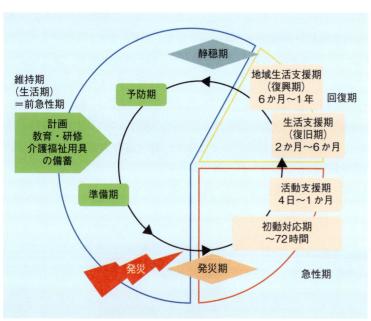

図2　災害リハビリテーションのサイクル
医療・保健における理学療法の時相に照らして考える．
（東日本大震災リハビリテーション支援関連10団体『大規模災害リハビリテーション対応マニュアル』作成ワーキンググループ編：大規模災害—リハビリテーション対応マニュアル．医歯薬出版；2012. p.44[2]）をもとに作成）

表2　保健や医療の災害支援に関するチームとシステム

- DART（Disaster Acute Rehabilitation Team；災害時急性期リハビリテーションチーム）
- DHEAT（Disaster Health Emergency Assistance Team；災害時健康危機管理支援チーム）
- DMAT（Disaster Medical Assistance Team；災害派遣医療チーム）
- JMAT（Japan Medical Association Team；日本医師会災害医療チーム）
- JRAT（Japan Disaster Rehabilitation Assistance Team；日本災害リハビリテーション支援協会）
- J-SPEED：標準的な医療情報を本部と現場とが円滑に共有できるように構築された災害診療記録および災害時診療概況報告システムJ-SPEED（スマホアプリに対応したJ-SPEED＋）が開発され運用されている

■引用文献

1) 山本保博：災害医学と災害医療．日救急医会誌 1995；6（4）：295-308.
2) 東日本大震災リハビリテーション支援関連10団体『大規模災害リハビリテーション対応マニュアル』作成ワーキンググループ編：大規模災害—リハビリテーション対応マニュアル．医歯薬出版；2012. p.44.
3) 大規模災害リハビリテーション支援関連団体協議会編：災害リハビリテーション標準テキスト．医歯薬出版；2018. p.61-70.
4) 日本心臓リハビリテーション学会災害対策部会編：心臓リハビリテーション従事者のための災害時対応マニュアル．
　https://www.jacr.jp/cms/wp-content/uploads/2015/04/D_manual.pdf
5) 日本循環器学会，日本高血圧学会，日本心臓病学会：2014年版 災害時循環器疾患の予防・管理に関するガイドライン．
　https://www.jpnsh.jp/Disaster/guidelineall.pdf
6) 日本循環器学会：「避難所における循環器疾患の予防」に関する学会声明．
　https://www.j-circ.or.jp/nishinihon2018/20180710_hinan.htm

巻末資料

表 1	主な食品と栄養素（可食部 100 g あたり）	Lecture 3
表 2	Wells score（DVT；深部静脈血栓症）	Lecture 8
表 3	Wells score（PE；肺塞栓症）（簡易版）	Lecture 8
図 1	市立東大阪医療センターの下肢静脈エコー検査のスクリーニング手順	Lecture 8
図 2	神戸大学医学部附属病院の深部静脈血栓症（DVT）治療プロトコール	Lecture 8
表 4	AHA（アメリカ心臓協会）「心房細動診療ガイドライン（2023 年版）」によるステージ分類	Lecture 9
表 5	2 型糖尿病の血糖降下薬の特徴	Lecture 10
図 3	高齢者糖尿病の血糖コントロール目標（HbA1c 値）	Lecture 10
表 6	循環器理学療法の歴史的変遷	Lecture 12
図 4	医療用 BLS アルゴリズム	Lecture 12
表 7	循環器理学療法関連学会・団体が認定する資格制度	Lecture 12
表 8	急性冠症候群（ACS）の心臓リハビリテーション標準プログラム—急性期離床プログラム	Lecture 13
表 9	心不全の心臓リハビリテーション標準プログラム—急性心不全で入院した直後の急性期離床プログラム	Lecture 13
表 10	急性冠症候群（ACS）の心臓リハビリテーション標準プログラム—運動療法の適応と禁忌	Lecture 13
表 11	急性冠症候群（ACS）の心臓リハビリテーション標準プログラム—運動プログラム作成	Lecture 13
表 12	急性冠症候群（ACS）の心臓リハビリテーション標準プログラム—運動療法の実施	Lecture 13
表 13	積極的な運動療法が禁忌となる疾患・病態	Lecture 14

巻末資料

表1　主な食品と栄養素（可食部100gあたり）

食品群	食品	エネルギー (kcal)	蛋白質 (g)	脂質 (g)	炭水化物 (g)	食塩相当量 (g)
1. 穀類	オートミール	350	13.7	5.7	69.1	0
	食パン	248	8.9	4.1	46.4	1.2
	クロワッサン リッチタイプ	438	7.9	26.8	43.9	1.2
	ベーグル	270	9.6	2.0	54.6	1.2
	うどん（ゆで）	95	2.6	0.4	21.6	0.3
	そうめん・ひやむぎ（乾）	333	9.5	1.1	72.7	3.8
	カップラーメン	417	10.0	19.1	54.6	6.3
	カップラーメン（ノンフライ）	314	9.2	5.8	62.6	7.1
	マカロニ・スパゲッティ（乾）	347	12.9	1.8	73.1	0
	めし（精白米 うるち米）	156	2.5	0.3	37.1	0
	もち	223	4.0	0.6	50.8	0
	赤飯	186	4.3	0.6	41.9	0
	そば（ゆで）	130	4.8	1.0	26.0	0
	コーンフレーク	380	7.8	1.7	83.6	2.1
2. いもおよび でん粉類	板こんにゃく（生いもこんにゃく）	8	0.1	0.1	3.3	0
	さつまいも（塊根 皮つき 生）	127	0.9	0.5	33.1	0.1
	じゃがいも（塊根 皮つき 生）	51	1.8	0.1	15.9	0
	フライドポテト	229	2.9	10.6	32.4	0
3. 砂糖および 甘味類	上白糖	391	(0)	(0)	99.3	0
	はちみつ	329	0.3	Tr	81.9	0
4. 豆類	木綿豆腐	73	7.0	4.9	1.5	0
	絹ごし豆腐	56	5.3	3.5	2.0	0
	油揚げ（生）	377	23.4	34.4	0.4	0
	糸引き納豆	190	16.5	10.0	12.1	0
5. 種実類	ごま（いり）	605	20.3	54.2	18.5	0
6. 野菜類	キャベツ（結球葉 生）	21	1.3	0.2	5.2	0
	きゅうり（果実 生）	13	1.0	0.1	3.0	0
	だいこん（根 皮つき 生）	15	0.5	0.1	4.1	0
	たまねぎ（りん茎 生）	33	1.0	0.1	8.4	0
	赤色トマト（果実 生）	20	0.7	0.1	4.7	0
	にんじん（根 皮つき 生）	35	0.7	0.2	9.3	0.1
	りょくとうもやし（生）	15	1.7	0.1	2.6	0
	ミックスベジタブル（冷凍）	67	3.0	0.7	15.1	0.1
	野菜ミックスジュース	21	0.8	0.1	4.7	0
7. 果実類	梅干し（塩漬）	29	0.9	0.7	8.6	18.2
	バナナ（生）	93	1.1	0.2	22.5	0
	りんご（皮つき 生）	56	0.2	0.3	16.2	0
8. きのこ類	しいたけ（生）	25	3.1	0.3	6.4	0
	ぶなしめじ（生）	26	2.7	0.5	4.8	0
9. 藻類	味付けのり	301	40.0	3.5	41.8	4.3
	カットわかめ（乾）	186	17.9	4.0	42.1	23.5
10. 魚介類	まあじ 皮つき（生）	112	19.7	4.5	0.1	0.3
	まあじ 開き干し（生）	150	20.2	8.8	0.1	1.7
	塩ざけ	183	22.4	11.1	0.1	1.8
	まぐろ（赤身 生）	115	26.4	1.4	0.1	0.1
	ツナ缶	265	17.7	21.7	0.1	0.9
	焼き竹輪	119	12.2	2.0	13.5	2.1

表1 主な食品と栄養素（可食部100gあたり）（つづき）

食品群	食品	エネルギー (kcal)	蛋白質 (g)	脂質 (g)	炭水化物 (g)	食塩相当量 (g)
11. 肉類	和牛かたロース（脂身つき 生）	380	13.8	37.4	0.2	0.1
	豚かた（脂身つき 生）	201	18.5	14.6	0.2	0.1
	豚ばら（脂身つき 生）	366	14.4	35.4	0.1	0.1
	ロースハム	211	18.6	14.5	2.0	2.3
	ばらベーコン	400	12.9	39.1	0.3	2.0
	ウインナーソーセージ	319	11.5	30.6	3.3	1.9
	鶏むね（皮つき 生）	133	21.3	5.9	0.1	0.1
	鶏もも（皮つき 生）	190	16.6	14.2	0	0.2
	鶏ささみ（生）	98	23.9	0.8	0.1	0.1
12. 卵類	鶏卵（全卵 生）	142	12.2	10.2	0.4	0.4
13. 乳類	普通牛乳	61	3.3	3.8	4.8	0.1
	プレーンヨーグルト	56	3.6	3.0	4.9	0.1
	プロセスチーズ	313	22.7	26.0	1.3	2.8
	アイスクリーム	178	3.9	8.0	23.2	0.3
14. 油脂類	オリーブ油	894	0	100	0	0
	ごま油	890	0	100	0	0
	なたね油	887	0	100	0	0
	有塩バター	700	0.6	81.0	0.2	1.9
	マーガリン（家庭用 有塩）	715	0.4	83.1	0.5	1.3
15. 菓子類	どら焼（つぶしあん入り）	292	(6.6)	(3.2)	(57.9)	(0.4)
	しょうゆせんべい	368	(7.3)	(1.0)	(83.9)	(1.3)
	ポテトチップス	541	4.7	35.2	54.7	1.0
	ミルクチョコレート	550	6.9	34.1	55.8	0.2
16. し好飲料類	日本酒	102	0.4	Tr	3.6	0
	ビール 淡色	39	0.3	0	3.1	0
	赤ワイン	68	0.2	Tr	1.5	0
	スポーツドリンク	21	0	Tr	5.1	0.1
	サイダー	41	Tr	Tr	10.2	0
17. 調味料および 香辛料類	こいくちしょうゆ	76	7.7	0	7.9	14.5
	米酢	46	0.2	0	7.4	0
	マヨネーズ 卵黄型	668	2.5	74.7	0.6	2.0
	米みそ 淡色辛みそ	182	12.5	6.0	21.9	12.4
18. 調理済み 流通食品類	ビーフカレー	119	(2.4)	(9.0)	(8.1)	(1.7)

（文部科学省：日本食品標準成分表〈八訂〉. 増補2023より抜粋）

Tr：含まれているが最小記載量に達していないことを示す.

（0）：含まれていないと推定されることを示す.

（数値）：推計値であることを示す.

巻末資料

表2 Wells score（DVT；深部静脈血栓症）

項目	スコア
活動性のがん（治療中，6か月以内の治療や緩和治療を含む）	+1
完全麻痺，不全麻痺あるいは最近のギプス装着による下肢の固定	+1
臥床安静3日以上または12週以内の全身麻酔もしくは部分麻酔を伴う大手術	+1
下肢深部静脈の走行に沿った圧痛	+1
下肢全体の腫脹	+1
腓腹部（脛骨粗面の10 cm下方）の左右差＞3 cm	+1
症状のある下肢の圧痕性浮腫	+1
表在静脈の側副血行路の発達（静脈瘤ではない）	+1
DVTの既往	+1
DVTと同等もしくはそれ以上の可能性のある他の診断がある	−2

低確率：0，中確率：1〜2，高確率：3以上．
（Wells PS, Owen C, et al.：Does this patient have deep vein thrombosis? JAMA 2006；295〈2〉：199-207）

表3 Wells score（PE；肺塞栓症）（簡易版）

項目	スコア
DVTの臨床的徴候	+1
PTE以外の可能性が低い	+1
心拍数が100以上	+1
最近の手術あるいは長期臥床	+1
PTEあるいはDVTの既往	+1
血痰	+1
がん	+1

0〜1点：低い，2点以上：高い．
DVT：深部静脈血栓症，PTE：肺血栓塞栓症．
（Gibson NS, Sohne M, et al.：Further validation and simplification of the Wells clinical decision rule in pulmonary embolism. Thromb Haemost 2008；99〈1〉：229-34）

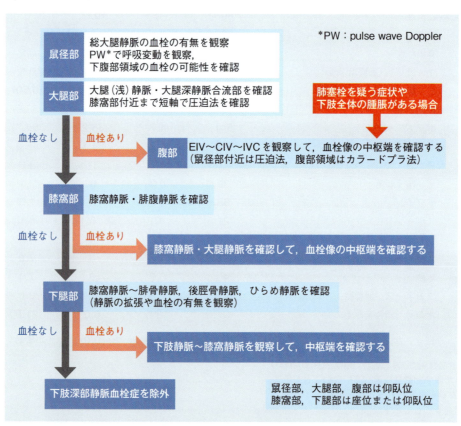

図1 市立東大阪医療センターの下肢静脈エコー検査のスクリーニング手順
EIV：外腸骨静脈，CIV：総腸骨静脈，IVC：下大静脈．
（QLife Pro：座談会 静脈血栓塞栓症〈VTE〉の治療における地域連携への取り組み―クリティカルパス作成とその運用．2019．　https://www.qlifepro.com/special/2019/12/12/vte03/）

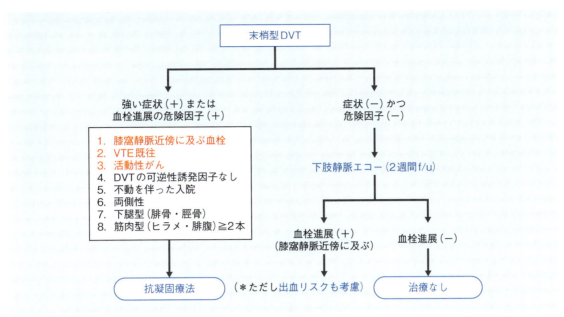

図2 神戸大学医学部附属病院の深部静脈血栓症（DVT）治療プロトコール　　　　VTE：静脈血栓塞栓症．
（QLife Pro：座談会 静脈血栓塞栓症（VTE）における治療パスと連携．2019．https://www.qlifepro.com/special/2019/11/18/vte01/）

表4　AHA（アメリカ心臓協会）「心房細動診療ガイドライン（2023年版）」によるステージ分類

	危険因子を有する：						
1	〈修正可能な因子〉 ● 肥満，運動・身体活動の欠如，高血圧 ● 睡眠時無呼吸，アルコール摂取，糖尿病 〈修正不能な因子〉 ● 遺伝学的因子，男性，年齢	at risk					
2	前心房細動状態：心房細動を生じやすくする器質的，電気的な証拠がある ● 心房の拡大 ● 異所性の心房興奮が頻発 ● 心房頻拍のショートバースト ● 心房粗動 ● その他の高心房細動リスクシナリオ	pre-AF	修正可能な危険因子に対する治療				
3	心房細動	AF		AF burden（心房細動の1日の累積持続時間あるいは最長持続時間や発作回数など）のモニタリング	病態生理学的な変化に関連するものかどうかの検索	脳血管疾患リスクの評価	症状に対する治療
	3A	paroxysmal（発作性） 間欠的で7日以内におさまる					
	3B	persistent（持続性） 持続的で7日以上継続しており治療が必要					
	3C	3C long-standing persistent（長期永続性） 12か月以上持続している					
	3D	3D successful AF ablation（アブレーションに成功したAF） 経皮的あるいは外科的治療が奏効した					
4	医療者と患者とで十分に検討したうえでこれ以上のリズムコントロールを求めない	permanent AF					

巻末資料

表5 2型糖尿病の血糖降下薬の特徴

機序	種類	主な作用	単独投与による低血糖のリスク	体重への影響	主な副作用	禁忌・適応外	使用上の注意	主なエビデンス
インスリン分泌非促進系	α-グルコシダーゼ阻害薬（α-GI）	腸管での炭水化物の吸収分解遅延による食後血糖上昇の抑制	低	なし	胃腸障害、放屁、肝障害	経口糖尿病薬に共通する禁忌例*	①低血糖時にはブドウ糖などの単糖類で対処する	
	SGLT2阻害薬	腎臓でのブドウ糖再吸収阻害による尿中ブドウ糖排泄促進	低	減少	性器・尿路感染症、脱水、ケトーシス	心不全例、心不全治療中の例、1型糖尿病例、経口糖尿病薬に共通する禁忌例*	①1型糖尿病患者において、一部の製剤はインスリンとの併用可能 ②インスリン減量下での作用は期待できない	①心・腎の保護効果がある ②心不全の抑制効果がある
	チアゾリジン薬	骨格筋・肝臓でのインスリン抵抗性改善	低	増加	浮腫、心不全	心不全例、心不全治療中の例、1型糖尿病例、経口糖尿病薬に共通する禁忌例*	①体液貯留作用と脂肪細胞の分化を促進する作用があり、体重増加や浮腫を認めることがある ②開経後の女性では骨折のリスクが高まる	②HDL-Cを上昇させ、TGを低下させる効果がある
	ビグアナイド薬	肝臓での糖産生抑制	低	なし	胃腸障害、乳酸アシドーシス、ビタミンB_{12}低下	透析例、eGFR 30 mL/分/1.73 m² 未満例、乳酸アシドーシス既往例、大量飲酒例、1型糖尿病例、経口糖尿病薬に共通する禁忌例*	①eGFRごとのメトホルミン最高用量の目安（30≦eGFR<45：750 mg、45≦eGFR<60：1,500 mg）②eGFR 30〜60の患者では、ヨード造影剤による検査時にはメトホルミンを中止せず、ヨード造影剤投与後48時間はメトホルミンを再開せず、腎機能の悪化が懸念される場合にはeGFRを測定し、腎機能を評価した後に再開する	心血管症抑制効果がある
イメグリミン	イメグリミン	血糖依存性インスリン分泌促進、インスリン抵抗性改善作用	低	なし	胃腸障害	経口糖尿病薬に共通する禁忌例*	①eGFR<45の患者には推奨されない ②メトホルミンとの併用で消化器症状の頻度増加	
血糖依存性インスリン分泌促進系	DPP-4阻害薬	DPP-4による分解を受けずにGLP-1、GIP作用増強による血糖依存性のインスリン分泌促進とグルカゴン分泌抑制	低	なし	SU薬との併用で低血糖増強、胃腸障害、類天疱瘡	1型糖尿病例、経口糖尿病薬に共通する禁忌例*	①SU薬やインスリンとの併用は、低血糖の発症頻度を増加させる可能性があるため、SU薬やインスリンの減量を考慮する	
	GLP-1受容体作動薬	GLP-1作用増強により血糖依存性のインスリン分泌促進とグルカゴン分泌抑制	低	減少	胃腸障害、注射部位反応（発赤、皮膚移行など）	1型糖尿病例、経口糖尿病薬に共通する禁忌例*	①SU薬やインスリンとの併用は、低血糖の発症頻度を増加させる可能性があるため、SU薬やインスリンの減量を考慮する	①心・腎の保護効果がある
血糖非依存性インスリン分泌促進系	スルホニル尿素（SU）薬	インスリン分泌の促進	高	増加	肝障害	1型糖尿病例、経口糖尿病薬に共通する禁忌例*	①高齢者では低血糖のリスクが高いため、少量から投与する ②腎機能や肝機能障害の進行した患者では低血糖の危険性が増大する	
	速効型インスリン分泌促進薬（グリニド薬）	より速やかなインスリン分泌の促進・食後高血糖の改善	中	増加	肝障害	本剤に対する過敏症の既往例、1型糖尿病例、経口糖尿病薬に共通する禁忌例*	①速効型インスリン分泌促進薬は、食直前（30分以内）に投与	
インスリン製剤	①基礎インスリン製剤（持効型溶解インスリン製剤、中間型インスリン製剤）②追加インスリン製剤（超速効型インスリン製剤、速効型インスリン製剤）③超速効型あるいは速効型と中間型を混合した混合型インスリン製剤 ④超速効型と持効型溶解の配合溶解インスリン製剤	超速効型や速効型インスリン製剤は、食後高血糖を改善し、持効型溶解や中間型インスリン製剤は空腹時高血糖を改善する	高	増加	注射部位反応（発赤、皮疹、浮腫、皮下結節など）	当該製剤に対する過敏症の既往例	①超速効型インスリン製剤は、食直前に投与 ②速効型インスリン製剤は、食前30分前に投与	

* 経口糖尿病薬に共通する禁忌例：
重症ケトーシス例、意識障害例、重症感染症例、手術前後の例、重篤な肝機能障害例、妊婦または妊娠している可能性のある例、当該薬剤に対する過敏症の既往例

食事、運動などの生活習慣改善と1種類の薬剤の組み合わせで効果が得られない場合、2種類以上の薬剤の併用を考慮する。作用機構の異なる薬剤の組み合わせは有効と考えられるが、一部の薬剤では有効性および安全性が確立していない組み合わせもある。詳細は各薬剤の添付文書を参照のこと。

（日本糖尿病学会編：糖尿病治療ガイド 2022-2023. 文光堂：2022. p.40-41）

患者の特徴・健康状態[注1]		カテゴリーⅠ ①認知機能正常 かつ ②ADL自立		カテゴリーⅡ ①軽度認知障害～軽度認知症 または ②手段的ADL低下，基本的ADL自立	カテゴリーⅢ ①中等度以上の認知症 または ②基本的ADL低下 または ③多くの併存疾患や機能障害
重症低血糖が危惧される薬剤（インスリン製剤，SU薬，グリニド薬など）の使用	なし[注2]	7.0％未満		7.0％未満	8.0％未満
	あり[注3]	65歳以上75歳未満 7.5％未満（下限6.5％）	75歳以上 8.0％未満（下限7.0％）	8.0％未満（下限7.0％）	8.5％未満（下限7.5％）

治療目標は年齢，罹病期間，低血糖の危険性，サポート体制などに加え，高齢者では認知機能や基本的ADL，手段的ADL，併存疾患なども考慮して個別に設定する．ただし，加齢に伴って重症低血糖の危険性が高くなることに十分注意する．

注1：認知機能や基本的ADL（着衣，移動，入浴，トイレの使用など），手段的ADL（IADL：買い物，食事の準備，服薬管理，金銭管理など）の評価に関しては，日本老年医学会のホームページ（http://www.jpn-geriat-soc.or.jp/）を参照する．エンドオブライフの状態では，著しい高血糖を防止し，それに伴う脱水や急性合併症を予防する治療を優先する．

注2：高齢者糖尿病においても，合併症予防のための目標は7.0％未満である．ただし，適切な食事療法や運動療法だけで達成可能な場合，または薬物療法の副作用なく達成可能な場合の目標を6.0％未満，治療の強化が難しい場合の目標を8.0％未満とする．下限を設けない．カテゴリーⅢに該当する状態で，多剤併用による有害作用が懸念される場合や，重篤な併存疾患を有し，社会的サポートが乏しい場合などには，8.5％未満を目標とすることも許容される．

注3：糖尿病罹病期間も考慮し，合併症発症・進展阻止が優先される場合には，重症低血糖を予防する対策を講じつつ，個々の高齢者ごとに個別の目標や下限を設定してもよい．65歳未満からこれらの薬剤を用いて治療中であり，かつ血糖コントロール状態が表の目標や下限を下回る場合には，基本的に現状を維持するが，重症低血糖に十分注意する．グリニド薬は，種類・使用量・血糖値などを勘案し，重症低血糖が危惧されない薬剤に分類される場合もある．

【重要な注意事項】糖尿病治療薬の使用にあたっては，日本老年医学会編「高齢者の安全な薬物療法ガイドライン」を参照すること．薬剤使用時には多剤併用を避け，副作用の出現に十分注意する．

図3　高齢者糖尿病の血糖コントロール目標（HbA1c値）
（日本老年医学会，日本糖尿病学会編：高齢者糖尿病診療ガイドライン2023．南江堂；2023）

巻末資料

表6 循環器理学療法の歴史的変遷

1939年	Mallory GK，心筋梗塞巣の治癒過程の研究
1944年	Harrison TR，循環器疾患の安静臥床の弊害を指摘
1952年	Levine SA，Lown R，発症1週間以内からのアームチェア療法
1956年	木村登，急性心筋梗塞後の積極的な運動療法を提唱
1968年	Saltin B，臥床によるディコンディショニングと運動療法による改善効果の報告
1977年	Jette M，透析患者に対する運動療法の症例報告
1978年	心臓リハビリテーション研究会（後の日本心臓リハビリテーション学会）発足
1980年代	心筋梗塞後の患者に対する早期からの積極的な運動療法が進められる
1982年	厚生省（現 厚生労働省）研究班「急性心筋梗塞4週間プログラム」発表
1988年	「心疾患理学療法料」が保険収載される
1990年代	虚血性心疾患に対する再灌流療法の発達に伴い，運動療法がさらに推進される
1993年	AACVPR（American Association of Cardiovascular and Pulmonary Rehabilitation）「心臓リハビリテーションのガイドライン」作成
1990年代後半	透析患者に対する運動療法の報告が散見される
1995年	AHCPR（Agency for Health Care Policy and Research）包括的リハビリテーションの勧告 日本心臓リハビリテーション学会設立，第1回学術集会開催
1996年	厚生省（現 厚生労働省）研究班「急性心筋梗塞3週間プログラム」発表 「心疾患リハビリテーション料」として狭心症，開心術後が保険適用に追加される
2000年	日本心臓リハビリテーション学会「心臓リハビリテーション指導士制度」創設 日本糖尿病学会，日本糖尿病教育・看護学会，日本病態栄養学会「日本糖尿病療養指導士認定機構」設立 日本糖尿病療養指導士認定機構『日本糖尿病療養指導士受験ガイドブック2000』発行
2002年	NKF（National Kidney Foundation）「K/DOQI（Kidney Disease Outcomes Quality Initiative）診療ガイドライン」，重症度分類公表
2004年	AHA（American Heart Association）ガイドラインにおいて，心臓リハビリテーションをclass I水準で推奨 AHAがCKD（慢性腎臓病）が心血管疾患の進展に関与するとするステートメントを公表 ExTraMATCH（Exercise training meta-analysis of trials in patients with chronic heart failure）study
2006年	慢性心不全，閉塞性動脈硬化症，大血管疾患が「心大血管疾患リハビリテーション料」の対象疾患として保険適用に追加される
2007年	日本循環器学会「心血管疾患におけるリハビリテーションに関するガイドライン」公開 HF-ACTION（Heart failure and a controlled trial investigating outcomes of exercise training）study
2011年	第1回日本腎臓リハビリテーション学会学術集会開催 PTMaTCH（the Preventive Effect of Exercise for Management of Daily Functioning in Patients with CHF）study 日本理学療法士協会「理学療法診療ガイドライン（第1版）」公開 日本心臓リハビリテーション学会『指導士資格認定試験準拠 心臓リハビリテーション必携』刊行 日本循環器学会「急性心不全治療ガイドライン（2011年改訂版）」公開 KDIGO（Kidney Disease：Improving Global Outcomes）CKD重症度分類（2011年版）
2012年	日本循環器学会「心血管疾患におけるリハビリテーションに関するガイドライン（2012年改訂版）」公開
2013年	日本心臓リハビリテーション学会「心臓リハビリテーション標準プログラム（2013年版）—心筋梗塞急性期・回復期」公開 日本理学療法士学会およびその分科学会として，日本心血管理学療法学会，日本糖尿病理学療法学会を設置
2014年	第1回日本呼吸・心血管・糖尿病理学療法学会合同学術集会（JRCD2014）開催 ExTraMATCH II study 開始
2015年	第1回日本糖尿病理学療法学会学術集会開催 日本心臓リハビリテーション学会「心臓リハビリテーション認定医・上級指導士制度」創設
2016年	第1回日本心血管理学療法学会学術集会開催 FLAGSHIP study
2017年	日本心臓リハビリテーション学会「心不全の心臓リハビリテーション標準プログラ」公開 日本集中治療医学会「集中治療における早期リハビリテーション—根拠に基づくエキスパートコンセンサス」公開
2018年	日本腎臓リハビリテーション学会「腎臓リハビリテーションガイドライン」公開，「腎臓リハビリテーション指導士制度」創設
2020年	日本循環器学会「心不全療養指導士制度」創設
2021年	日本循環器学会，日本心臓リハビリテーション学会「心血管疾患におけるリハビリテーションに関するガイドライン（2021年改訂版）」公開 日本循環器学会，日本心不全学会「2021年 JCS/JHFS ガイドライン フォーカスアップデート版 急性・慢性心不全診療」公開 日本循環器理学療法学会設立 J-Proof HF（Japanese PT multi-center Registry of Older Frail patients with Heart failure）レジストリ研究開始
2022年	回復期リハビリテーション病床における「心大血管リハビリテーション料」算定開始 集中治療科を標榜開始
2023年	日本老年医学会「高齢者糖尿病診療ガイドライン2023」公開 日本集中治療医学会「集中治療理学療法士制度」創設 日本心臓リハビリテーション学会「急性冠症候群の心臓リハビリテーション標準プログラム（2023年版）」公開 日本呼吸・循環器合同理学療法学会学術大会2023（RCVPT2023）開催

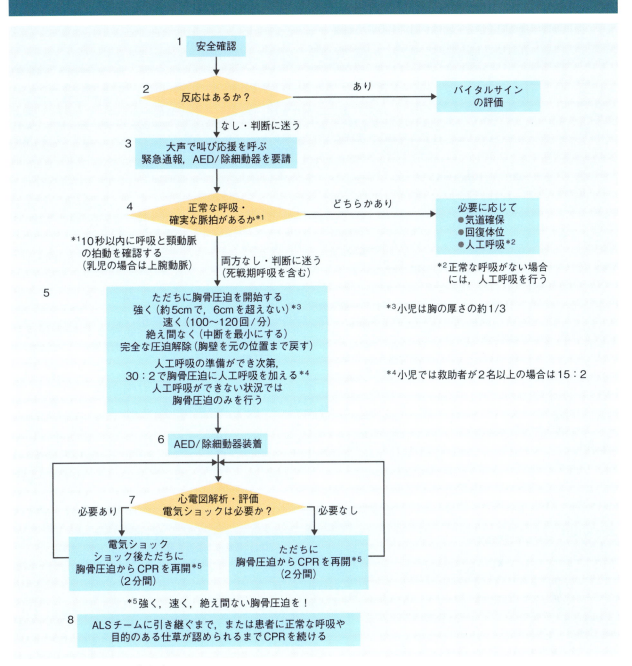

図4 医療用BLSアルゴリズム
BLS：一次救命処置，AED：自動体外式除細動器，CPR：心肺蘇生，ALS：二次救命処置．
（日本蘇生協議会監：JRC蘇生ガイドライン2020．医学書院；2021．p.51）

巻末資料

表7 循環器理学療法関連学会・団体が認定する資格制度

名称	認定学会・団体	対象職種	制度の目的，趣旨の概略
心臓リハビリテーション指導士	日本心臓リハビリテーション学会	医師，看護師，理学療法士，臨床検査技師，管理栄養士，薬剤師，臨床工学技師，臨床心理士，公認心理師，作業療法士，健康運動指導士	単に運動療法のみではなく食事療法や禁煙指導を含めた包括的心臓リハビリテーションを目指すために必要な医療専門職間の連携や共同作業（チーム医療）を円滑に機能させるために，共通認識と知識や用語の共有化，定期的なカンファレンスやミーティングなども行う必要があることから，心臓リハビリテーション指導士の認定制度が2000年に発足
心臓リハビリテーション上級指導士		心臓リハビリテーション指導士資格を有し，心臓リハビリテーション医療の質が担保された施設を運営する知識と能力を備えた者であって，医師の資格を有しない者	心臓リハビリテーションの医学的エビデンスの構築に協力し，標準リハビリテーションプログラムに基づいて安全で効果的な心臓リハビリテーションを提供する施設を管理・統括し，さらなる発展向上に取り組む人材を確保し，医師には「認定医」，医師以外の者には「上級指導士」の資格を認定し付与する制度として2015年に発足
心不全療養指導士	日本循環器学会	看護師，保健師，理学療法士，作業療法士，薬剤師，管理栄養士，公認心理師，臨床工学技士，歯科衛生士，社会福祉士（医師は受験できない）	超高齢社会を迎えて心不全患者が急増している現状をふまえ，心不全の発症・重症化予防のための療養指導に従事する医療専門職に必要な基本的知識および技能など資質の向上を図ることを目的として2021年に創設
腎臓リハビリテーション指導士	日本腎臓リハビリテーション学会	医師，看護師，理学療法士，作業療法士，言語聴覚士，臨床検査技師，栄養士（管理栄養士），薬剤師，臨床工学技士，公認心理師（臨床心理士），健康運動指導士	腎臓病患者や透析患者の社会復帰および再発予防を目的として，運動療法のみならず患者教育や心理カウンセリングなどを包括した治療手段の一つである包括的腎臓リハビリテーションの円滑な遂行のために必要な，相互理解と技術の向上および専門知識修得に積極的な参加を可能とし，普遍的な包括的腎臓リハビリテーションの定着を期待するもので，さらに一次予防を目的とした運動療法などの遂行にあたり専門知識をもって主導的役割を担う人材の育成を目的とし，腎疾患治療に新しい治療概念を提供するために2018年に創設
集中治療理学療法士	日本集中治療医学会		集中治療医学の進歩発展を促し，理学療法士の質を向上させ，もって国民の福祉に貢献することを目的として2022年に創設
認定理学療法士（循環）	日本理学療法士協会	理学療法士	「理学療法士」という仕事が生まれてから50年以上が経過したが，その間に人々の生活や社会環境は大きく変化しており，今まで以上に，国民に対して理学療法士という専門職の質を保証するために，自己研鑽を含めた生涯学習を継続して行う責務がある 基本と専門性，コアとトレンドの同時継続を重視して多様化するニーズにこたえうる理学療法士を育成するため，まず前期研修と後期研修を履修して登録理学療法士となり，5年ごとに更新する 登録理学療法士を基盤として，より高い専門性を兼ね備える認定理学療法士（臨床実践分野において秀でている理学療法士），専門理学療法士（学問的指向性の高い理学療法士）を取得して更新するように2022年度に生涯学習制度をリニューアルした
専門理学療法士（心血管/循環）			
専門会員A	日本循環器理学療法学会（日本理学療法学会連合）		日本理学療法学会連合を構成する日本循環器理学療法学会は循環器理学療法学に関する知識の普及，学術文化の向上に関する事業を行い，医療および社会福祉の充実にすることを目的としており，学術協力団体たるべく専門会員および一般会員を規定する
一般会員			
WPT ICCrPT membership	World physiotherapy（WPT；世界理学療法連盟）specialty group "International Confederation of Cardiorespiratory Physiotherapists（ICCrPT；国際循環器呼吸理学療法士連盟）"		科学的根拠に基づいた呼吸循環器理学療法の実践や知識の交換，将来の理学療法士の教育，臨床の専門化，研究，国際協力を促進および支援する，共通の関心をもつ理学療法士が集まるプラットフォームであり，2011年にWPT総会で承認発足した

認定要件	学会における制度等のホームページ
日本心臓リハビリテーション学会会員（2 年以上） 心臓リハビリテーション指導の実地経験が 1 年以上または心臓リハビリテーション研修制度により受験資格認定証の交付を受けている 10 例の症例報告（自験例報告） 講習会の受講 認定試験の合格 5 年ごとに更新	
心臓リハビリテーション指導士資格の 1 回以上の更新 5 年間に次の各号のいずれかに該当 ①学術集会で筆頭者として研究発表 1 回以上，かつ本学会誌または査読のある学術誌に関連する原著論文または総説論文（いずれも共著可）を 1 編以上発表 ②本学会誌または査読のある学術誌に関連する原著論文または総説論文を筆頭者として 1 編以上発表 ③本学会誌または査読のある学術誌に関連する原著論文または総説論文を共著者として 3 編以上発表 および 20 例の経験実績（自施設または関連施設における経験）報告と所属長の推薦 認定試験の合格 5 年ごとに更新	https://www.jacr.jp/jacrreha/system/
日本循環器学会会員 心不全療養指導に従事している e ラーニング講習の受講修了 5 例の症例報告 認定試験の合格 5 年ごとに更新	https://www.j-circ.or.jp/chfej/
2 年度以上継続した日本腎臓リハビリテーション学会正会員歴 本学会学術集会において主演者あるいは座長としての経験があること，もしくは腎臓リハビリテーション指導の実地経験が 1 年以上あること 10 例の症例報告（自験例報告） 認定試験の合格 5 年ごとに更新	https://jsrr.smoosy.atlas.jp/ja
日本集中治療医学会 2 年以上の会員歴，日本理学療法士協会の会員 特定集中治療室管理料，救命救急入院料，集中治療科専門医が従事するハイケアユニット入院医療管理料，集中治療科専門医が従事する脳卒中ケアユニット入院医療管理料，小児特定集中治療室管理料の算定施設において集中治療関連業務に通算 5 年以上常勤で従事し，早期離床・リハビリテーションの臨床経験を有することおよびその実務証明 4 例の症例報告（うち侵襲的陽圧換気，持続的腎代替療法患者をそれぞれ 1 例以上含める） 5 年間に 30 単位以上の集中治療に関連する学術業績 認定試験の合格 5 年ごとに更新	https://www.jsicm.org/certification/pt.html
登録理学療法士に加えて 指定研修カリキュラム・臨床認定カリキュラム（分野ごとに必須科目および選択科目を指定）の受講 日本理学療法学術研修大会の参加 認定試験の合格 5 年ごとに更新	
登録理学療法士に加えて 指定研修カリキュラムの受講 ブロック学会・都道府県学会への参加 日本理学療法学会連合の会員団体が主催する学術大会での発表 査読付き原著論文 1 編 口頭試問への合格 5 年ごとに更新	https://www.japanpt.or.jp/pt/lifelonglearning/new/certif-specialized/
日本理学療法士協会会員 大学等に勤務する個人 修士号や博士号を取得している個人 各学会・研究会の当該領域に関する専門理学療法士資格を有する個人 病院等に勤務し各学会・研究会の当該領域に関する研究者とみなされる個人	
日本理学療法士協会会員 専門理学療法士資格を有する個人 認定理学療法士資格を有する個人 本会主催の学術集会あるいは学術大会にて筆頭発表者としての実績が確認できる個人 専門会員 A から会員種別変更をした個人	https://www.jspt.or.jp/20210119/
日本理学療法士協会（WPT に加盟している組織）会員 ※日本循環器理学療法学会および日本呼吸理学療法学会を通じて加盟申請（任意）	https://world.physio/subgroups/cardiorespiratory

巻末資料

表8 急性冠症候群（ACS）の心臓リハビリテーション標準プログラム
急性期離床プログラム（急性期から前期回復期：入院中）

	Stage 0	Stage 1	Stage 2	Stage 3	Stage 4	Stage 5	心リハ室
ステージアップ負荷試験		能動的座位[*1]	立位/足踏み[*2]	10～20 m 歩行[*2]	病棟1周[*2] （100 m）	病棟2周[*2] （200 m）	6 MWD[*2] Frail 評価
負荷試験合格後の安静度	ベッド上	端座位	ベッドサイド立位	トイレ歩行	病棟内フリー		院内フリー
排泄	ベッド上		ポータブルトイレ	室内トイレ	病棟内トイレ		
清潔	全身清拭			洗面台にて洗髪			シャワー可

[*1] 離床プログラム（Stage 1 ステージアップ負荷試験）開始基準：
① CK が peak out している
② 血圧が安定している（体位変換等で血圧が下がることがない）
③ 安静時 HR<120 bpm でコントロールされている
④ 38℃以上の発熱がなく，炎症反応が改善傾向である
⑤ 心室不整脈の頻発がない
⑥ Hb：8 g/dL 以上もしくは進行性貧血がない
[*2] ステージアップ負荷試験合格基準：
① 負荷試験中に胸痛，呼吸困難，動悸がない
② 負荷試験中は 40<HR<120 bpm で安定している
③ VT/VF などの危険な不整脈が出現しない
④ 心電図上 1 mm 以上の虚血性 ST 低下，または著明な ST 上昇がない
⑤ 負荷試験後の収縮期血圧が 20 mmHg 以上低下しない
⑥ 負荷試験後の収縮期血圧が 30 mmHg 以上上昇しない（ただし Stage 2 までは 20 mmHg 以上上昇しないとする）
[*3] 以下のすべてに該当するときは，同日に複数のステージアップをしてもよい
① PCI 終了時に TIMI 3 が得られ，他に残存狭窄なし
② max CPK<2,000
③ 心不全増悪なし（Killip 分類Ⅰ～Ⅱ），人工呼吸器や補助循環装置の使用歴なし
④ EF≧40%
⑤ 心筋梗塞の既往なし
[*4] Rupture Care：下記①②のいずれかを認めた場合は，発症 9 日目まで Stage 2 以下に留めて血圧上昇を伴う積極的な運動療法は
　　控え，発症 10 日目以降に Stage 4 に進む
① 心膜液の新規出現または進行性増加
② 大項目 1 つ以上＋小項目 2 つ以上を満たす
A．大項目
　1．ST 上昇が持続または再上昇　2．心室壁の進行性非薄化
B．小項目
　1．再灌流療法非施行または不成功　2．初回梗塞　3．前壁梗塞　4．女性　5．80 歳以上

（日本心臓リハビリテーション学会 2021 年度心臓リハビリテーション標準プログラム策定部会：急性冠症候群の心臓リハビリテーション標準プログラム〈2023 年版〉．https：//www.jacr.jp/cms/wp-content/uploads/2023/02/ACS2023.pdf）

表9 心不全の心臓リハビリテーション標準プログラム
急性心不全で入院した直後の急性期離床プログラム

	stage 1	stage 2	stage 3	stage 4	stage 5	stage 6
許可される安静度	ベッド上安静	端座位	室内自由	トイレ歩行	棟内自由 （80 m まで）	棟内自由
リハ実施場所	ベッド上	ベッドサイド	ベッドサイド	病棟	病棟（リハ室）	病棟（リハ室）
目標座位時間 （1 日総時間）	ヘッドアップ	1 時間	2 時間	3 時間	3 時間	3 時間
ステージアップ 負荷試験	端座位	歩行テスト （自由速度） 10 m	歩行テスト （自由速度） 40 m	歩行テスト （自由速度） 80 m	歩行テスト （自由速度） 80 m×2～3 回	6 分間 歩行テスト

*軽症や若年例等で運動耐容能が高く上記離床プログラムが順調に進められる症例は，血行動態が不安定にならないように注意しな
　がら stage を飛ばして進めたり，stage 6 終了の 6 分間歩行距離を実施せずに CPX を実施したりすることも可能である
*カテコラミンから離脱できず離床プログラムが進められない重症例では，離床プログラムが少しでも進められるように血行動態安
　定化に向けた薬物治療の強化や和温療法の併用および非薬物治療（心臓再同期療法，僧帽弁形成術，補助人工心臓等）の適応につい
　て検討する．また，一般には，NYHA Ⅳ度の重症例への運動療法は禁忌とされているが，カテコラミン投与下で血行動態が安定し
　ている症例ではベッドサイドでの筋力トレーニングを注意深く実施することにより廃用症候群を防止できたとの症例報告がある
*フレイル症例で離床プログラムが進められない場合は離床プログラムの進行とは別に，点滴管理が終了した段階でリハ室に移行し，
　筋力トレーニングや ADL 自立のためのトレーニングを行う

（日本心臓リハビリテーション学会心臓リハビリテーション標準プログラム策定部会：心不全の心臓リハビリテーション標準プログラム〈2017 年版〉．
https：//www.jacr.jp/cms/wp-content/uploads/2015/04/shinfuzen2017_2.pdf）

表10 急性冠症候群（ACS）の心臓リハビリテーション標準プログラム
運動療法の適応と禁忌

確認項目
必須項目

☐個別の身体活動能力を確認する
☐低心機能，心不全症状，低運動閾値，高度残存虚血などを有するか確認する
☐運動療法の有益性を確認する
☐以下の絶対禁忌項目に該当しないかを確認する
- 2日以内の急性心筋梗塞
- 内科治療により安定していない不安定狭心症
- 自覚症状または血行動態異常の原因となるコントロール不良の不整脈
- 症候性の重症大動脈弁狭窄症
- コントロール不良の症候性心不全
- 急性の肺塞栓または肺梗塞
- 急性の心筋炎または心膜炎
- 急性大動脈解離
- 意思疎通の行えない精神疾患

☐以下の相対禁忌項目を確認する
- 左冠動脈主幹部の狭窄
- 中等度の狭窄性弁膜症
- 電解質異常
- 重症高血圧（収縮期血圧＞200 mmHg，拡張期血圧＞110 mmHg）
- 頻脈性不整脈または徐脈性不整脈
- 肥大型心筋症またはその他の流出路狭窄
- 運動負荷が十分行えないような精神的または身体的障害
- 高度房室ブロック

努力項目

なし

実施項目
必須項目

☐身体活動能力に基づいた個別のプログラムを指導する
☐低心機能，心不全症状，低運動閾値，高度残存虚血などを有する例では，監視下の運動プログラムを実施する

努力項目

1. CPXの結果に基づいた個別のプログラムを指導する
2. 絶対的禁忌を有する場合は，運動療法を実施しない
3. 相対的禁忌を有する場合は，個々の症例で運動療法の有益性とリスクのバランスを評価し，有益性がリスクを上回るときには運動療法を実施する

到達目標
必須項目

☐安全で効果的な運動療法を実行できる

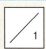

努力項目

1. 病態の変化に伴う変更の有無について再評価を行う
2. 患者に運動療法の有益性をもたらすよう指導を継続する

（日本心臓リハビリテーション学会 2021年度心臓リハビリテーション標準プログラム策定部会：急性冠症候群の心臓リハビリテーション標準プログラム〈2023年版〉．https://www.jacr.jp/cms/wp-content/uploads/2023/02/ACS2023.pdf）

巻末資料

表 11　急性冠症候群（ACS）の心臓リハビリテーション標準プログラム
運動プログラム作成

確認項目

必須項目

□運動療法の禁忌事項を確認する

□筋骨格系や神経系の障害など，運動療法の阻害因子を確認する

2

努力項目

1．CPX の結果を確認する

実施項目

必須項目

□運動処方の原則に基づき，運動の頻度，強度，時間，種類，運動量，漸増/改訂を行う

CPX 非実施症例に対する有酸素運動の運動強度は以下の方法で決定する

- 自覚的運動強度：「ややつらい」または Borg 指数：12〜13 のレベル
- 簡便法：安静時 HR＋30/min（β遮断薬投与例は安静時＋20/min）

　ただし，高リスク患者［①低左心機能（LVEF＜40%），②左前下行枝の閉塞持続（再灌流療法不成功例），③重症 3 枝病変，④高齢者（70 歳以上）］では低強度とする

□バランス機能や筋力などの運動機能が低下した患者では，バランストレーニングや日常生活に即した動作（起立，踵上げ）でのレジスタンストレーニングを導入する

□レジスタンストレーニングの頻度，強度，持続時間，様式を処方する

- 頻度：2〜3 回/週
- 強度：低強度から中等強度
- 上肢運動は 1 RM の 30〜40%，下肢運動では 50〜60%，1 セット 10〜15 回反復できる負荷量で Borg 指数 13 以下
- 持続時間：10〜15 回を 1〜3 セット
- 様式：ゴムバンド，足首や手首への重錘，ダンベル，フリーウエイト，プーリー，ウエイトマシン等

□退院後の在宅での運動療法に関する指導を行う

4

努力項目

1．CPX 実施症例には，CPX の結果に基づき有酸素運動の処方強度を決定する

- 嫌気性代謝閾値（AT）レベルまたは Peak$\dot{V}O_2$ の 40〜60% の心拍数
- 心拍数予備能（＝最高 HR－安静時 HR）の 40〜60% のレベル

　Karvonen の式：［最高 HR－安静時 HR］×k＋安静時 HR

　k：通常（合併症のない若年急性心筋梗塞など）は 0.6，高リスク例では 0.4〜0.5．心不全例は 0.3〜0.5

2．フレイルや認知症，重度の心機能障害等の症例に対する運動処方は第 V 章を参照する

到達目標

必須項目

□退院後の生活に必要な運動機能や運動耐容能を獲得する

□健康関連 QOL が向上する

2

努力項目

なし

（日本心臓リハビリテーション学会 2021 年度心臓リハビリテーション標準プログラム策定部会：急性冠症候群の心臓リハビリテーション標準プログラム〈2023 年版〉．https://www.jacr.jp/cms/wp-content/uploads/2023/02/ACS2023.pdf）

表12 急性冠症候群（ACS）の心臓リハビリテーション標準プログラム
運動療法の実施（入院期間が短い場合は退院後に実施）

確認項目
必須項目
- □ 運動療法前に禁忌事項に該当していないことを確認する
- □ 運動療法前に処方された運動種類，運動強度，運動時間，回数などを確認する
- □ 運動療法前に運動時のリスク（心筋虚血，心ポンプ機能，不整脈）を確認し，モニタリングの準備をする
- □ 運動療法前に急性期合併症が発生していないことを確認する

／4

努力項目
なし

実施項目
必須項目
- □ 運動療法前に血圧，心拍数を確認する
- □ 運動療法前に服薬状況を確認する
- □ 運動療法前にストレッチなどウォーミングアップを実施する
- □ 処方された内容の有酸素運動とレジスタンストレーニングを実施する
- □ 心筋虚血，不整脈のリスクに応じて運動中の心電図を連続モニタリングする
- □ 心ポンプ機能のリスクに応じて運動中の血圧を定期的にモニタリングする
- □ 運動療法実施中に以下の徴候や所見があれば中止を検討する
  - 同一運動強度での胸部自覚症状の増悪
  - 同一運動強度で10 bpm以上の心拍数上昇または2段階以上のBorg指数の上昇
  - 経皮的動脈血酸素飽和度が90％未満へ低下，または安静時から5％以上の低下（肺疾患がある場合は主治医と確認する）
  - 心電図モニター上，新たな不整脈の出現や1 mm以上のST低下
- □ 運動療法後に血圧，心拍数を確認する
- □ 運動療法後にクールダウンを実施する
- □ 終了後に血圧，心拍数，自覚的疲労感などを手帳に記載する

／10

努力項目
1. 運動療法実施中に，運動時の反応や症状について患者に説明する

到達目標
必須項目
- □ 患者個々のリスク（心筋虚血，心ポンプ機能，不整脈）に応じた適切なリスクモニタリングを実施し，安全かつ有効な運動療法を実施する
- □ 心リハチーム内で運動実施状況を共有する
- □ 通院型心リハを継続する
- □ 運動中の管理方法を理解してもらい，自己管理を促す

／4

努力項目
1. 患者が血圧・心拍・症状などをチェックし，運動を自己管理する

（日本心臓リハビリテーション学会 2021 年度心臓リハビリテーション標準プログラム策定部会：急性冠症候群の心臓リハビリテーション標準プログラム〈2023 年版〉．https://www.jacr.jp/cms/wp-content/uploads/2023/02/ACS2023.pdf）

表13 積極的な運動療法が禁忌となる疾患・病態

絶対的禁忌	1. 不安定狭心症または閾値の低い（平地のゆっくり歩行で誘発される）心筋虚血 2. 過去3日以内の心不全の自覚症状（呼吸困難，易疲労感など）の増悪 3. 血行動態の異常の原因となるコントロール不良の不整脈（心室細動，持続性心室頻拍） 4. 手術適応のある重症弁膜症，特に症候性大動脈弁狭窄症 5. 閉塞性肥大型心筋症などによる重症の左室流出路の狭窄		6. 急性の肺塞栓症，肺梗塞，深部静脈血栓症 7. 活動性の心筋炎，心膜炎，心内膜炎 8. 急性全身性疾患または発熱 9. 運動療法が禁忌となるその他の疾患（急性大動脈解離，中等症以上の大動脈瘤，重症高血圧，血栓性静脈炎，2週間以内の塞栓症，重篤な他臓器疾患など） 10. 安全な運動療法の実施を妨げる精神的または身体的障害
相対的禁忌	1. 重篤な合併症のリスクが高い発症2日以内の急性心筋梗塞 2. 左冠動脈主幹部の狭窄 3. 無症候性の重症大動脈弁狭窄症 4. 高度房室ブロック 5. 血行動態が保持された心拍数コントロール不良の頻脈性または徐脈性不整脈（非持続性心室頻拍，頻脈性心房細動，頻脈性心房粗動など）		6. 最近発症した脳卒中 7. 運動負荷が十分行えないような精神的または身体的障害 8. 是正できていない全身性疾患
禁忌ではないもの	1. 高齢者 2. 左室駆出率の低下 3. 血行動態が保持された心拍数コントロール良好な不整脈（心房細動，心房粗動など）		4. 強心薬静注で血行動態が安定している患者 5. 補助人工心臓（LVAD），植込み型心臓電気デバイス（永久ペースメーカ，植込み型除細動器〈ICD〉，両室ペーシング機能付き植込み型除細動器〈CRT-D〉など）装着

TEST 試験

到達目標

● 各 Lecture で学んだ知識について，自分自身の理解度や到達度を知る．
● 各 Lecture で学んだ内容の要点について，試験を通じて理解する．
● 試験の結果を再検証するなかで，各 Lecture の内容や解説について再度復習する．

この試験の目標とするもの

　これまでの講義では，多くの医学的知識を学習し，治療の枠組みのなかで理学療法が何を担当しているのかを学びました．また，患者教育を含めた介入の方法論や，医療チームのなかで何を求められているのかという，きわめて広い範囲を学習しました．

　この章は問題と解答から成ります．学んだ内容のなかでポイントとなることがらについて問い，末尾に解答と簡単な解説を付記しました．

　問題は，I：5択の選択式問題，II：かっこ内に適切な用語を書き込む穴埋め式問題，III：記述式問題の3つの形式から成ります．

　これまで学んだ内容をどこまで理解しているかの「力試し」として，挑戦してみてください．試験問題で問われていることはどれも，教える側が「ここはポイント，ぜひとも理解していてほしい」と認識している内容です．しかし，試験内容はあくまでも膨大な講義内容からの抜粋であり，キーワードを示してはいても，「内部障害理学療法学　循環・代謝」について網羅しているわけではありません．試験後，解答と照らし合わせ，該当する本文を読み返し，関連する内容を復習することで，系統的な理解を深めてください．

試験の結果はどうでしたか？

□ 自分自身の理解度や到達度を知ることができた．
□ 復習すべき内容がわかった．
□ 循環・代謝疾患患者に対する理学療法の概要がわかった．
□ 理学療法を行ううえでどのような情報が重要であるのかがわかった．

---

comment

理学療法士には，この科目だけでなく，たくさんの知識が必要とされます．循環・代謝について学んだ内容は，決して内部障害の患者を診るためだけのものではありません．すべての理学療法の対象患者に接するうえで活かすことができる知識です．内部障害は確かに目に見えない障害ですが，見える（診ることができる）ようになる方法について学んできました．これまで学習し，得られた知識を再確認してみましょう．

試験

問題

Ⅰ　選択式問題

以下の問いについて，該当するものを 2 つ選びなさい.

問題 1

次の文章のうち，正しいのはどれか.

1. 運動耐容能評価は，呼気ガス分析を用いた酸素摂取量によらなくても心拍数の代用で正確な評価ができる.
2. 二重積は，収縮期血圧と心拍数の積で表される.
3. 心拍数は，どのような場合でも酸素摂取量の増加に従って増加する.
4. 酸素摂取量は，1 回拍出量と心拍数と動静脈酸素較差の積で表される.
5. 酸素脈は心拍数にのみ依存し，1 回拍出量の影響を受けない.

問題 2

虚血性心疾患の病態や検査所見，急性期治療として正しいのはどれか.

1. 虚血性心疾患に含まれるのは，心筋梗塞と心筋炎と狭心症である.
2. 心筋梗塞の大きさを推定しリスク層別化するには，心電図，心エコーの 2 つの検査結果を確認すればよい.
3. 急性心筋梗塞発症直後に心臓カテーテルによる再灌流療法を行うことは，心筋の救済率が高まり，生命予後を改善しうる.
4. 急性心筋梗塞に特徴的な心電図変化は，経時的に ST 下降，T 波陰転，Q 波形成である.
5. 冠動脈に有意狭窄がなくても，プラークの破綻により心筋梗塞が発症する.

問題 3

末梢動脈疾患の病態や検査所見，治療として正しいのはどれか.

1. 末梢動脈疾患のなかで下肢に生じる慢性動脈閉塞を下肢閉塞性動脈疾患（LEAD）という.
2. フォンテイン分類Ⅰ度の重症例には切断術が適応となる.
3. 間欠性跛行を呈するフォンテイン分類Ⅱ度に対しては，トレッドミルを用いた積極的な運動療法が推奨される.
4. 主要な症状である間欠性跛行は，脊柱管狭窄症による症状との鑑別がきわめて困難である.
5. フォンテイン分類Ⅱ度は，運動療法の禁忌であり，物理療法のみが適応となる.

問題 4

糖尿病の病態や検査所見，治療として正しいのはどれか.

1. インスリン分泌低下または抵抗性に基づく，絶対的または相対的なインスリン作用不足によって生じる，慢性の高血糖状態を主徴とする代謝性疾患群である.
2. 空腹時，食後 2 時間後の血糖値のみで診断される.
3. インスリン抵抗性の改善には注射薬が第一選択である.
4. HbA1c の正常上限値は 8% である.
5. 三大合併症は，網膜症と腎症，神経障害である.

197

問題 5

低血糖について正しいのはどれか.

1. 高血糖を治療中の糖尿病患者では要注意である.
2. インスリンの分泌不足が原因で生じる異常血糖状態の総称である.
3. 自覚症状が最も重要であり, 理学療法中は問診でリスク管理が可能である.
4. 交感神経系が亢進して動悸や手指振戦, 発汗などが現れ, さらに進行すると昏睡に至る危険性がある.
5. 運動を終了していれば, その後に低血糖発作が起きることはない.

問題 6

直ちに処置を必要としない不整脈はどれか.

1. 心拍数 40 回/分前後のⅢ度房室ブロック
2. 10 回/分程度の上室期外収縮
3. 心室細動
4. 持続性心室頻拍
5. 心拍数 70 回/分前後の心房細動

問題 7

病態と評価指標との組み合わせのうち, 誤っているのはどれか.

1. サルコペニア：骨格筋筋力
2. 急性心筋梗塞：左室駆出率
3. 末梢動脈疾患：糸球体濾過量 (GFR)
4. 慢性腎臓病 (CKD)：脳性ナトリウム利尿ペプチド (BNP)
5. フレイル：歩行速度

問題 8

ICU (集中治療室) において, 早期に離床や積極的な運動を開始できると判断するための評価内容や確認事項として誤っているのはどれか.

1. 呼吸回数 (RR) が 40 回/分
2. 吸入酸素濃度 (FiO_2) が 0.3
3. 平均動脈圧 (MAP) が 80 mmHg
4. 酸素飽和度 (SaO_2) が 98％
5. 主治医が理学療法の内容を把握していない.

問題 9

心疾患患者に対する運動療法として誤っているのはどれか.

1. 離床プログラムの意義は, 頭部の挙上と下肢の下垂や荷重による血圧や心拍数, 心電図の変化が一定の範囲内か確認することに加え, 下肢筋力やバランス能力も評価して, 今後の理学療法計画に活かすことにある.
2. 運動療法は呼吸性代償 (RC) レベルの有酸素運動が推奨されている.
3. 運動療法中は, ウォームアップ, 定常運動, クールダウンのそれぞれにおけるバイタルサインや心電図変化, 自覚的運動強度などを確認しながら進める.
4. 運動療法以外にも, 生活指導などの疾患管理教育が重要である.
5. クリニカルパスが整備されており, 症状の有無にかかわらず計画どおりに進行したほうがよい.

問題 10

糖尿病患者の運動療法として正しいのはどれか.

1. インスリン抵抗性を改善する.
2. 著しい高血糖は運動療法のよい適応である.
3. 足病変には裸足歩行による感覚入力を推奨する.
4. 運動量に応じて血糖自己測定を行い,補食やインスリンの減量を行う.
5. 運動療法を行うと,血糖のコントロールは約1週間持続する.

Ⅱ　穴埋め式問題

かっこに入る適切な用語は何か答えなさい.

1) 身体活動に必要なエネルギー源はATPであり,その再合成のためのエネルギー供給系として,無酸素系として ATP-PCr 系と解糖系が,有酸素系として (1.　　　　) と電子伝達系の経路がある.

2) 三大栄養素とは,炭水化物 (糖質),(2.　　　　),蛋白質である.

3) 心筋は骨格筋と同様に横紋筋の一種であるが,骨格筋と違い不随意筋である.心筋には心臓の収縮を担う (3.　　　　) と,自らが電気刺激を生成し伝導する特殊心筋の2種類がある.

4) 動脈 (特に細動脈) は血管の収縮および弛緩によって組織への血液量を調節し,血圧に影響を与えるため,(4.　　　　) とよばれる.静脈は壁が薄く伸縮性に富み,循環血液量を調節する役割を担うため,容量血管とよばれる.

5) 尿蛋白あるいは尿アルブミンの異常および糸球体濾過量 (GFR) の低下のいずれか,あるいは両者が3か月以上続いている状態を (5.　　　　) と定義している.

6) 酸素摂取量を表すフィックの式は,
酸素摂取量 = 1回拍出量 × 心拍数 × (6.　　　　) で表される.

7) 心電図は方眼紙に記録される.縦軸は電圧を表し,一般に 10 mm が 1 mV である.横軸は時間を表し,(7.　　　　) mm が 1 秒間である.

8) 治療介入が必要となる包括的高度慢性下肢虚血 (CLTI) では,対象肢を,組織欠損,虚血,(8.　　　　) の三要素で評価する.

9) 糖尿病の病型分類のうち,インスリン抵抗性の増大や,食事や生活習慣との関連が指摘されているのは (9.　　　　) 型糖尿病である.

10) 糖尿病の三大合併症の一つである糖尿病性腎症は,糸球体構造の破壊により生じ進行する.腎不全に移行すると (10.　　　　) 療法が必要となる場合がある.

11) 高齢者や糖尿病患者などでは,心筋虚血が生じても,胸痛などの症状を伴わないものがあり,これを (11.　　　　) とよぶ.

12) 肺うっ血や低心拍出による各臓器への灌流圧低下は (12.　　　　) の主要な病態である.

13) 僧帽弁狭窄症では弁口の狭窄により,拡張期の左房と左室の圧較差から肺静脈圧の上昇が生じるが,僧帽弁閉鎖不全症では,僧帽弁口から左房への (13.　　　　) が生じ,心拍出力の低下を生じる

14) 大動脈壁が中膜で二層に剥離し,二腔を形成した状態を (14.　　　　) とよぶ.

15) 今日の心臓リハビリテーションの目的は,廃用症候群の改善ではなく,(15.　　　　) の改善にある.

III 記述式問題

問いに従って答えなさい．

問題 1

フランク-スターリングの法則について，かっこに適切な用語を記入し図と説明文を完成させよ．

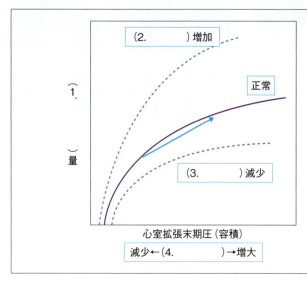

説明文：
曲線は心筋の収縮特性を表しており，図中の矢印は（5.　　　）の増大によって心筋が伸張されるほど，収縮力が強くなることを示している．

問題 2

下記の症例をリスク層別化するにあたり，必要な情報収集の項目をあげ，各々評価せよ．

症例：60 歳，男性．生来健康，高血圧なし，HbA1c 8.0％，喫煙 20 本/日×40 年，eGFR 100 mL/分/1.73 m²．胸痛を主訴に救急車を自分で要請し来院した．脈拍 80 回/分，血圧 118/62 mmHg．12 誘導心電図で心拍数 80 回/分，洞調律，II，III，aVF 誘導の ST 上昇と異常 Q 波を認め，急性心筋梗塞の診断で入院．心エコー検査で下壁の一部に軽度の運動低下があり，左室駆出率 52％，血液検査では心筋逸脱酵素値の上昇を認めた．緊急心臓カテーテル検査を行ったところ，右冠動脈の遠位に完全閉塞を認め，冠動脈形成術を行いステントを留置した．残存狭窄を認めず，peak CK は 1,980 IU/L．フォレスター分類 I で経過，心室期外収縮はラウン分類 I で，有意な合併症を生じず CCU から一般病棟に転床した．下肢筋力は正常．不安，抑うつなし．

発症から 2 週目に早期に心肺運動負荷試験を行ったところ，心拍数 131 回/分，下肢疲労で終了した．peak $\dot{V}O_2$ は 8.9 METs 相当，AT は 5.0 METs 相当で，そのときの心拍数は 105 回/分であった．

試験

解答

Ⅰ 選択式問題　　　配点：1問（完答）4点　計40点

問題1　**2，4**

1．心拍数単独では運動耐容能の正確な評価は困難である．2．二重積は心筋酸素消費量を反映する．3．酸素摂取量の増加に従う心拍数の増加は一定の範囲で頭打ちとなる．5．酸素脈は1回拍出量を反映する．

問題2　**3，5**

1．心筋炎は含まれない．2．これら以外にも血液検査や画像所見が有用である．4．一般的に急性心筋梗塞でSTは上昇する．

問題3　**1，3**

2．フォンテイン分類Ⅰ度は無症状期である．4．間欠性跛行の原因を鑑別することは重要である．5．フォンテイン分類Ⅱ度は，運動療法のよい適応である．

問題4　**1，5**

2，4．日本糖尿病学会による糖尿病診断の指針ならびに検査を参照（Lecture 10）．3．運動療法の主たる意義はインスリン抵抗性の改善にある．

問題5　**1，4**

1．治療薬の過剰作用も含めて生じないとは限らない．2．インスリンは唯一の血糖降下作用のあるホルモンである．3．自覚症状を伴わないことが多く，客観的な評価と注意が必要である．5．キャリーオーバーとよばれる，細胞への糖取り込み能亢進が遷延する場合があり，低血糖発作が生じることがあるので注意が必要である．

問題6　**2，5**

1．3．4．いずれもなんらかの処置が必要な緊急性を有する．

問題7　**3，4**

3．糸球体濾過量（GFR）は慢性腎臓病（CKD）の重症度分類に用いられる指標である．4．脳性ナトリウム利尿ペプチド（BNP）は心不全の診断，治療効果の判定に用いられる．

問題8　**1，5**

日本集中治療医学会早期リハビリテーション検討委員会による「集中治療における早期リハビリテーション―根拠に基づくエキスパートコンセンサス」における早期離床や積極的な運動の開始基準は，呼吸回数（RR）＜35回/分，平均動脈圧（MAP）65 mmHg以上，酸素飽和度（SaO_2）90％以上を一定時間持続できていることや，吸入酸素濃度（FiO_2）が0.6未満に加えて，その前提として主治医が理学療法の内容を把握し許可していることが必要である．

問題9　**2，5**

2．有酸素運動は，中等度の負荷（嫌気性代謝閾値）の運動が推奨される．5．適切な評価なくして理学療法は実施できない．

問題10　**1，4**

2．コントロールが不良な高血糖は運動療法の禁忌である．3．足病変は容易に外傷，壊死や壊疽を招きうるため，愛護的なフットケアが必要である．5．運動療法による血糖のコントロール効果は数日程度であるため，週数回の運動が必要とされている．

201

Ⅱ 穴埋め式問題　　　配点：1問2点　計30点

1. TCA回路（クエン酸回路）　　　Lecture 3 参照
2. 脂質　　　Lecture 3 参照
3. 固有心筋（作業心筋）　　　Lecture 1 参照
4. 抵抗血管　　　Lecture 1 参照
5. 慢性腎臓病（CKD）　　　Lecture 11 参照
6. 動静脈酸素較差　　　Lecture 4 参照
7. 25　　　Lecture 2 参照
8. 足部感染　　　Lecture 8 参照
9. 2　　　Lecture 10 参照
10. 透析　　　Lecture 10 参照
11. 無症候性心筋虚血　　　Lecture 6 参照
12. 左心不全　　　Lecture 5 参照
13. 逆流　　　Lecture 7 参照
14. 大動脈解離　　　Lecture 8 参照
15. 生命予後　　　Lecture 12 参照

Ⅲ 記述式問題　　　配点：問題1（2点×5）10点，問題2 20点　計30点

問題1　　**問題2**

1. 1回拍出
2. 心収縮性
3. 心収縮性
4. 前負荷
5. 前負荷

　下記20項目について，各1点，計20点．回答例には代表的な項目とその情報の解釈までを示しているが，試験の際には項目があげられている，あるいはほぼ正しく解釈できている場合には得点としてよい．

1) 年齢：若年であり，低リスク．

2) 来院時血圧：保たれており，ショックに陥っていない．

3) 来院時脈拍：頻拍，12誘導心電図所見と併せて洞頻拍としてもよい．

4) 12誘導心電図：Ⅱ，Ⅲ，aV$_F$のST上昇と異常Q波形成から下壁梗塞．

5) 心エコー：壁運動は下壁（下壁梗塞）の一部で低下しているのみであり，また，左室駆出率は52％と保たれており，低リスク．

6) 心臓カテーテル：梗塞責任血管は右冠動脈の遠位（梗塞サイズは大きくない可能性）．

7) 冠動脈形成術：急性期に再灌流に成功し，ステントも留置していることから，梗塞サイズは最小にでき，再狭窄のリスクも低いと考えられる．

8) 心臓カテーテル（冠動脈形成術後）：残存狭窄はなく，低リスク．

9) peak CK：＜3,000 IU/Lであり，低リスク．

10) フォレスター分類：Ⅰで血行動態は正常範囲に保たれている，低リスク．

11) ラウン分類：Ⅰで心室期外収縮の発生頻度は少なく，重症度も高くない．

12) HbA1c：8.0％であり，糖尿病の診断基準を満たし，かつ，合併症の発生頻度が高くなるレベルの高値である．

13) 喫煙：冠危険因子である喫煙が1日あたりの本数も多く，また期間も長期に及んでいる．

14) 腎機能：上記12）のとおり糖尿病はあるが，現在のところeGFRは正常．

15) 下肢筋力：正常に保たれている．

16) 不安，抑うつ：不安，抑うつなく，低リスク．

17) 心肺運動負荷試験の終了基準：心血管反応ではなく，下肢疲労で終了している．

18) peak $\dot{V}O_2$（心肺運動負荷試験）：8.9 METs相当はNYHA心機能分類Ⅰ度で，低リスク．

19) AT（心肺運動負荷試験）：5.0 METsであり，日常生活強度の運動を推奨しうる．

20) AT，心拍数（心肺運動負荷試験）：105回/分であり，運動処方に際して目標心拍数として考慮する．

索引

記号・数字・欧文索引

β 遮断薬	55
I度房室ブロック	20
II度房室ブロック	21
III度房室ブロック	21
1 型糖尿病	116, 120
1 回拍出量	6
2 型糖尿病	116, 120
6 分間歩行試験	45

A
AHA による冠動脈造影の区分	5, 66
ATP-PCr 系	34
ATP 合成酵素	30
ATP の役割	28

C
CAVI（心臓足首血管指数）	67
CCS による分類	62
CKD（慢性腎臓病）	143
CLTI の責任動脈病変の分布	94

F
FITT	164
FMD（血流依存性血管拡張反応）	14

H
HbA1c 値	119
HFpEF	51
HFrEF	51
HOMA-R	117

M
METs（代謝当量）	42

N
NYHA 心機能分類	43

R
RHI（反応性充血指数）	14

S
SGLT2 阻害薬	55
SPPB	167
ST 上昇型心筋梗塞	63

T
TCA 回路	30
TIMI 分類	66
total vascular care	135

U
ULP（潰瘍様突出像）	90

V
$\dot{V}_E/\dot{V}CO_2$ slope	48

和文索引

あ
悪性新生物（悪性腫瘍）	106
握力	166
圧迫療法	100
アドバンス・ケア・プランニング（ACP）	108, 143, 178
アポ蛋白質	38
アミロイドーシス	50
アンジオテンシンII受容体拮抗薬（ARB）	55
アンジオテンシン変換酵素阻害薬（ACE 阻害薬）	55

い
意識障害	145
──発生時の対応	145, 160
維持期（生活期）の心臓リハビリテーション	172
一次救命処置（BLS）	149, 160
インスリン分泌	114
──指数	117
インターバルトレーニング（間欠的トレーニング）	169

う
植込み型除細動器（ICD）	58
植込み型ペースメーカ	58
ウェーバーとジャニッキによる分類	54
ウォームアップ	164
右心不全	51
運動強度の決定方法	165
運動時のエネルギー代謝	40
運動処方	57
運動耐容能	40
──からみた心機能分類	54
運動とエネルギー供給	33
運動の適否判断	163
運動負荷試験の中止基準	44
運動療法実施中の中止基準	168

え
栄養摂取と食事療法	35
栄養素	28
──とエネルギー供給系	33
──のエネルギー量	36
──の構成	120
液性調節	9
エネルギー供給系と運動種目	34
エネルギー摂取量	120

（右列）
エネルギー代謝率（RMR）	42
エネルギーの単位	35
遠隔心臓リハビリテーション	169
遠隔診療（オンライン診療）	174

か
介護保険下でのリハビリテーション	174
解糖系	29
──と有酸素系	30
回復期の循環器理学療法	162
拡張型心筋症	82
拡張能の評価	25
下肢機能	167
学会認定資格制度	149
カテーテル型人工心臓	70
カルボーネン法	46
冠〔状〕静脈	5
冠〔状〕動脈	5
がん関連血栓症（CAT）	108
間欠性跛行	93
──を呈する下肢閉塞性動脈疾患（有症候性 LEAD）	93
間欠的空気圧迫法	100
関節可動域運動	156
間接的エネルギー測定法	36
がん治療関連心血管毒性（CTR-CVT）	108
冠動脈狭窄	61
冠動脈造影検査	67
冠動脈バイパス術（CABG）	69
緩和ケア	108, 177

き
期外収縮	18
機械的補助循環の種類と適応	85
基礎代謝量	36
脚ブロック	21
急性下肢虚血（ALI）	96
急性下肢動脈閉塞	96
急性冠症候群（ACS）	61, 62, 158
急性虚血	92
急性心筋梗塞	63
──の診断	23
急性心不全	50
急性腎不全	143
急変時の対応	145
狭心症の分類	62
強心薬	55
局所性調節	9
虚血性心疾患	50, 60
──の病態	60
──の分類	62
キリップ分類	64

く
駆出率	25

203

グリセロール 32
グリーフケア 178
グルコース代謝の調節 31
グルコースの輸送 29
クロフォード分類 89

け

経カテーテル的大動脈弁留置術 (TAVI) 77
経皮的冠動脈形成術 (PCI) 68
経皮的心肺補助装置 (PCPS) 70
経皮的僧帽弁接合不全修復術 76
血圧 7
　——の変化 42
血管機能の評価 67
血管抵抗 7
血管内皮機能障害 13
血管の構造 5
　——と機能 4
血行再建術 (再灌流療法) 69
血清脂質 120
血栓症 96
血糖自己測定 (SMBG) 121
血糖値 119
血流 7
ケトン体 33
嫌気性代謝閾値 (AT) 45, 47
健康の社会的決定要因 (SDOH) 112

こ

交感神経 8
高血圧症 50, 102
高血糖高浸透圧症候群 122
拘束型心筋症 84
後負荷 6, 52
抗利尿ホルモン 12
高齢者糖尿病 125
呼気ガス分析 47
呼吸筋代謝性反射 131
呼吸商 36
呼吸性代償 (RC) 48
コレステロール 38

さ

災害時における循環器理学療法 179
最高酸素摂取量 (peak $\dot{V}O_2$) 44
再生医療 95
最大心拍数 41
在宅医療 174
左室駆出率 (LVEF) 6
左室壁運動の評価 (AHA) 24
左心不全 51
サルコイドーシス 50
サルコペニア 132
三尖弁狭窄症 78
三尖弁閉鎖不全症 79
酸素摂取量 ($\dot{V}O_2$) 41, 47
　——の計算式 43
　——を用いた運動処方 45

し

自覚的運動強度 (RPE) スケール 165
糸球体濾過 10
刺激伝導系 2, 16
脂質 37
　——の代謝 31
　——の分類と役割 32
自転車エルゴメータ 165
自動体外式除細動器 (AED) 149, 160
集中治療後症候群 (PICS/PICS-F) 139
集中治療におけるリハビリテーション 139
終末期医療 (ターミナルケア) 176
循環器疾患と便秘 135
循環器病対策推進基本計画 71, 132
循環器理学療法の歴史的変遷 138
循環障害 145
循環動態の調節 7
循環補助用心内留置型ポンプ 70
上室期外収縮 (SVPC) 18
静脈血栓塞栓症 (VTE) 98
　——の予防方法 100
　——の理学療法 100
食後高血糖 114
食事指導のポイント 120
自律神経機能の評価 67
心エコー (心臓超音波) 23
心胸郭比 (CTR) 54
心筋虚血 22
　——の判読 22
心筋症 50, 80
　——の分類 50
心筋組織 2
心筋の酸素需要量 60
心筋の酸素消費量 41
心筋への酸素供給量 60
神経性調節 7
心疾患患者のリスク分類 157
心室期外収縮 (VPC) 18
　——の種類 19
心室細動 (VF) 20
心室頻拍 (VT) 20
心周期 5, 6
腎障害 145
心腎連関 129
　——の分類 131
心臓悪液質 132
心臓核医学検査 66
腎臓による血圧調節 11
心臓の血管 5
心臓の構造と機能 2
腎臓の構造と機能 9
腎臓の自己調節機能 11
心臓弁膜症 50, 74
心臓リハビリテーション 138
腎臓リハビリテーション 139
心電図 16
　——の基本波形 16
　——の記録方法 17
心脳連関 128
心肺運動負荷試験 43

心肺補助装置 85
心肺連関 130
心拍出量 5
深部静脈血栓症 (DVT) 98
心不全 50
　——症状 52
　——徴候 52
　——の進展因子 103
　——の代償機序 52
　——の分類 24
心房細動 (AF) 17, 103
心房性ナトリウム利尿ペプチド (ANP) 12
心房粗動 (AFL) 18
心ポンプ機能 5

す

推定エネルギー必要量 36
睡眠呼吸障害 (SDB) 110
スタンフォード分類 90
ストップ CVD 147
スワン-ガンツカテーテル 52

せ

正常洞調律 17
セラーズの分類 78
前負荷 6, 52

そ

早期離床 139
僧帽弁狭窄症 74
僧帽弁閉鎖不全症 75
塞栓症 96
側副血行路 92

た

体外式ペースメーカ 58
体外設置型補助人工心臓 86
代謝とエネルギー 28
代償性休止期 18
大動脈解離 90
大動脈疾患 88
大動脈内バルーンパンピング (IABP) 69, 85
大動脈弁狭窄症 76
大動脈弁閉鎖不全症 77
大動脈瘤 88
　——の重症度 88
　——の手術適応基準 89
　——の病型分類 88
体内植込み型補助人工心臓 86
たこつぼ心筋症 (心理的ストレス) 106
炭水化物 (糖質) 37
　——の代謝 29
弾性ストッキング 100
蛋白質 37
　——の代謝 33
　——の分類 33

ち

地域包括ケアシステム 175
致死性不整脈 20

204

チーム医療	149
直接的エネルギー測定法	35

て

低血糖	146
——による急性合併症	123
——の原因	146
——の予防法	123
電気的除細動	145
電子伝達系	30

と

糖化アルブミン（GA）	119
洞徐拍	17
糖代謝異常の判定区分	117
糖尿病	114
——の疫学	114
——の検査と診断	117
——の症状	115
——の診断	118
——の治療	119
——の分類	115
糖尿病合併症	122
糖尿病性ケトアシドーシス	122
糖尿病性神経障害	124
糖尿病性腎症	123
糖尿病性足病変	124
糖尿病網膜症	123
洞頻拍	17
動脈硬化	13, 102
独歩プロジェクト（DOPPO）	167
ドベーキー分類	90
トレッドミル	165

に

日本食品標準成分表	38
入院関連能力低下（HAD）	169

ね

ネフロン（腎単位）	11

の

脳卒中と循環器病克服5か年計画	72
ノリア-スティーブンソン分類	52

は

肺血栓塞栓症（PTE）	98
肺高血圧症	103, 132
肺動脈カテーテル	52

肺動脈弁狭窄症	79
肺動脈弁閉鎖不全症	79
反射性調節	8

ひ

非ST上昇型心筋梗塞	63
肥大型心筋症	80
——の分類	81
非蛋白質呼吸商	36
必須アミノ酸（不可欠アミノ酸）	38
必須脂肪酸	38
標準12誘導心電図	16
標準プログラムの記載項目	158
病棟歩行	163
ピルビン酸の脱炭酸化	29
頻脈誘発性心筋症（TIC）	103

ふ

不安定狭心症	63
——の分類	62
フィックの式	41
フォレスター分類	52
フォンテイン分類	94
副交感神経	8
不整脈	17, 50
不整脈源性右室心筋症	83
不整脈性心不全	103
不整脈誘発性心筋症（AIC）	103
ブラウンウォルドによる分類	62
フランク-スターリングの法則	7
フレイル	132
——の診断基準	167

へ

平均寿命と健康寿命	173
ペーシングによる管理	56
ヘモグロビンと酸素搬送系	41

ほ

包括的高度慢性下肢虚血（CLTI）	94
房室ブロック	20
歩行速度	167
補助循環	69
補助人工心臓	86

ま

末期腎不全（ESKD）	144
末梢動脈疾患	92
——の分類	93

慢性下肢動脈閉塞	93
慢性虚血	93
慢性血栓塞栓性肺高血圧症（CTEPH）	103
慢性腎臓病（CKD）	129
慢性心不全	50
慢性腎不全	143

み

ミネラルコルチコイド受容体拮抗薬	55

む

無症候性下肢閉塞性動脈疾患（無症候性 LEAD）	93
無症候性心筋虚血の分類	63

め

メタボリックシンドローム	124

も

毛細血管	4
目標心拍数（THR）法	46
目標体重の目安	120
モニター心電図	16

ゆ

有酸素運動	163
——の効果	156
有酸素系	29
遊離脂肪酸	32

ら

ラウン分類	20
ラザフォード分類	94
ランプ負荷	47

り

リビングウィル	177
リポ蛋白質	38
両室ペースメーカ	58

れ

レジスタンストレーニング	156, 164
レスパイトケア	175
レニン・アンジオテンシン・アルドステロン系（RAAS）	11

ろ

労作狭心症のCCS重症度分類	62

中山書店の出版物に関する情報は,小社サポートページを御覧ください.
https://www.nakayamashoten.jp/support.html

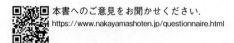

本書へのご意見をお聞かせください.
https://www.nakayamashoten.jp/questionnaire.html

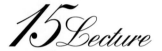

15レクチャーシリーズ

理学療法テキスト
内部障害理学療法学 循環・代謝 第3版

2010年11月1日	初 版第1刷発行
2012年3月30日	第2刷発行
2013年2月28日	第3刷発行
2014年3月20日	第4刷発行
2014年7月31日	第5刷発行
2015年4月15日	第6刷発行
2016年3月1日	第7刷発行
2017年8月15日	第2版第1刷発行
2019年3月15日	第2刷発行
2020年12月10日	第3刷発行
2022年9月10日	第4刷発行
2024年3月1日	第5刷発行
2024年12月25日	第3版第1刷発行

総編集 ……………… 石川 朗
責任編集 ………… 木村雅彦
発行者 …………… 平田 直
発行所 …………… 株式会社 中山書店
　　　　　　　　　〒112-0006 東京都文京区小日向4-2-6
　　　　　　　　　TEL 03-3813-1100（代表）
　　　　　　　　　https://www.nakayamashoten.jp/

装丁 ……………… 藤岡雅史

印刷・製本 ……… 株式会社 真興社

ISBN978-4-521-75010-1
Published by Nakayama Shoten Co., Ltd.　　　　　　　　　Printed in Japan
落丁・乱丁の場合はお取り替えいたします

・本書の複製権・上映権・譲渡権・公衆送信権（送信可能化権を含む）は株式会社中山書店が保有します.

・**JCOPY**　＜出版者著作権管理機構委託出版物＞
本書の無断複製は著作権法上での例外を除き禁じられています. 複製される場合は,そのつど事前に, 出版者著作権管理機構（電話 03-5244-5088, FAX 03-5244-5089, e-mail : info@jcopy.or.jp）の許諾を得てください.

本書をスキャン・デジタルデータ化するなどの複製を無許諾で行う行為は, 著作権法上での限られた例外（「私的使用のための複製」など）を除き著作権法違反となります. なお, 大学・病院・企業などにおいて, 内部的に業務上使用する目的で上記の行為を行うことは, 私的使用には該当せず違法です. また私的使用のためであっても, 代行業者等の第三者に依頼して使用する本人以外の者が上記の行為を行うことは違法です.